史提芬・葛斯丁、瑞雪兒・雪利

林嘉倫——譯

STEVEN E. GUTSTENIN &

RACHELLE K. SHEELY

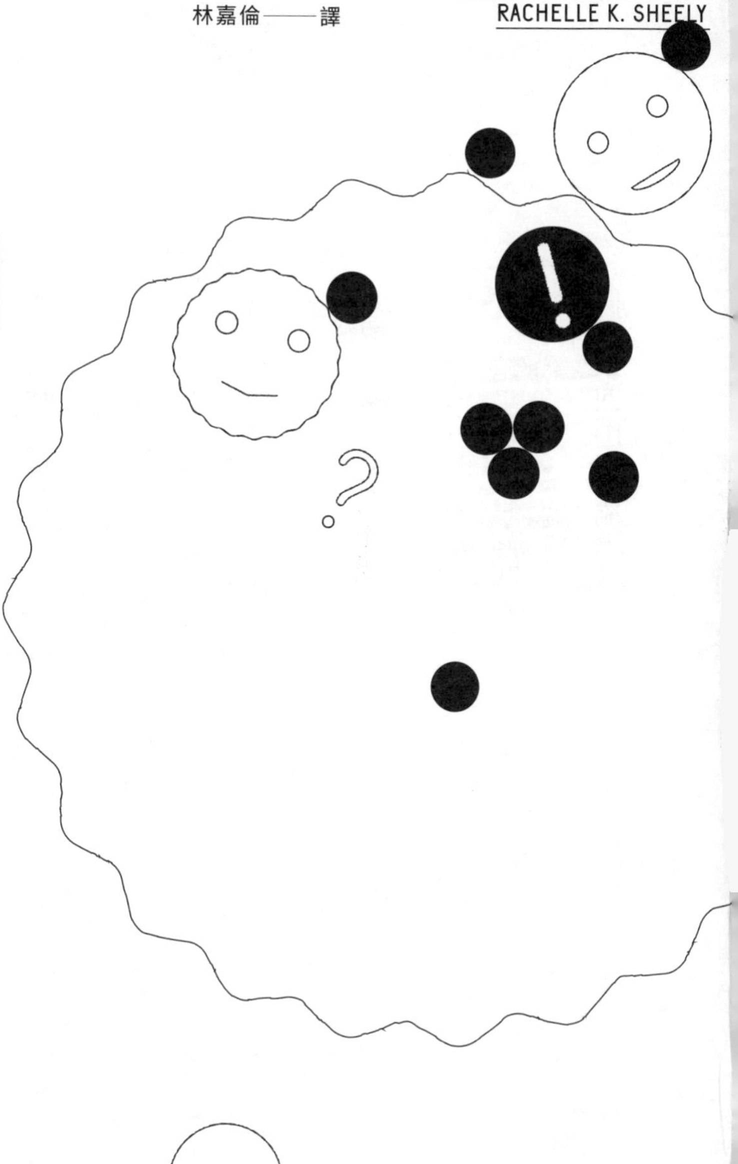

增訂新版

兒童人際發展活動手冊

以遊戲帶動亞斯伯格症、自閉症、PDD及NLD孩童的社交與情緒成長

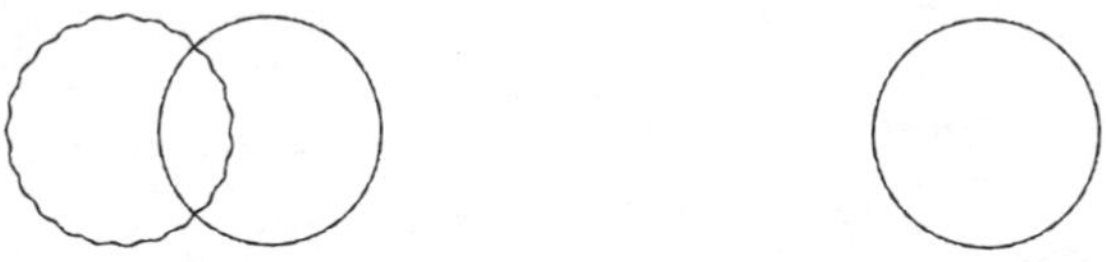

RELATIONSHIP DEVELOPMENT INTERVENTION

WITH YOUNG CHILDREN

目錄

活動一覽表

第1級 新手

第一階段 專心

1. 我的話很重要 2. 我失去聲音了 3. 突如其來的聲音、預料之外的舉動
4. 歌唱 5. 出乎意料的稱號 6. 雙教練法 7. 隧道遊戲 8. 攀爬跳躍 9. 情感分享
10. 看到我、看不到我 11. 擺盪飛翔 12. 戴面具、脫面具 13. 音效推拉 14. 快速行動
15. 彈跳玩偶箱與尖牙狗遊戲 16. 懶骨頭組曲之一 17. 簡單的參與遊戲
18. 懶骨頭組曲之二 19. 障礙跑道

第二階段 參照能力

20. 鬼鬼祟祟的同伴
21. 偷襲鬼
22. 消失的教練
23. 救我
24. 非語言式造塔
25. 我的目光有獎品
26. 交換位置
27. 媽媽，我可不可以？
28. 你輸了
29. 無聲紙牌遊戲
30. 別轉台

第三階段 調控能力

31. 助手遊戲
32. 組合小丑
33. 配合遊戲
34. 引導遊戲
35. 變遷遊戲
36. 未完的完結篇
37. 表達遊戲

第四階段 協調合作

38. 懶骨頭山脈
39. 鎖鏈斷了
40. 運送蔬果
41. 商店遊戲
42. 停下來、走
43. 開始和停止
44. 角色扮演
45. 平行扮演遊戲
46. 汽車和坡道
47. 撞車遊戲
48. 滾球遊戲
49. 繩子遊戲
50. 擊鼓遊戲
51. 型態遊戲
52. 位置遊戲
53. 連結遊戲
54. 押韻遊戲

第2級

學徒

第3級

挑戰者

第八階段 雙人遊戲

第九階段 協力合作

第十階段 共同創作

第十一階段 即興創作

第十二階段 同夥

1. 前言

友誼，如同哲學、如同藝術，皆非必需品。友誼對生命並沒有任何價值，但是，卻賦予生命價值。

——路易斯（C.S. Lewis）

「我如果能幫他找個朋友，一切就會變得更加美好。」如果兒子或女兒有自閉症、亞斯伯格症、廣泛性發展障礙、非語言學習障礙的話，父母總是會像英雄一樣，拚命想找個會接納自己兒女並跟他們玩耍的同儕伙伴。他們夢想著，若能找到一個通情達理的朋友，這個人就能成為兒女人際關係上重要的橋樑。

但是事與願違，朋友並不是物體或是個人財產，不能說有就有，再說，一個有嚴重社交缺陷的孩子，是不能直接把他與其他同儕伙伴送做堆，或硬生生把他帶入正常社交環境中，認為他會因此獲得交朋友的技巧和動機。許多人並不了解，建立一段友誼所需要的技巧是複雜而且相互連貫的，而令人遺憾的是，要獲得這些技巧並沒有任何捷徑或是簡單的方法。對於我們這種有能力交朋友的人來說，即使我們為了友誼付出辛勤的努力，所得到的報酬也是少之又少；對於那些生來患有自閉症、亞斯伯格症、廣泛性發展障礙的人來說，打從出生開始，人生便一路崎嶇坎坷。

這本書蒐集了許多練習活動，它們是根據人際發展介入（Relationship Development Intervention, RDI）模式所設計的。我們上一本書《破解人際關係難題》（*Autism/Aspergers: Solving the Relationship Puzzle*）介紹了介入模式（intervention model）以及人際發展介入的理論。這本書的主要目的，是為患有亞斯伯格症、廣泛性發展障礙、自閉症、非語言學習障礙的孩子提供一套完整廣泛的課程設計，來幫助他們發展人際關係技巧，第二冊《青少年與成人的人際發展介入》（*Relationship Development Intervention with Children, Adolescents and Adults*）則包含了針對青少年及成人的類似課程設計。本書是針對兒童而設計，尤其是二歲至八、九歲的兒童，強調基礎技巧的培養，像是社會參照*、調控行為、雙向互動對話、同步動作等。這些活動是專門為較幼小的孩童所寫，為六級中的一到三級。如果本書中的活動已經練習完畢，想要繼續下去，可以購買為年長兒童及成人所寫的第二冊。該冊從第四級開始，是專門為年齡較大的孩童、青少年、成人所設計的，雖然該書為較年長的兒童所提供的活動也囊括了一至三級，不過該書所強調的是進一步的友誼發展以及友誼維持技巧，則屬於四至六級的範疇。

許多人常常會問，為什麼我們所使用的發展模式要從基本人際關係練習活動開始？為什麼不要僅僅使用適合該年齡的社交技巧？我們在答覆時，則會反問他們，是否會因為一個人剛好臨屆大學生的年齡，即使這個人連加法、減法都不會，仍然教導他微積分？每當我們引用這個數學比喻，人們便能很快了解，他們的用心其實本末倒置，即便如此，針對一般的友誼及社交發展，許多人還是繼續教導這些人進一步的友誼技巧，儘管他們的人際關係基本法則乏善可陳。友誼，就像數學能力一樣，需要藉著先前所習得的技能來當基礎，以便發展許多技巧。若是尚未貫通基本數學技巧，是無法從事高等數學運算的，友誼就像一套最複雜的微積分，在初步的章節尚未爐火純青之前，即使越級跳到進一步的友誼那一篇，成功也是遙不可及。

當我們體認到，為什麼許多人會忘記大部分曾經學過的數學的時候，友誼技巧與數學的第二個相似點也就因此不證自明。每個人都很清楚答案是什麼，這是因為當我們在學數學的時候，數學對我們來說，根本一點用處也沒有，也正是因為數學沒有任何功能，沒有任何意義，所以我們無法有效學習。至於學習友誼技巧，學習者則需要了解這種技巧在個人層面的功用，當我們能理解所學習的技巧對自身的實用性之後，我們就能有效學習。

如何使用本書

本書包含許多學習目標，以便讓你策畫和評量你的課程。這套基於學習目標的系統有個重要的意涵，就是該課程的設計可以讓你輕易地評量孩童的進度，學習目標則詳列在〈進度追蹤表〉之中，每個學習目標都與某項活動有關聯，或者是跟本套書（其中一本或兩本）中一系列的活動息息相關，這就表示當你在使用時，隨時會知道自己為什麼要這樣做。

＊譯註：社會參照（social referencing）指的是在行動行先察言觀色，看看別人的反應，才決定要如何做的一種能力。

〈活動主題索引〉則提供了活動及學習目標的交叉索引，大多數的活動都是以發展順序來呈現，這些活動在書中所出現的順序，讓你可以有系統地從一個學習目標進展到另一個學習目標。

如果你想要針對某個主題領域做練習，而不想依照我們所排列的順序進行，你可以參考〈活動主題索引〉，在這裡你可以選擇一個主題，像是「對話」或是「情緒調整」，然後找到相對應的活動，這些活動是以發展順序排列的。

由於人際發展介入是個發展性的課程，若能在確切的年齡開始使用的話，往往比較有所助益。在一開始的時候，寧可使用低於孩童能力的活動開始進行，也不要高估了他們。我們位於休士頓的人際關係中心（The Connections Center）一開始總是使用人際發展評量測驗來衡量孩童的能力，這是一套長達兩個小時的測驗，在孩童們進行範例活動的時候，我們會觀察他們的行為，並且將他們錄製下來，然後仔細打分數，我們已經開始在美國不同地區訓練臨床醫師使用人際發展介入。請密切注意我們的網站，看看你的居住地是否有受過訓練的醫師。

但是，要是你找不到任何一個臨床醫師來進行人際發展介入，該怎麼辦？這是不是表示你不應該繼續進行這套課程？其實不然，你更應當繼續使用此課程。你可以利用進度追蹤表，閱讀每個階段的階段敘述以及學習目標，選擇一項適合該孩童發展階段的活動，並且嘗試進行該活動，同時要確定沒有跳過任何重要的發展步驟，舉例來說，當我們看到許多具有「高功能*」的人缺乏參照他人的基本社交能力的時候，真的令人感到相當意外，這項技巧出現在我們二十四階段中的第二階段，絕對不要省略這些功能性技巧，而急著要進行比較「適齡」的活動。

誰該使用本書？

父母

父母可以在家裡進行本書大多數的活動。我們寫這本書就是要揭開社交發展神祕的面紗，許多活動指導都是用一個步驟、一個步驟的方式呈現給大家看，所以應該不需要任何專業人士。到了第八階段，當我們需要同儕夥伴的時候，我們則會建議你去找一位合適的諮詢顧問、治療師，或其他「教練」，並且小心將同儕配對。

老師和特殊教育者

老師和特殊教育者應該會喜歡這套書，人際關係發展課程的設計可以讓你們很容易在學校的場所使用這套課程。事實上，我們自己在德州休士頓的治療學校也是使用這套課程，這本書再加上第二冊，可以提供一套完整的人際關係發展課程大綱，這套課程大綱可以用在所有學生身上，不管他們是否有特殊缺陷都可以。這兩本書應該可以發展成為個別化教育計畫（Individualized Educational Plan, IEP），這是一種更加簡化的過程，因為這種課程提供了清晰的課程目標，這些目標都與某個特定的練習或活動互有關聯。

＊譯註：高功能（High Functioning）指的是自閉症的功能程度高者。功能程度分為高功能、中功能或低功能，可以用智力測驗成績或發展測驗量表來區分，另一種分法是看他有沒有超過年齡的特殊才能，若有，則將之列入高功能。

治療師

治療師應該也可以藉由使用這套書而有所助益。在美國和加拿大，我們的評估模式和介入練習都已經有治療師在好幾個領域裡使用。在診所工作的人以及從事看護工作的人都可以因為本書受益良多，因為這本書的學習目標清晰顯著，可以讓人有效利用所有資源，而且保險公司也會因此更願意支付保險補助。

把網站當作同伴

儘管本書是一本完備的手冊，我們的網站www.connectionscenter.com可以當作本書的同伴，這個網站應該可做為補充人際發展介入最主要的來源。在網站上，你可以找到方法聯絡不同地區的臨床醫生，這些醫生都受過我們的評估方法訓練，也就是人際關係發展評量測驗。我們也列出了曾經利用人際發展介入模式所訓練出來的專家，他們可以做為人際關係教練。我們的留言版可以讓父母和專家們交換意見和祕訣，以便創造新的活動或是修改現有的活動，同時，這個留言版也可以讓人找到住在同一區域的人，以便配對程度接近的雙人組和同伴團體。網站上還有連結，你可以連結到販售我們課程所需物品的網站。最後，我們也會將我們大部分的人際發展介入活動錄影下來，你可以在我們的網站上訂購活動CD和DVD，所有購買者都可以不限時數免費觀看我們書中描述的許多活動片段，也可以不限次數免費進入活動檔案夾和活動交流留言版。

人際發展介入的最終成果是什麼？

當你實施人際發展介入課程之後，你不久就會發現顯著的改變。孩童與人相處時會變得更加有趣，成人和其他孩童會更想要接近他，並且想跟他有所互動。他會更常歡笑，他還會以有意義的方式，急遽地增加注視你和其他人的時間，也就是不只是做眼神接觸而已，而且還會試著覺察出你是如何感受的。他會顯得更加「生動」、更加自然，並且展現出熱忱和歡愉。在接下來的幾個月和幾年之內，你應該會見到以下的社交改變：

★他會交到真正欣賞他的朋友。
★他的溝通方式和幽默感會比較不會依賴腳本，會比較有創意。
★他會接受更多同儕的邀請，並且會更想要接受這些邀請。
★他會變成一個良好的合作者以及一個受到重視的隊友。
★他會對其他人的生活做出有意義的貢獻。
★教他的時候，他會變得更有趣。
★你會覺得自己比較不像是一件「物品」，他會把你當人看待。
★他的行動比較不會受到腳本和規則所控制，而是受到他身旁的人的需要和感受的影響。

他的想法會改變：

★他會用更加靈活的方式行動，更容易接受改變和轉換。

★他會對探索自身世界的新特色更加好奇。
★他會更加有創意。
★他會針對問題考慮更多其他的解決方法。
★他會用相對的方式思考，不再是「只有對錯、非黑即白」的方式。
★他會尋找並且重視其他的觀點和意見。
★他會對自己獨特的身分更加自覺。

人際發展介入的適用對象是誰？

經常會有人問我們，人際發展介入是否適合某一年齡層的團體，還是具有某一種障礙的人，或者是具有某種程度嚴重性的人？我們給的答案是，人際發展介入是一個對象相當廣泛的課程，我們唯一認為不會因為人際發展介入而受益的對象，是那些必須先處理其嚴重的攻擊行為、反抗或不順從行為的人，他們要接受這些訓練之後，才可以接受人際關係技巧的訓練。

★人際發展介入是針對所有程度的亞斯伯格症、廣泛性發展障礙、自閉症患者所設計，發展功能從低到高的孩童和青少年都有。

★這個課程也可以用在沒有亞斯伯格症或自閉症的孩童身上，他們具有人際關係方面的問題，像是注意力缺陷過動症、躁鬱症、妥瑞氏症、學習障礙等問題。課程中較高的級數對於一般典型孩童來說，也是一套相當棒的人際關係發展課程。

★我們呈現的活動對於年齡兩歲以上的孩童都適用。

人際發展介入怎麼產生的？

讀我的書的人都知道，我花了超過二十年的時間，以孩童、婚姻、家庭治療師、學術研究員，及課程發展者的身分研究人際關係。這幾年來，我和瑞雪兒密集地訓練各種自閉症程度的人，我們對於市面上找得到的訓練方法感到愈來愈不滿意。我們相信，許多自閉症程度不等的人都有能力以真正的同伴身分，參與真實的情緒人際關係，只要能提供他們學習的管道並讓他們有系統循序漸進地學習。在過去十年來，我們就是基於這個信念，發展我們的評估方法和介入方式，並且不斷修改精進。

在接下來的章節裡，我們會討論友誼最重要的技巧，以及友誼技巧和其他社交技巧有什麼不同。第三章則會讓你知道要如何開始進行我們的課程。從第四章開始，我們就會描述我們課程前三級共十二階段的活動，每一個章節都包含了該階段的活動。

2. 友誼是一種人際關係

在準備撰寫這本書的時候，我們研讀了近二十五年來發展心理學針對友誼發展所做的廣泛研究。經過去蕪存菁之後，我們將結果歸納成十個技巧領域，這十個領域所囊括的特質，是孩童及青少年所必須擁有的，以便能成功地交朋友、維持友誼。這些技巧一個接著一個連續發展，需要好幾年來完成。這十個領域包含了：享受樂趣、參照他人、雙向互動、重修舊好、共同創作、團體意識、社交記憶、維持友誼、同夥結盟、接納關懷。當你在進行我們的活動時，你可以回到這個章節來查詢，看看你正在進行的活動是屬於哪一個領域。接下來是每個領域的簡短描述：

享受樂趣

朋友一定是令人感到愉悅、興奮的同伴。一個孩童即使有任何缺陷或是有所不能，只要他有熱誠，有歡愉的情緒，他就能獲得他人的喜愛。朋友會努力找尋方法，試圖將他們的同伴與正面情緒拉上關係。這種關係的本質會隨著發展階段而改變，原本的「一起玩」關係會轉換成「對話」關係，對話內容則包含了幽默、共同興趣、情緒，以及解決人際關係的方法。

參照他人

發展友誼關係中的孩童們，能夠輕易利用他們社交同伴的情緒、意見、行動來做為重要的參照點，來決定他們的行為。朋友的所做所為對我們來說非常重要，而我們也不斷在「參照」他們的一切作為。在剛開始的階段，「參照」涉及利用社交同伴的即時情緒反應，做為自己下一步行動的基礎，接著「參照」能力迅速發展，一旦發展到「內心」世界後，我們就要不停探索判斷朋友以及家人的內心想法。好朋友間會發展出一套心理上的「參照地圖」，記錄了他們朋友的興趣、喜歡的活動、優缺點等。

雙向互動

朋友必須「盡本分」。當幼童學習成為一個對等的同伴，並且替他們社交場合維持共享的意義和樂趣時，這種雙向互動、「相互遷就」的人際關係於是就開始了。到了後來的階段，雙向互動較著重在相互欣賞及相互支持。對於朋友的需求及興趣有所回應的孩童，有權利期待從朋友那裡獲得相同的回應。好朋友們有時候會選擇放棄他們自己想做的事，以便滿足朋友某個強烈的渴望。

重修舊好

朋友必須有能力處理彼此意見不合的場面，討論彼此的怨言及衝突，而不會對彼此的關係造成永久的傷害。一個常持反對意見的人，或是甚少同意他人的人，是很難成為別人的朋友的。不過，你絕對不可以對朋友以及友誼有不切實際的期待，有許多人在交朋友時遇到困難，這是因為他們期待朋友永遠不會讓他們失望，期待朋友對自己瞭若指掌，或是期待朋友成為自己專屬的朋友。在親密的友誼關係中，是無法避免情感受到傷害，或是意見不合的。不願意原諒他人或不能原諒他人，進而「重修舊好」的人，是非常不容易建立親密友誼關係的。朋友一定要能將一件行為的意圖及後果區分開來，而且要時時諒解，他們朋友的行為動機有時候無法清楚表現在其行為上。最後，朋友一定要願意並且有能力去反省自己，看清楚自己的責任所在，是否那些無可避免的難題皆因此而生。「人際關係修復」為這些技巧的專有名稱。要是修復技巧沒有良好的發展，即使一段人際關係起步狀況不錯，還是會迅速毀滅殆盡。

共同創作

友誼的其中一項收益，就是找到一種特殊的方法來分享彼此的感受和想法，進而獲得樂趣，無論是透過怪異或是新穎的方式，都能創造出自己獨特的產品。其他人或許無法欣賞我們的「內行」笑話，但是，有共同獨特經驗的好朋友們，每次都會因為這些笑話，而笑得東倒西歪。

團體意識

做為一個朋友，表示你將自己視為群體中的一個重要環節，而不只是你自己而已。友誼隱含了「團體意識」（We-go）的概念。當親密的朋友們聚在一起的時候，他們的情感和想法會相互分享，其程度可能激烈到讓他們覺得彼此是以一個共同的心智來操作運行的。這個術語「團體意識」是由發展研究學家鮑伯．安德（Bob Emde）所創造，是「我們—自我」（We-ego）的縮寫，意涵著以「團體心智」運作的過程。這是一種團體的自我意識，它能讓朋友們完成自己無法獨立做到的事。

社交記憶

成功及振奮人心的經驗，可以讓人有往事共享感、命運共同感，並感受到這是對人際關係的投資。朋友們會一起記錄點點滴滴，而且喜歡反覆陳述這些曾經一起享有的經驗，無論是有趣的經驗、難過的經驗，還是對自己影響甚巨的經驗。這些有福同享、有難同當的記憶，會永遠伴隨著友誼，而且當你在面臨困厄時，或是斷了音訊、久別重逢後，這些記憶將會再次燃起彼此間友誼的火炬。

維持友誼

友誼的其中一項特徵，就是在沒有壓力下，也沒有外在報酬使然下，仍然想要為彼此付出空閒時間的渴望。好朋友會互相掛念，即使分隔兩地也是如此，他們彼此會定期保持聯絡。他們保持聯絡的原因，只是要維持聯繫，不會有其他任何特定想做的事或是別有用心的意圖。像是「我只是想跟你一起閒晃」、「我只是想打電話跟你聊聊」等諸如此類的話，在世界上每個文化裡都有類似的變化說法。

同夥結盟

在遭遇困頓的時候，朋友們會相互依靠，成為重要的同盟夥伴。要是有個可靠的朋友，隨時都站在自己這一方，我們就會有勇氣面對大多數的險惡環境。朋友們會相互保守祕密，相互挺身而出，彼此坦白忠誠。守不住祕密的人、在眾目睽睽之下背叛朋友的人，或是欺騙朋友的人，都會被認為是不可靠的人。隨著孩童的年齡增長，他們也會以言行的一致性來評斷朋友。當朋友需要幫忙的時候，你一定要盡己所能出力幫助他。

接納關懷

要是能在朋友面前輕鬆自在，就表示能感受別人喜歡他、接納他，熟知他的優缺點、吸引人之處、惱人的地方。當你完成了一項艱難的挑戰，你會期待你的朋友賞識你的成就，給予祝賀及表達敬佩之意；相較之下，遭遇挫敗和負面事件，也是同等重要的機會，因為朋友可以藉此表達對你的支持，展現出他們的接納、情感、關懷、擔憂。我們還可以向朋友尋求幫助、建議、安慰，以及情感上的支持。我們需要巧妙處理對朋友的批評意見，然而只有在朋友有需要以及有特殊要求的時候，才需要給予批評。

人際關係技巧

閱讀以上的描述時，你可能會大吃一驚，因為友誼最根本的技巧，與課堂上或是社交團體裡所教授的典型「社交技巧」大相逕庭。我們習慣將社交技巧視為言行舉止的教導，諸如眼神的接觸、等候、微笑、問有用的問題等類似行為。事實上，這是因為有兩種相當不一樣的社交互動，而大多數孩童學習的只是其中一種而已，而令人遺憾的是，我們教導孩童的那種技巧，並不會對成功的友誼及其他人際關係有所助益，這種技巧我們稱之為「工具技巧」。工具技巧最主要是用來得到自己需要的東西以及遵守團體規矩。科學家之所以將這種技巧稱為「工具」，是因為當我們使用這種技巧的時候，我們傾向於將他人當作工具利用，以便取得自身所需；當科學家使用「社交技巧」這個詞彙時，多數人想到的是「工具技巧」，不過建立友誼所需的特質並不包含在工具技巧的範疇內，而是歸屬於另一個目錄之下，這個分類我們稱之為「人際關係技巧」。這兩種技巧都同等重要，不過只有「人際關係技巧」才能讓人有能力交朋友，培養親密的人際關係。以下圖表提供了一個區分這兩種技巧的簡單方法。

如果可以預測某類型的行為舉止或是可以照本宣科的時候，就可以應用「工具技巧」；然而當社交活動本身就是目的的時候，就要使用「人際關係技巧」。「人際關係技巧」的用途跟「工具技巧」非常不一樣，「人際關係技巧」是用來建立與強化人與人之間的關係，分享刺激及喜樂，以及用來參加創造性的共同活動。人際關係就像友誼和孩童的玩耍場合一樣，都是發生在出乎預料、未經設計的即時狀況下。在這種情況下，受到重視的是良好的適應力以及有創意的想法，除此之外，還要能協調合作。

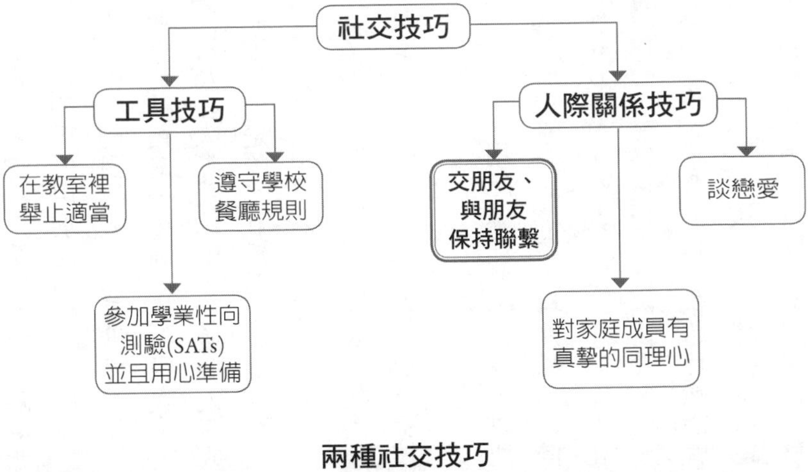

兩種社交技巧

人際關係可以讓我們學會多方面的觀點，讓我們體驗到，其實思考方式、情感模式、解決問題的方法、行為舉止都不只有一種途徑。藉由人際關係的擴張，我們可以用別人的眼睛看世界，並且體認彼此所見的世界其實不盡相同。人際關係讓我們能用一種「相對的」眼光看世界，而不是將世界視為「絕對的」。在人際關係中，我們的種種行為並不能被視為「正確」或「錯誤」，更確切的說，如果要知道這些行為是否意有所指，就要看這些行為在人際關係中，對於個人造成了什麼影響。人際關係並不像「工具」方式的情境，可以按鈕啟動或是照本宣科進行，相反地，人際關係需要我們無時無刻地評估，再評估彼此之間的關係狀況，並且調整接下來的腳步。

我們發現，這兩種技巧需要非常不一樣的學習方式。這種根本上的差異性，構成了我們開發「人際發展介入」的原因，這也是為什麼在本書中出現的許多練習活動，會跟你在其他社交技巧教學所見到的不一樣。

當我們教導「工具技巧」的時候，我們會用一種特定的方式，利用記憶性質的腳本，以便達到最終的理想目標，我們會教導別人去辨識身旁的情況，並且使用適合該場合的特殊腳本，像是學校餐廳或是超級市場。「工具技巧」在自然的環境下會學得比較好，如此一來，才有能力在辨識身旁場合之外，還能將腳本與該特殊場合做連結。「工具技巧」最好是利用直接講授、社交故事、行為建立與塑造的方式來教導。我們選來進行「工具技巧」學習活動的伙伴都是比較能幹的代表性人物，我們通常會指派一位能力較強的同伴來做為模範生。「工具技巧」的課程規畫包含了學習一整套的規則，並且期待所有人都能效法。隨著學習的循序漸進，意味著需要累積大量互不相關的場合腳本類型，而且愈多愈好。同時，學習者的年齡以及其每日必須遭遇到的場合，會影響其所選擇學習的技巧。我們教導「工具技巧」的原因，是為了要幫助他們學習相對不變的社交規範，這種規範支配了非感情上的互動。無論他們是否心情愉悅、是否喜出望外、是否與某人產生親密情感，都不是重點，最主要的學習目標，則是要幫助他們處理日常生活中所遭遇的問題，以及應付一成不變的情況。

人際關係靠的並不是事先決定好的腳本。我們在人際關係場合裡所採取的一舉一動，與我們同伴當時的言行舉止可以說是息息相關，因此「正確」的反應可能會隨著時機而改變。我們尋求人際關係，以便增加新的想法，整合不同的意見以及合作、共同創造，因此，人際關係的場合充滿了新穎和變化，正因為這些場合牽涉到新穎事物的不斷出現，人際關係互動就需要不停評估和調整。我們必須確認不會有太大的變化，讓人際互動變質，造成混淆和錯亂。但是相對而言，要是沒有足夠的新穎度和創造出現，我們就沒有需要這些場合的必要，人際關係會因此變得窒礙難行、無聊透頂。想要有成功的人際關係，就需要學習在創新和可預測度的「人際關係平衡點」之間做持續性監測和調節。這就像在手中不停耍球一樣，我們想要耍弄愈多的球愈好，同時又要避免任何球掉落。

因為「人際關係技巧」具有複雜性而且需要全神貫注地學習，所以一開始必須在簡單的環境下學習熟練。「人際發展介入」就跟一般典型的發展情況一樣，一開始的人際關係教練應該是成人，由他們同時擔任引導者和參與者，一位著名的理論學家維果斯基（Lev Vygotsky），將他們進行的模式稱為「引導式參與」(Guided Participation)。一開始，最好的老師是成人，他們同時擔任引導者和參與者，帶領著孩童一起在學習道路上漸漸前進，直到他們能處理更為複雜的狀況為止。研究報告又一次明顯指出，當孩童有能力與同儕一同活動時，最好是與一個發展程度相同的夥伴一起進行活動，能力較強的孩童較容易延誤其他孩童發展控制和參照的技巧，這些技巧對於人際關係能力來說缺一不可；能力較強的孩童比較容易不留神，反而替能力受損的孩童從事了人際關係中重要的評估及控制的「工作」，讓能力受損的孩童變得具有高度依賴性，或是退到無能的地步。即使是最好的雜耍小丑也會因為一次耍太多球，或是受到干擾而分心，而人際關係也是一樣的道理，不管我們的技巧有多高明，人際關係總是會中斷，因此參與者必須學習如何監控中斷的發生，迅速啟動補救的功能，要是能力較強的孩童一直替能力受損的孩童處理這些問題，他們永遠也學不會如何處理這種問題。

人際關係能力需要一套仔細、有系統的技巧，一層又一層堆疊上去，在教導的時候，必須小心翼翼地增加其複雜度，在建立人際關係能力時，我們所採取的每一個步驟，都是為了撐起下一個步驟所做的精心準備。

3. 人際發展介入

人際發展介入是第一個有系統的介入課程，專門設計來幫助有人際關係障礙的孩童，這些孩童無法在自然的環境裡習得人際關係能力。這套課程的基本假設，是認為人際關係具有內在動機，是不假他求的。當一般孩童與好玩耍、有愛心的成人或小孩見面時，他們的正面刺激及愉悅感馬上會升起，而他們的焦慮感及悲傷感也會突然下降。令人遺憾的是，大多數參加我們活動課程的孩童，一開始無法在人際關係裡得到相同程度的滿足感。在我們的課程裡，你會注意到，我們會努力提供孩童許多範例，讓他們知道，從社交場合裡，他們可以得到樂趣和正面刺激做為潛在報酬。我們會設法盡快讓孩童觀察他自己的社交世界，而這並非為了要讓孩童期待物質獎賞，而是要讓孩童對於他可能見到的身旁事物感到好奇興奮，我們要讓孩童不斷想著：「我要看看現在發生了什麼事，應該會很有趣。」

人際發展介入是一個邀請式的模型，你不需要強迫別人或是收買別人；相反地，你會邀請孩童、吸引孩童，讓他允許你引導他，邁向刺激的新體驗，或是與世界互動。這意味著，你會以一種漸進、有系統的方式，引領孩童去觀看新事物、聆聽新事物、觸摸新事物、用新的方法做事，你會成為一個安全、可信賴的引導者，帶領孩童進入無限宇宙。而這片宇宙會是恐怖的還是刺激的，就操之在你了。

人際關係技巧與工具技巧不一樣，人際關係技巧具有相當良好的易傳播性及廣泛性，可以應用在所有人及所有場合。學會如何當一個超級好朋友的人，幾乎也會知道如何當一個好兒子、好手足、好父親、好隊友、好丈夫、好同事。所有的人際關係技巧幾乎都能交互運用，友誼技巧所擁有的特質，跟優良家庭份子、優良童子軍、優良隊友的特質如出一轍，這些所有的人際關係都是一起發展的。你無法只著重在學習如何當一個好朋友，而將其他人際關係所要求的特質丟在一旁不管。

人際關係指導

你將成為孩童所信賴的引導者，引導他們邁向社交世界。我們希望能教導你，如何在可預測的內容裡一點一滴地增加新奇度，而且不會讓孩童覺得受到擾亂，他們反而會覺得很興奮，培養出一種相當正面而且自然產生的「癮」，要求更多的社交新穎度及變化。引導式參與意味著，你會與孩童以某種形式的伙伴關係進行活動，不過，在這種伙伴關係下，一開始還是由你來主掌全局。身為一個專門引導者，要是讓一個人際關係嚴重受損或是有學習障礙的人來帶領你一起活動的話，可以說有一點離譜，這就像是讓一個有失讀症的小孩自己學習閱讀，而你卻在一旁讓他領著你讀，完全不在乎有沒有任何錯誤或是誤解。孩童所提供的內容成分，你要使用得越多愈好，並且將它們與你的活動和語言整合在一起，但是你要決定那些成分是可取的。請記得，當你引導的時候，你也必須調整速度。

調整速度的意思是，針對孩童的特殊需求，來調整你的行為內容。舉例來說，就是配合孩童對於動作、行為、語言的需求，這意味著，要是孩童有移動方面的困難，你就要決定走路速度或是移動速度，以便孩童能夠保持在你身旁；這意味著，只要不會影響到你的引導，要將孩童的話語、詞句，甚至是他的一些活動，融入練習活動中；這意味著，要小心仔細決定增加新活動的速度，修改目前活動的速度，以及將之連貫起來的速度；這意味著，要決定同一個活動要重複幾次，才不會讓孩童感到無聊。當你能成功地調整速度的時候，就表示你替孩童創造的經驗是安全、可預測的，即使你在互動中加入了新奇的要素，過程仍然會保持平穩。

我們使用「教練」來稱呼你的角色身分。不管你是家長、老師、治療師，或是其他相關人員，都可以使用這個名稱。「教練」的設計，讓我們脫離了醫學上「病理學」模型的框框。身為一個「教練」，需要學習當一個小心翼翼的觀察者，觀察孩童及觀察自己。你會變得擅長於在指導及調整速度之間做進退取捨，隨時將彼此間的互動維持在顛峰狀態，讓孩童擁有強烈的興奮感和挑戰，同時又能視自己為有能力的年幼伙伴。你的目標是不斷嘗試有趣的方式，讓孩童感到驚訝，但是又不能讓他們受到驚嚇，這就像是去遊樂場玩一樣，雖然你會覺得處處驚奇，但是仍然心情愉悅，還會想繼續玩下去。犯錯是無可避免的，即使是我們訓練精良的臨床醫師，也會因為有過多的變化或是過多的可預測性而出錯，關鍵就是要迅速從錯誤中學習，並且修改目前正在進行的活動。

當孩童有所進展，由一個階段進入另一個階段時，要仔細留心是否有需要急遽改變自己所扮演的角色。在第一級的時候，你是孩童的注意力中心，你是一個具有高度控制力、有趣的引導者，帶領著「新手」第一次接觸人際關係中的基本要素；你可以轉動孩童的頭，你不可以強迫他與你做眼神接觸，但是你可以告訴他哪裡有令人興奮的臉孔，讓他能夠欣賞享受，不過，你絕對不可以持續轉動他的頭，逼迫他觀看，這會成為強迫性的行為，而且他會變得討厭觀看；相反地，你可以製造噪音，讓他吃驚，因而轉頭觀看，不過，絕對不可以為了要讓他心煩意亂，而持續製造噪音讓他吃驚。你的角色會隨著時間而改變。在第二級結束的時候，你會變成一個活動伙伴，最後到了第三級，你會搖身一變，成為一個「幫助者」。當孩童到第三級結束的時候，你就能輕鬆退到一旁，讓孩童與同儕互動，因為你知道，孩童們在這個階段可以靠自己能力去維持這段互動，而且他們對你的依賴性不會再那麼強烈。雖然你扮演的角色是以循序漸進、不知不覺的方式改變，但是你的改變卻是非常關鍵而且重要的。

人際關係課程

我們第一冊的讀者都知道，完整的人際發展介入「課程」共有六級，分成二十四個階段，每一級有四個階段，這六級中的每一級都代表人際關係發展中，主要焦點呈現急遽性的轉換。隨著階段的增加，達到成功所需要的技巧數量及複雜程度也會呈指數般成長。在本書接下來每個章節的開端，都有簡短的摘要，分別介紹一至三級和每個階段的內容。對於那些不熟悉人際發展介入系統的人，我們在下面提供了所有級數的簡短綱要，共有六級：

第一級：新手

第一級最主要是在教導成為良好「學徒」所必要的先修條件，以便進入學習人際關係和學習感情的天地裡。在這個初級階段，我們稱學生為「新手」，而且在調節人際關係場合的事情上，我們並不期待學生付出多少心力，正因為如此，這一級是為了將來所有引導工作做準備。在這個階段，孩童們學習將他們的注意力中心放在成人身上，並且發展「社會參照」的技巧，也就是說，利用他人做為他們首要的參照點。

第二級：學徒

在第二級，學生們已經晉升為「學徒」一級，在這一級，我們要讓學生知道關於分攤調控和溝通修復的種種責任。讓學生學習享受變化和快速變遷，也是我們強調的重點。在第二級結束時，我們就要開始把學生配對一起活動，我們稱之為「雙人組」。

第三級：挑戰者

孩童在這一級稱為「挑戰者」，在這個中等的級數，我們要讓孩童體會即興及共同創造的樂趣。孩童們將會體驗所謂的「團體意識」，這是一種以群體為中心的意識，讓我們有辦法完成我們一個人無法做到的事。在第三級時，孩童們將會開始練習在小團體中的人際關係技巧。本書只收錄到第三級的活動。

以下階段是針對較年長的孩童及青少年。與這些階段相關的練習活動則收錄在我們的另一本姊妹作——《青少年與成人的人際發展介入》一書中。

第四級：旅行者

在這個關鍵級數，人際關係的重心將會轉移到對於世界的洞察力以及主觀經驗。這時候，我們將學生稱之為「旅行者」，他們將學習使用不同的觀點，以及運用想像力，與同伴一起強化他們在世界上的旅行。在第四級，「旅行者」將會學習理解這個世界並非絕對的，在這個世界裡，你的觀點與你所見的一切都是同等重要的。

第五級：探險家

到了第五級，人際關係的「主題」又再度轉換，這一次的重心轉移至內心世界，包含了意見、興趣、信念、情感反應等。由於同伴們試圖分享彼此的內心世界，他們的對話呈現嶄新的風貌，變得更豐富、更有深度。孩童們在這階段稱為「探險家」，他們有能力去探索自己和別人的過去及未來，而且有能力以別人的觀點思考，這是發展同理心的一個重要步驟。

第六級：伙伴

我們的最後一個階段著重在發展伙伴關係，以便培養終身的人際關係，同伴們會以一種更為精密複雜的觀點，重新檢驗他們與家人和團體的人際關係。他們會發展出一種協調的個人身分感，並且會利用信任感和個人私密資料，尋求更成熟的友誼關係。

練習活動概要

只要瀏覽這兩本書的練習活動，你可能會認為我們囊括了所有的「領域」，沒有遺漏任何一點人際關係的基石，但是事實並非如此，儘管與其他典型的社交技巧或情感發展書籍比起來，這套課程顯得龐大，可是還是有我們所不及之處。我們所呈現的許多練習活動只是其他許多活動的模型或代表而已，要再把這些其他的活動加進去，才算是一套完整的課程，在每個練習活動的「變化」部分，我們提供並描述了一些額外的活動以供練習，我們也鼓勵大家自行發展一些變化，並且在我們的網站與大家分享。

這些練習活動的排列方式是為了使讀者能更舒適的查閱。每個練習活動的一開始都是先敘述「活動重點」，藉此你可以迅速的分辨該練習活動的主題及學習目標。接下來是簡短的摘要，摘要裡提供了更深入的活動概觀以及原理闡述，並且將前面及後面的練習活動串連在一塊。「參與者」則告訴你最適當的參加人數，第七階段是最適合擴展社交團體的時機，可以適時加入一個能力不相上下的同伴，然而事實上，早期的大多數練習活動，也可以在課堂上或是在小團體內輕易完成，只要「教練」不要試圖讓孩童們彼此互動，又要他自己仍然是每個孩童的首要練習對象就行了。「準備工作」告訴你所需要的用具和事前準備。「教練指導」包含了進行練習活動時每一個步驟的指示。接下來是「變化」的部分，在這個部分，我們會描述或是建議一些其他的練習活動，我們認為這些活動非常適合做為主要活動的延伸或是補充材料。最後一個部分是「難題及良機」，這個部分描述了一些該注意的關鍵細節，不管是正面或負面的細節，都包括在內。

這些練習活動都是精心設計的，可以重複練習。許多活動需要好幾個小時才能完成；有好幾個練習活動都是我們強力推薦的，可以用來改變你和其他人的溝通方式；還有一些活動可以只針對某些特殊時期使用。有些活動需要好幾個月的時間才能達到熟能生巧的地步；有些只需要幾個星期就行了。一個活動所需要的練習時間長短，取決於你所訓練的孩童，以及你分配多少時間來練習，我們勸你不要著急，倉促行事。我們了解這需要做出相當高的承諾，但是我們發現，要是活動進行太快，孩童永遠無法體會真正的同伴關係以及勝任的感覺。

你有使用任何活動的自由。我們並不反對你跳過任何不吸引你的練習活動，我們也不反對你跳過已經精通的學習目標。我們還是要提醒你，不要讓孩童進行超過自身發展程度過多的活動，如此一來，會讓教練和孩童都產生挫折感。

練習活動的排列是以階段和級數的方式呈現。對於那些不想採用「人際發展介入」模型的人，我們有實用的〈活動主題索引〉供你查詢，在所有的練習活動旁邊，都列出了他們的學習目標，加上首要和次要的「主題」領域，主題則包含了以下領域：合作、溝通、對話、情緒功能、適應力、執行功能、家庭團體、解決問題、自我發展。

對於在學校和其他專業場所的人來說，要是需要在介入進行前，提出詳細明白的學習目標的話，〈進度追蹤表〉提供了與練習活動相對應的學習目標索引，你可以鎖定一個學習目標，然後馬上找到相對應的練習活動。

建立友誼所需要的技巧中，有許多技巧我們通常不會認為是「社交」技巧，我們的課程架構涵蓋了許多非社交性的學習目標，像是靈活思考、迅速改變注意力、行為自我調整、反省、計畫、事先考慮、準備、情緒調整、即興創造、創意、錯誤管理、解決問題等。除了這些領域外，友誼關係也需要我們熟知的「社交技巧」，其中包含了交互對話、合作、小組活動等。

人際關係教練訣竅

在我們進入正式的活動之前，我們想簡短描述做為「人際發展介入」教練的一些基本原則。我們希望你能經常翻閱這個部分，並且將這個部分當作你進行活動的參考。

著重於能力

學習在人際關係過程中當一個主動的參與者，這點對於孩童來說是再重要不過的，我們不需過多著墨。為了讓孩童能持續付出心力，學習人際關係技巧，必須要讓他們在獲得樂趣之外，還有勝任的感覺，當他們知道自己與同伴的關係是相等的，他們參與活動的動機就會急遽上升，這就是為什麼要從簡單開始的好理由，這也可以解釋為什麼要在時機成熟時，仔細幫他們搭配同伴，而非將一個有人際關係障礙的人與一個人際關係能力較強的人搭配在一起。

焦點

當你在進行活動時，你將學會如何確保孩童的注意力受到訓練，集中在情緒資訊上，我們稱之為「焦點」。情緒最主要是透過視覺媒介傳播，你會學會如何限制你的語言，並且強調你的臉部表情，透過誇張的臉部表情和手勢，加上緩慢、從容、加強語氣的說話方式，你會「擴大」情緒的傳播。

保持簡單

人際關係技巧需要以仔細、有系統的進度來發展，其中一部分的技巧要做為支架，以便讓孩童貫通下一階段的複雜之處。一開始，你要讓環境保持簡單，你也要讓學習目標保持簡單，確定一次只進行一種技巧，你也可以將活動簡化，或是以道具較少的活動做開頭，才不會讓孩童無法專心注意。

爲人際發展介入創造空間

當我們提及「空間」時，我們同時指生理上及心理上的空間。你不能將人際關係技巧侷限在一天中的某段時間，應該要有「實驗」時間，讓你能夠練習活動以及修改活動，然而，要是你無法讓孩童在其他時間運用這些技巧，孩童就會逐漸淡忘這些技巧；除此之外，要確定不要將課程時間全部用在進行活動，而不讓孩童有時間遊戲，要注意不要練習到心力透支；這是一場馬拉松賽，而不是短跑競賽。從事這些活動，一定要讓每個人發自內心覺得有趣，如果感覺像是做苦差事一樣，就表示你可能某個地方出錯，要是發生這種事，休息一下，重新想一遍你是如何看待這些練習活動的，然後重拾那份興奮之感，再次進行活動，答應自己要讓在場的每個人都覺得很有趣。

平衡樂趣與責任感

嘗試讓一切保持生動有趣，但是絕對不要在孩童有能力當一個同伴，調整互動之前，讓孩童自己加入過多的變化和新穎的內容。我們總是先教導孩童成為有調整能力的同伴，然後再讓他們即興創作，與我們一同在活動中加入新要素。我們經常念念不忘的一句「口訣」就是「無法共同調控，就不能共同創造」。

確認教導的技巧有意義

當你進行練習活動的時候，你會發覺我們用了很多心力，來確保我們教導的每項技巧都有價值、有意義。不過你當然可以教導沒有什麼用途，或是本身沒有任何效益的技巧，但要是孩童因此不會應用這些技巧的話，不要感到意外。許多年以前，我們在教導社交技巧的時候，並沒有詳加考慮發展程度和實用意義，雖然說接受我們治療的人學會了一些複雜的技巧，像是聯合注意力，但是他們出了治療室之後，根本不會去運用這些技巧。

朝自我效能前進

與一般典型的孩童互動，並不是一開始學習人際關係技巧的好方法，這種孩童的掌控力過強，所產生的複雜度過高；但是只要一般孩童沒有任何惡意，接受治療的孩童在日常生活中，與一般孩童相處並不會造成任何傷害；只不過在這種場合之下，該孩童將無法學習成為理想的人際關係夥伴。自閉症程度不等的孩童們，與步調相同，需求相同的孩童一起學習，效果最好，因為他們在人際發展階段都處於相似的階段，而且他們都需要緩慢的步調和細心照料。要是孩童的能力相當，同伴之間就會互相要求彼此調整自己。要是孩童們過去曾經一起順利做事，曾經互相幫助，以及有共同習慣的話，他們就會對彼此產生相當親密的情感，比我們預期的時刻還早成為情感真切、親密的好朋友。秉持著相同的道理，我們也冀望你不要對較大的團體以及較親密的友誼關係操之過急，揠苗助長是不可取的。

尋找發展優勢並把握之

要是不斷努力仍然覺得一事無成，沒有人會想要持續下去的。我們並不希望讓別人也遇到這種狀況，因此我們絕對不可以有不切實際的期待，認為將孩童置於複雜的社交環境，就會有許多的收穫。要是在教練的循循善誘之下，孩童能夠了解活動，獨自進行自己負責的部分的話，就是最好的能力範圍，只要你提供一切所需的基礎支架，孩童會在這裡獲得最多的刺激。練習活動的難度不可以過低，讓孩童覺得無聊，也不可以過高，讓孩童覺得措手不及，如此才算正確的練習階段；遺憾的是，許多自閉症程度不等的人會「失去興趣」，避免與人接觸，這是因為他們被逼迫去做過多的事情，卻沒有足夠的收益。

當你進入接下來的章節後，我們希望你記得，我們將人際發展介入最重要的原則稱為「歡愉合作」。發展人際關係的時候，讓每個人都能感受到相當程度的樂趣是非常必要的，除此之外，我們還必須將樂趣的來源，視為協力合作之下獨一無二的產物。孩童必須能察覺，樂趣並非來自於遊戲或是玩具，而是來自於與社交同伴分享一段特殊的經驗。如果你將「歡愉合作」這個原則時時記在心頭，當接下來的活動在你與孩童面前生動呈現之時，你將會有所收穫。

第一級

新手

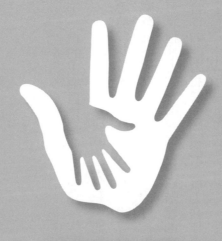

序言

簡介

第一級的主要目標是發展你與孩童之間的核心人際關係。課程一開始，孩童要學習如何當一個「新手」，也就是要讓孩童體認，他需要一位「大師」來引導。在第一階段，「教練」的臉孔和手勢成為孩童的注意中心；到了第二階段，新手要學習如何利用這些非語言資訊，並將它們當作關鍵的參照點，來引導他自己的行為舉止；為了培養孩童聽從教練引導的能力，第三階段則提供了這種能力的入門課程；第四階段則會讓孩童見識協力合作的世界，在孩童接下來的一生中協力合作的能力將會如影隨形。協力合作需要以新的方式來處理訊息，藉著比較你的行為與你同伴的行為，可以得到非常重要的資料，運用這些資料可以決定創造關係、維持關係的最佳方法。

第一級的技巧就像是一間房子的地基一樣，缺一不可，而且如此才能撐起整個結構。這個重要關鍵的階段，常常會有人倉促進行，或是直接跳過，尤其是當他們所訓練的孩童年紀較大或是語言能力較強的時候，就會經常發生。要是第一級沒有足夠的練習，接下來的發展會無法進行下去，就像進入死胡同一樣，這種情況我們屢見不鮮。

常常有人問我們，進行「人際發展介入」之前，需不需要任何先決條件？儘管在我們第一階段裡，練習活動的難度都相當基本，不過，要是「新手」不願意聽從指示，或是違抗性相當高，還是無法成功地進行第一階段。這種「新手」要先經過初步行為訓練，最主要是讓他們能夠接受與服從指示和教導，在進行行為訓練時，最好是利用正增強的方式進行。儘管「結構化教學」並非絕對必要，但如果「新手」曾經有這種經驗，會依結構化教學而遵循簡單的活動安排，對於活動的進行也會有所助益。不過，沒有經驗也無妨，透過第一階段與第二階段的努力，這方面的訓練也是可以同時進行的。

參與者

教練與新手是第一級唯一的參與者。孩童尚未有能力掌控同儕之間的人際關係，也尚未有能力應付與一個人以上的互動。事實上，幾乎所有用來維持人際關係的工作，都是教練在做。剛開始非常重要的是，一定要有單一的主要教練，並且讓他成為新手的注意力中心，但是接近第一階段的尾聲時，我們想要將適合當教練的名單擴展開來，如此該孩童才會學習接受好幾個成人的引導。

環境

第一階段剛開始的幾個練習活動，都是用來教你如何改變你與孩童的溝通方式；後來的活動皆是有明確目標的練習，要在可以掌控的環境下進行。我們預期孩童在第一級的時候仍非常容易分心，再加上我們不想有物體或是噪音來影響孩童的注意力，因此，我們會試圖去限制潛在的視覺及聽覺吸引物數量。我們所設置的最低刺激環境程度，完全取決於新手容易分心的程度。對於有些孩童來說，我們一開始要使用幾乎一無所有的房間來進行活動；也有一些孩童需要一些精心設計的物體，來讓他注意力更加集中。

語言

第一級所使用的語言是用來加強臉部的參照判斷力，而不是用來讓孩童分心或是成為注意力重心的。發出聲音是為了加強刺激，也是為了將注意力引導到我們臉部，以及做為對一點小成就的稱讚。慣用的歌曲片段、經常複頌的「曲調」、一些句子、一些可笑的字詞，都有建立人際關係連結或是成為加強連結的功效。我們經常將新手喜愛的詞句拿來，在其語氣及韻律上稍做改變，然後不斷重複，我們發現如此會大大增加新手的樂趣；我們可以對一些朗朗上口的語句下手，將它們修改一番，然後再依照前後關聯性，將它們加到我們設計的練習活動裡。舉例來說，我們有一個幼童在進行彈珠遊戲時，會不斷重複說著「藍色泡泡」，我們把這句話修改成「我要泡泡、我要泡泡」，然後又改成「我要藍色泡泡」。以下的簡短條列，是第一級使用語言的方法：

★用可笑的聲音重複句子，然後改變聲音。

★重複一個普通的句子，先慢慢說，然後非常迅速地說。
★針對有動作的遊戲，發出聲音可以作為動作的韻律。
（跳躍時或是敲打物體時，可以發出嗚嗚聲或是曲調）
★故意無法完成一個朗朗上口的詞彙或句子，讓新手完成，並做觀察。
★重述經常使用的句子時，停頓在關鍵字眼，讓新手填充該字。
★在句子中加入或置換一個字眼來增加其可笑程度，但是不可讓該句子變得無法辨識。
★可以用來稱讚的話語：
●我們做到了！
●太棒了！
●做得好！
●沒錯！
●拍拍手！
●哇！
●真酷！
●好有趣！
●真好笑！

教練要點

★將所有活動的結構穩固地維持在自己的控制之下，新手只能允許他們加入一點點的變化。

★在介入剛開始的階段，我們通常會將第一階段和第二階段的活動組合在一起，用形式化的方式進行活動，但是步調快速。

★第一階段有可能需要相當程度的勞神耗力。如果你是一位父母，想要自己從事這項工作的話，可以考慮找些學生或是其他助手來分擔辛勞。

★仔細觀察，並且記錄下哪些言語、哪些物體、或哪些其他要素會有所助益，哪些會造成分心，而哪些沒有影響力，可以利用來將新手的注意力集中在你身上。

★活動的刺激感以及產生的愉悅感是非常重要的，當你或是新手感到疲勞或是心情不佳的時候，絕對不要進行活動。

★準備好隨時要以誇張、戲劇化的方式來呈現你的臉孔、手勢、音調，你必須以刺激、快樂的方式，不斷改變你的音調、音高、音量、用句。

★每十分鐘便稍微休息一下，並且評估孩童是否會主動邀請你一起玩，以及參照你的臉部表情。

★密切注意新手嘗試進行互動及控制互動的傾向。

★懂得分辨不同的互動方式，是很重要的，到底新手感覺有趣，是因為你取悅了他（工具式），還是在這些活動場合中，經由分享共同經驗而得到樂趣（人際關係式）。

★不要將自身的感覺投射到新手身上，不要因為你覺得你們在分享相同的經驗，他也會有相同的感覺。如果新手試著要獨自進行活動，不要你的幫助的話，這就表示他尚未理解，你其實在他的樂趣中占有相當關鍵的部分。

★經過一開始三十個小時的練習後，參照判斷能力應該會急遽增加。

★沒有必要將眼神接觸單獨拿來教導。當我們在進行人際發展介入時，孩童們會同時學會注視我們的臉孔，這不是因為我們有給予一些外在獎賞，而是因為他們對我們的表情感到好奇，急切地想分享我們的情感。事實上，要是使用機械式的方法來教導眼神接觸的話，孩童會感到困惑，而且會降低人際發展介入的進展。

第一階段 專心

階段目標

第一階段的練習活動，是用來替新手創造足夠的刺激，讓他們將注意力中心轉移到教練身上。這個階段的主要學習目標，是要他們消除或是大幅降低對於提示或協助的需要，就能將注意力放在你身上。當一個孩童專注於你的臉孔或是你的行動時，就很容易去誘發他來參與愈來愈刺激、愈來愈有趣的活動。

活動簡介

這個階段一開始的活動，就提供了一些指導方針，讓你與自閉症程度不等的孩童進行溝通。最初五個練習活動可以訓練你簡化和增強溝通的環境，你將學會如何使用極少量的字詞，以及如何更有效地使用這些字詞，賦予它們更多的涵意；你會盡量減少將精力花在提示孩童做回應上面；你會運用突如其來的行動和聲音來為你們的溝通「加料」；最後你會學到如何增強你的表情，讓它成為焦點，以便向孩童強調非語言性臉部溝通的重要性。

在這些初步的活動之後，緊接著是一些強調刺激與樂趣的練習活動。這時候好奇心與分享樂趣的渴望，有可能會取代提示和外在強化，成為孩童注意你的最主要原因，由於這個新動機的緣故，這時候我們觀察到的典型現象就是，臉部表情與情緒溝通都有相當程度的上升。我們預期一同微笑與大笑的機會會增加，而且表示讚賞的溝通以及請求也會開始出現，這些都會讓活動的樂趣持續下去。

由於活動的進行速度快，以及有某種程度上的不確定感，我們要孩童們知道，專心注視引導者是很重要的，於是引導者就成為相當關鍵的「參照點」。孩童們會學習到，練習活動是刺激的而且可以讓他們有支配感，但是只有當他們持續監控你所提供的重要情感資訊時，他們才會有此感受，如此一來，就可以讓孩童為下一階段做準備，因為下一階段的重點是「社會參照」。

關鍵提示

- 限制語言溝通，讓你的臉部溝通更醒目突出。
- 只有當新手看你的臉的時候，才用語言溝通。
- 當新手沒有專心跟你溝通的時候，使用「間接」的暗示。
- 要強調互動所產生的刺激與樂趣，而不是去要求互動。
- 仔細觀察判斷適當的活動長度與速度。
- 仔細觀察判斷影響社交專注力的物體。
- 對活動隨時保持掌控。
- 在你的行動中加入充分的不可預測性，來刺激新手繼續監控你的行動和去向。
- 可以經常休息一下，並且讓新手有機會跟你溝通。

活動 1

第一級，第一階段

我的話很重要

活動重點

★發展溝通的專注力。

★教導孩童重視你的話語。

★教導你如何說話，以便讓孩童聽你說話。

摘要

你是不是經常因為必須重複敘述你想說的話，而變得灰心沮喪？許多自閉症程度不等的孩童無法專心聽你說話，他們很容易分心，使得說話者需要一再重複他要說的話，並且負起溝通的一切責任，確保溝通的訊息已經收到。這項練習活動隱約強調的重點是，在溝通進行中說話者與聽話者都有責任。如果孩童可以規律地轉移他的焦點，並且專注你的談話，你可以跳過這個練習。

在孩童們學習使用間接暗示來增加他們對於說話者的注意力時，非常重要的一點就是，不要讓孩童們對提示（像是：「注意聽，看我！你聽到了嗎？」）產生依賴感，還要讓孩童知道何時要專心，上述的直接提示會讓孩童變得更依賴提示，一直等著有人給他暗示要他仔細聽，然後才會將注意力轉到溝通者身上。在這項活動中，我們所用的間接提示並不會造成相同的依賴感，孩童會覺得是自己自願轉移注意力方向，而不是有人要求或告訴他要這麼做。要是察覺這種自發行為的話，孩童就比較不需要依賴提示，而且在將來也比較不需要給予暗示或是提示，就可以專心注意。在我們所有的練習中，你都可以看到這種強調發展自發行為的主題。

你會發覺在這個最初階段中，一開始的幾個活動都跟「練習」不太有什麼關聯，這些活動比較像是用來改變你的溝通方式，我們希望你能依此來做改變；這些活動你可以把他們當作是新的溝通習慣，而我們希望你也能發展這些溝通習慣。

參與者

這個練習需要孩童周圍所有重要人物的參與。

準備工作

你要記得這個活動的內容並非只能在某個場所或某個時段才能進行，你應該要隨時持續使用這種溝通的方式，一直到孩童不再需要提示就可以專心注意你所傳播的訊息為止。

教練指導

這裡並沒有針對孩童的正式說明。當你說話的時候，你會觀察孩童注意力的程度，並且根據孩童是否仔細聆聽，是否用眼睛看你，來評斷你的行為，這個練習中有三個基本步驟：

步驟一 從容地說話

第一步需要每個與孩童溝通的人放慢他們說話的速度，在字與字之間及句子與句子之間，加入更從容不迫的停頓，這個說話方式需要大量的練習和孩童的大量回饋反應才有辦法做到。不要低估你改變說話方式的重要性，即使是對於愛講話的新手，也是很重要的。透過放慢說話速度，以及更加清晰的發音，你所說出的一字一句，都會增加重要性，而且對孩童來說也較容易處理這些訊息。

步驟二 平衡

下一步是讓你與孩童的溝通保持在「平衡」的狀態。保持溝通的「平衡」包含了兩個要點，第一，試著不要在任何談話裡，使用比孩童還多的字詞，意思就是，如果孩童正常來說一句話裡有二到三個字的話，你的句子也要保持在這個長度，如果你的孩童完全不說話，你要使用非常簡短的句子；「平衡」的第二部分就是，在你第一次說完話之後，要先等孩童做出有意義的回應，才可以加入更多的話語，如果你一開始的資訊沒有受到理會，我們希望你不要持續重複那段話，或是增加更多的資訊；由於我們的主要目的是讓聽話者重視我們所說的話，所以要是我們一開始所說的話沒有受到注意，我們也不要繼續給予更多的話語，這一點是很重要的，因為如果你繼續給予更多話語的話，就會「貶低」你所說的話的重要性。

步驟三 焦點

第三步就是在你的言談裡置入「焦點」的成分，這種成分儘管是間接的，但是對於孩童來說卻是強有力的訊號，讓他們知道有重要的訊息出現，因而需要專心注意。焦點幫助孩童察覺哪些字詞比較突出、比較具有關鍵性。焦點之所以比「給提示」還更有效是因為，除了可以用來建立廣泛性的觀念外，還可以讓孩童感覺是他自己「選擇」轉移他的注意力的。你需要做點實驗，看看要如何改變你的說話型態，才會將「焦點」達到最大功效，對孩童的注意力產生最大的影響力，我們可以在句子中的關鍵之處插入深呼吸、嘆息，或口吃，我們可以被某一個字「困住」，一直重複該字，就像口吃一樣持續了五秒鐘不等的時間，在關鍵時刻口吃通常會造成目光的轉移，而且會迅速增加注意力。如果單單運用口吃沒有用的話，我們通常會在口吃的時候，同時在音量上做大幅的改變。

變化

給予間接提示還有其他方式：改變音調、放慢說話速度、停頓、咳嗽、清喉嚨等。

難題及良機

有一小部分的自閉症兒童對於這些方法，可能會顯得不以為意，他們可能是因為監測溝通環境的能力過差，所以甚至連高度強調的間接提示都無法注意到。這些孩童需要初步的行為修正訓練，先學習對於直接提示做反應。在這種情況之下，這個練習應該要在行為修正訓練後才進行。

活動 2

第一級，第一階段

我失去聲音了

活動重點

★發展對臉部表情的專注力。

★增加非語言性溝通的重要性。

摘要

這個活動與「我的話很重要」相似，都是在強調他人的溝通應該是孩童的注意力中心，這個活動的不同點在於，我們現在將注意力的重心從言談的話語轉移到臉部。許多愛說話的孩童，當別人對他們說話時，大都可以專心注意，但是他們完全無視於伴隨言語而來的非語言溝通，他們儘管可以持續進行溝通，但是他們會將臉朝向一旁，或是走掉，甚至會躲到別人看不見的地方，他們不重視非語言溝通，而且當我們跟他們相處的時候，他們會不經意想訓練我們也這麼做，但是遺憾的是，根據研究指出，說話者的意圖，有超過百分之七十是經由非語言管道傳達。這項練習對於想成為教練的人來說，是一項相當重要的訓練過程。

參與者

我們再一次需要孩童周遭所有重要人物的合作來進行這項練習。

準備工作

在這項活動中，新手必須尋找出你進行的非語言溝通，以便獲得樂趣、刺激，和必要的訊息。要是新手可以立刻輕易在身旁找到另一個人來說話，你的努力將會付諸流水。你要確保這項活動的目的不是施予孩童「沉默治療」，或著讓孩童有負面經驗，我們並不是建議所有人都要忽略孩童，或是把他說的話當耳邊風；相反地，我們其實是要每個人不要那麼強調用語言來做回應，而盡量透過豐富、清楚、誇張的非語言方式做回應。

請決定在哪一段時間裡，你要假裝失去了聲音，並確保當時沒有其他人會「替補」你的位置，而且還要確保你失去聲音的時段，是發生在與新手溝通很重要的時刻，這一點就包括了，你要確保你跟新手相處的時候，其中有一段時間你們的所在之地沒有任何會吸引新手注意力的物體，像是電腦、電動玩具等。要是新手根本不能領悟有什麼不同的地方，這項練習就不太能夠有所進展。如果你相信新手會有所了解的話，你可以跟他解釋失去聲音是一項練習。在這裡你學習的就是你只能使用你的臉和你的身體進行溝通，你可以邀請新手跟你一起玩，讓他也假裝他失去了聲音。

教練指導

當你準備好的時候，停止使用言語來回應孩童，在這短期間內，要維持生動吸引人的表情，將大量的專注力保持在孩童身上，對於孩童所做的溝通，要給予大幅回應，還要大量利用指頭做指示、用手打手勢，以及放大你的臉部表情，將情緒維持在興高采烈的狀態。如果可以的話，邀請新手以刺激的方式互動，但是不要把時間花在看電視或玩遊戲，因為做這些事情不需要說話。還有，絕對不要讓任何人「取代」你，成為孩童的溝通者。

變化

這個活動非常適合家庭和小班制的環境來進行，而且還有好幾種類似的變化也很重要，可以用來練習，其中一種叫做，「我失去聽覺了！」在這項練習中，你可以說話，但是要假裝你無法聽見孩童說的話，因此孩童必須設法以非語言的方式溝通，你可以跟有辦法理解的孩童說，你可以讀脣語，如此一來，他們就必須找到你的臉，面向你，以便讓你「讀」他們說的話。

難題及良機

跟之前的練習一樣，要是孩童沒有與你溝通的強烈需求的話，這項活動就不會有效，如果這種情形出現的話，你要先進行行為修正的「塑造」訓練，來發展孩童溝通的渴望。要是這個活動對孩童心理造成過度的煩亂，就不應該繼續進行本活動，不過有許多孩童在一開始的時候，會反抗這種溝通活動，你不應該因此而停止進行活動。

活動 3

第一級，第一階段

突如其來的聲音、預料之外的舉動

活動重點

★ 對說話者保持注意力。

★ 互動時將專注焦點保持在同伴身上。

摘要

跟需要提示才會注意你的人說話，是件再也惱人不過的事，與這個情況不相上下的，就是跟一個專注力會「偏離」、容易分心的人說話，當你一開始講話之後，他們的注意力就會飄到別的地方去。這個活動就是針對這種類型的孩童所設計，他們起先可能會注意跟他一起互動的人，但是他們會很快分心，無法維持注意力。這個練習的假設就是，許多孩童無法將注意力集中在說話者身上，是因為他們失去興趣，或是因為他們被環境中更新奇的事物所吸引，孩童可能會隨意地專注某樣物體或是先前的某項活動，或者是根本不將說話者「放在眼裡」。

參與者

這項練習不太需要孩童周遭所有人的參與合作，但是愈多人參與練習的話愈好。

準備工作

這個活動也是不能只侷限在某個特別時段才進行，因為如此一來效果不能彰顯。在與孩童進行溝通時，一旦孩童表現出他有維持注意力的困難，你就要隨時做些預料之外的舉動，有一點重要的注意事項我們想再一次強調：如果你希望孩童能更加注意你所說的話，你必須學會使用更少的話語來溝通，並且加強說話語氣，從容不迫的將話說出，要是你不重視你所說的話，不要期望你的話會受到重視。請你記得，要提升任何商品價值的方法，就是讓消費者認為這項商品非常貴重。

教練指導

首先，決定你要使用哪些預料之外的舉動，我們在本練習敘述的最後提供了一些範例，你需要在練習進行中當一個良好的觀察者，留意一些蛛絲馬跡，它們會指示出孩童是否專心注意你，一旦你發現注意力有下降的趨勢，停止你正在說的話，馬上做出你事先想好的預料之外舉動，然後觀察一下效果。在這個活動過程中，非常重要的一點就是，要維持熱誠的正面態度及表情，動作應該要很戲劇化，他們可以讓孩童感到「吃驚」，但是不能讓他們感覺可怕或是受到威脅，我們在練習最後簡短條列了一些行為，你可以自行加入更多。

變化

當我們讓孩童練習技巧的活動變得「了無新意」的時候，「預料之外的舉動」不外乎是一個很棒的方法，可以替活動「加料」。有一些孩童無法將目光持續專注在向他說話的人身上，但是卻認為當輪到他們說話的時候，所有人的目光會落到他身上，對於這種孩童來說，一個相當出乎預料的舉動就是，在他試著要溝通的過程中，突然別過頭去，不過當然你必須先相信孩童會注意這個舉動，而且會嘗試要你將目光移回他們身上，才可以這麼做。

難題及良機

我們再一次強調，必須仔細辨別哪些行為有可能會讓孩童感到驚訝，甚至讓他們吃驚，而有哪些行為真的會讓他們覺得煩躁。

預料之外的舉動

- 說話時或走路時，離孩童愈來愈近。
- 在句子中間加入一個無意義的字。

- 戲劇性地用手抓住你的頭，用可笑的方式張開你的嘴巴，裝出非常驚訝的表情。
- 說話的時候，先以悄悄話的音量說話，然後逐漸變大聲，然後再變回悄悄話。
- 脫掉鞋子，把鞋子放在頭上（或是類似的行為）。
- 當你在說話的時候，拿一塊手帕放在你的臉上，或是把它當作你和新手間的屏障。
- 說話說到一半，忽然跌倒。

活動 4 頌唱

第一級，第一階段

活動重點

★加強語言發展。

★把語言當作創造性的媒介。

★利用語言來加強刺激感和樂趣。

★透過語言的幫忙，可以將行動「綁」在一起。

摘要

要是能正確的使用語言，語言其實是個相當重要的工具，可以用來加強孩童融入社交天地的興奮感及興趣，我們也可以利用語言將我們的活動和行動綁在一起，形成有意義的單位，以便讓孩童察覺活動的連貫性和組織。在一般典型發展一開始的時候，我們就會有創意地玩弄語言。在這項練習中，我們著重在發展語言，將之視為約束組織的要素、加強刺激的要素，以及加強玩樂感的要素。

參與者

教練和孩童。

準備工作

如果你還不知道孩童的一些特有詞句，一開始先記住幾個，除此之外，即使新手能夠非常流暢說出這些詞句，你必須學習如何以有限的方式小心翼翼地說出來，我們即將使用的是語言的一種慣用形式，與「歌唱」比較相近，比較不像對話般的談話。

教練指導

練習的一開始，我們要你發展一套簡單、可以重複的句子，當你跟孩童一同從事例行活動時，或是當你在孩童附近自己做自己的事時，（沒錯，我們要你大聲唱給自己聽！）就哼唱這個句子，不管孩童的語言能力如何，該句子要保持簡單。如果你正走路到廚房去，你可以試著哼：

「走、走、走到廚房去～」最後一個字要拉長，而且每個重複的「走」都要用大聲的音量唱出來。將眼光朝向孩童，點頭並且綻放微笑，邀請孩童一起來參與，隨著你頌唱的節奏踏步走路，就像軍人走路的模樣，在逐字的重複該句幾次之後，以熱情活力的口吻，將句子中某個要素置換，一次一個就好，舉例來說，當你走路到廚房時，可以熱情哼著：「我們要到、到、到廚～房去～」改變不同字強調的語氣，改變你行動的速度、改變其他的要素。當孩童習慣於這些曲調，並且也樂在其中後，你可以加入裡面更有玩樂性質的要素，舉例來說，在你開車的時候，可以試著哼：「我們在騎～馬～」要是孩童可以迅速加入你頌唱的行列，不要感到驚訝。

在第一級接下來的活動中，我們希望你能持續運用頌唱進行活動。例如，當進行「建造山脈」活動時，可以一邊搬運懶骨頭到「山上」，一邊哼唱：「我們在建造一座山～脈、山脈、山～脈～～我們在建造、建造、建造一座山～脈～～」

第二步就是參與孩童使用的詞句，然後逐漸修改這些詞句。這就需要去學習並重複孩童已經在使用的詞句，通常要用機械式的方法來做，當你在重複句子時，你應該在重複時加上稍微的差異，但是你的音調和強調語氣，都要比孩童的更加誇張。一旦孩童體認到你加入了他們（一般都會用眼神關注你或是對你微笑），你就知道你有一個可以用來玩弄的句子，試著在句子中加進單獨一個字，舉例來說，假如孩童看著一個裝滿彈珠的杯子，嘴裡說著：「三百個泡泡。」你可以將它改成：「三百個大泡泡！」當你逐漸「主導」句子的時候，不要等孩童先說出這句話，你要開始成為該句子的創始者，並且以非語言的方式邀請孩童加入你的行列，當你進行這項練習時，停頓在句子中不同的地方，讓孩童預先完成該句子。接著可以持續加入字彙、強調語氣、速度，甚至旋律的變化，裝出極度可笑、嘻弄的聲音，然後無預警地持續改變下去。

變化

對於喜歡重複問不相關問題的孩童，試著在他們問問題之前，先對他們哼出：「問我另外一個問題。」並且重複好幾次；要是孩童一直重複同一個問題，回應他的時候，用頌唱的方式重複該問題，並且加上：「真棒的問題，真漂亮的問題！再問我另一個問題！」你再一次的邀請孩童參與你一同玩樂，而不是專注於他談話的訊息內容。

難題及良機

你會驚訝的發現，要是你將孩童熟悉的重複詞句加入頌唱中，就會比較容易修改及產生變化，又不會失去樂趣，孩童也不會有反抗的舉動。跟之前的活動一樣，我們建議你一天中經常練習這個活動，但是，更重要的是，要能夠與第一級所呈現的活動一起整合進行。

活動 5

第一級，第一階段

出乎意料的稱號

活動重點

★利用新奇感來分享幽默。

★假裝的技巧。

★靈活思考力。

摘要

這個練習是讓孩童接觸幽默的絕佳途徑，而且這個練習並不需要事先打草稿或是準備長篇大論的內容，除此之外，這個活動也強調靈活的思考，這項練習的幽默並沒有複雜的內容。你要隨時準備好做出十分滑稽的動作。不過儘管這個活動很簡單，對於各年齡層的孩童來說，「預料之外的稱號」會帶來大量的樂趣。你要記得，這項活動在一天之中你只能進行少量的練習，還有不要將這個活動只侷限在某個時段，要不然會糟蹋了其驚訝的成分。

參與者

你可以一對一的進行這個活動，要是你可以維持孩童的行為規範的話，你可以在小團體或是課堂上進行。

準備工作

活動一開始，你可以使用一個箱子，裡面裝滿小型的日常用品，你和孩童可以面對面坐著，相距數呎，並且把箱子放在你面前。如果你是在小團體裡進行活動，可以把所有人圍成一個圈圈，箱子放在中間，但是還是要確保箱子離你最近。

教練指導

這項活動共有兩個步驟：

步驟一

從箱子中拿出任何物體，例如一隻鞋子，然後假裝它是另外一種東西並說：「我拿到一頂新帽子。」把鞋子放在頭上說：「看起來優不優雅？」可以用誇張的臉部表情和音調做加強的效果，你要記得與孩童的目光相交，並且一起大笑，重複這個動作好幾次，一直到你認為可以讓孩童試試看為止。試著利用手勢動作，做出相同次數的非語言性「鬧劇」活動。

步驟二

在你嘗試了這項練習活動一陣子之後，可以對孩童所說的替換物品做出新的回應。當孩童拿了一件物品並說這是另外一件物品時，你可以回答該物品其實又是另外一種物品，舉例來說，如果一個孩童從箱子裡拿了一個安全別針，他說：「你看，我拿到一隻襪子！」你應該接著說：「沒錯，你拿到一瓶番茄醬。」

變化

確保你持續在箱子中加入新東西，以便隨時都有新的驚奇。我們希望你能逐漸不要依賴「道具箱子」來進行這個活動，你能夠也應該在任何時刻、任何地點找到可以利用的道具，一段時間之後，你可以幾乎拿起任何一樣東西，微笑地說：「你認為這是什麼？」如果孩童做出可笑的猜測，你可以說：「沒錯！」如果孩童給你一個制式的答案，你可以說：「不對，這是——！」你要保持微笑，並且誇大你的聲音，以便讓新手知道你是假裝的。

難題及良機

有人會擔心，如果我們第一次在教導語言的時候，開始變換稱號，不愛說話的孩童有可能會因此變得茫然困惑，不過，我們從來沒見過這種事情。事實上我們發現，以玩樂性的方式教導語言，會讓孩童使用生字或新句子的意願提升，而且一般成人對語言遲緩的孩童所施予的典型「要求」壓力，不會出現在這種情況下。然而，要是你有所顧慮，你可以僅利用非語言的方式進行練習，你可以把鞋子放在頭上，用肢體動作來表示這是一頂帽子，而不說一個字。我們發現，練習這種可笑稱號的活動其實對於語言學習有所助益，你有辦法立即明瞭，該孩童是否能夠欣賞你的幽默，是否拒絕你的幽默，還是根本處於困惑茫然的狀態。剛起步的時候，要是參與者過於衝動，無法等輪到自己時才從箱子拿東西的話，把箱子放在背後，只有在輪到孩童的時候，才把箱子給他。

活動 6 雙教練法

第一級，第一階段

活動重點

★迅速轉移目光。

★享受與社交同伴的新行為。

★期待帶來興奮感的行動。

摘要

「雙教練法」或「單教練法」的變通方式，應該要包含在一開始的「課程計畫表」裡，以便每天與第一階段的孩童進行這些刺激、有趣的活動。這個方法進行的場所應該要沒有顯著的分心物品，在這個環境裡，要把所有會導致分心的事物降到最少，以便讓你成為孩童四周最有趣的事物，而不需要與孩童最喜歡的物品或遊戲爭相吸引孩童的注意。這個活動唯一的困難，我們從名稱裡就可以略知一二，就是需要兩位教練的參與才能進行。

參與者

最好要有兩位教練（若有需要，也有「單教練法」變通方式）。

準備工作

確保你所選擇的適當場所，沒有任何物體或是物體非常少，也沒有會造成分心的刺激物，我們要孩童的注意力中心是人。

教練指導

首先，教練們需要一致同意使用聯合的策略，也就是說好當某一人做為「焦點」時所要做的事情；接下來你們要決定，當你們最後靠近孩童，而且接受到「開始」的指令時，哪一種動作會是孩童喜歡希望你們做的（如果孩童的狀況可以的話）。然後教練會給予孩童一個代表「開始」的簡單暗號，讓孩童在教練接近的時候使用，我們比較喜歡的暗號為點頭以及搖頭，點頭就表示「繼續下去」，搖頭就表示「不要繼續下去」。你要確保孩童知道如何使用暗號以及何時使用暗號，也就是當你們兩個人非常靠近孩童，而且準備好要做動作的時候，才可以使用暗號。

遊戲一開始的時候，兩位教練分別站在孩童的兩側，距離四呎的地方；兩位教練輪流分別向孩童的方向跨出一大步，跨步的教練應該要做一些戲劇性或是可笑的動作，以便成為「焦點」，吸引孩童注意，這有可能會造成孩童目光的轉移，也有可能會讓他跟你們一同大笑。當孩童專注於其中一位教練時，另外一位教練也立即做動作來轉移孩童的注意力；你們兩人應該要同時移到孩童身邊，而當你們終於移到這個位置時，要逼近孩童的上方，並誇張的點著頭，等著孩童給予「開始」的暗號；當孩童點了頭，就開始做一些安全、有趣的胡鬧遊戲，像是搔癢或是把孩童丟到懶骨頭上面去；如果孩童搖搖頭，你應該要退回一開始的位置，重新向孩童靠近一次。

變化

如果只有一位教練的話，你仍然可以進行這個活動。你可以進行「定住」遊戲的變化型，在下一階段我們會提到這個遊戲。慢慢靠近孩童，定期做出一些戲劇性的噪音和動作，當孩童將目光移到你身上時，你要馬上「定住」直到他將目光移走為止，然後你又繼續做同樣的事情，一直到你緊鄰孩童為止。有些孩童在活動的高潮時，真的會很喜歡被兩位教練抱起來，因為教練在數到三之後，會輕輕將孩童甩到一堆懶骨頭上面。

難題及良機

你會發現我們在這個活動中，會試著讓孩童當一個主動的溝通角色，我們會盡快讓孩童感受到他們對社交互動的健全掌控力，我們相信，「社交自我效能」的感覺對於享受及「擁有」社交互動是很關鍵的，有些孩童可能會完全無法溝通，如果這種情況發生，要讓他們知道，無法溝通會被理解成「開始」的暗號，然後教練就會自行要決定採取那一種行動。

活動 7 隧道遊戲

第一級，第一階段

活動重點

★ 增強視覺參照力。

★ 增強情緒協調。

摘要

我們在好幾年前偶然產生利用布製隧道的想法。我們在一家店裡看到一個六呎長的可拆卸式隧道，馬上靈感一現，覺得可以好好利用這種隧道來進行遊戲，我們發現，對於年幼的孩童來說，隧道是項不可或缺的物品，因為他們根本不會專注於他們的父母，或是參照他人的情緒，即使沒有安全感也無所謂。這項練習可以迅速增加年幼孩童的視覺參照力，以及其情緒依賴性的程度，還有與其周遭成人的協調性。

參與者

一般來說，需要兩位教練和一位孩童。其中一位教練必須是新手情緒上依賴的對象。

準備工作

你需要一個五、六呎長的可拆卸式布質隧道。

教練指導

這個活動共有四個步驟：

步驟一

一位教練要站在隧道的出口處，另外一位要牽著孩童的手，溫柔地將孩童帶至隧道入口處。如果孩童拒絕進入隧道，先用手肘稍微輕推他，但是如果他真的不想進去，絕對不要強迫他進去。

步驟二

一旦孩童進入隧道，「入口教練」要馬上離開孩童的視線範圍，不過要確保孩童知道他不能爬回入口，你或許可以將入口處稍微提高，以便明確向孩童表示，他已經「沒有退路」了，必須向前爬才行；「出口教練」要在隧道出口處一下子出現，一下子消失，要讓孩童在隧道爬行時，可以注意到他的出現和消失。

步驟三

如果要增加點刺激感，「出口教練」可以移至隧道的外部，並且輕輕前後搖動隧道，讓孩童感覺像是在遊樂場玩一樣，要是你注意到這個舉動會讓孩童想在隧道裡待久一點的話，你要馬上停止，儘管這個遊戲對孩童不會有傷害，但是教練可能會因此感到無聊。

步驟四

當孩童靠近隧道出口的時候，「出口教練」應該要在窺看的同時，做些可笑的表情，和加強語氣的音效。當孩童爬出隧道時，教練應該要抱起孩童，面對面的抱著他，然後迅速進行下一個刺激的活動，我們一般都會加上一個「桌面行走」的活動，舉例來說，教練馬上將孩童就近置於一張堅固的長桌上，然後移到桌子的另外一頭，「入口教練」則當孩童的「看護者」，在孩童後面走著，但是不可以碰到孩童，孩童這時候則走到桌子的另一頭，投入「出口教練」的懷抱裡。我們發現，孩童會全神貫注地注意桌子末端的成人。

變化

在後面的活動裡隧道還有許多用處。教練可以將隧道直立，進入隧道裡，然後玩「躲貓貓」遊戲，就像真人彈跳玩偶箱一樣。學徒也可以利用隧道做為進入俱樂部會所的通道。我們強烈建議你購買一個隧道，尤其是當你的孩童還未達就學年齡。

難題及良機

有時候孩童會自願「困」在隧道中間，拒絕出來，在這種情況下，我們會採取好幾種方法。因為隧道是可拆卸的，所以可以縮短隧道的長度；我們可以提高其中一端，讓隧道傾斜，如此可以「暗示」孩童該出來了；最後，我們可以用稍微強一點的力量搖晃隧道，因為孩童可能會因此決定，他如果繼續爬完隧道的話，會覺得比較舒服。經過幾次的試驗後，就不會再有這種情況的問題了。

活動 8 攀爬跳躍

第一級，第一階段

活動重點

★增加興奮感和歡笑。

★提升察覺能力。

摘要

阿諾・米勒和愛琳・米勒（Arnold and Eileen Miller）在麻州波士頓創立了認知發展中心，

這是一個針對自閉症兒的創新治療學校，他們在好幾年前發現，要是將孩童置於升高的物體上，他們的注意力和參照力會立刻提升；我們都知道，只要在安全的情況下，孩童都喜歡從稍微升高的地方向下跳；綜合以上兩種成分，我們在好幾年前創造了一個叫做「攀爬跳躍」的練習活動。我們已經使用這個活動長達十年之久，但是，每當我們在研討會討論及呈現這項練習活動時，總是會有人質疑我們，為什麼可以鼓勵孩童爬上高處向下跳，這樣會有受傷的危險，不過這幾年以來，從來沒有一位孩童因為我們的鼓勵或是在家裡從事攀爬跳躍而受傷，然而，我們還是要做以下警告：如果你對於這個活動有如此顧慮，請不要嘗試這個活動。

參與者

一開始我們希望有兩位教練和一位孩童。一位教練要當「看護者」，然後取決於孩童的運動神經能力及警覺性，可以選擇要扶持孩童，或是保持在可以「抓」到孩童的距離；另外一位教練在一排懶骨頭上躺著或坐著，懶骨頭要擺在桌子邊緣的正下方，這位教練則做為「接受者」，當孩童躍離升高的平台時，要接住孩童。當孩童學會了這項活動，而且當教練也決定他們不要對這個活動做太多限制的時候，可以僅利用一位教練來進行練習。

準備工作

你需要一張穩固的平台，大概跟孩童一樣高，至少要有六張穩固的懶骨頭或是類似的軟墊。將懶骨頭整齊放置在鋪有毯子的地板，緊鄰著平台。我們知道你會做明確的判斷，決定合適的高度，以及該孩童的安全問題。

教練指導

共有三個步驟，大略敘述出孩童可以達到的進度：

步驟一

方法非常簡單，我們一開始把一個幼童抱起來，將他放在一個升高的平台，一但到了平台上，我們就不可以離開孩童，接下來緩慢搖動孩童的手和自己的手，然後數到三，數的時候情緒要隨著數字變得愈來愈興奮，一數到三，我們就引領著孩童離開平台，跳到另一位在軟墊上等候的教練懷裡。孩童並不需要任何提示或是暗示，眼睛就會明顯地專注在底下的教練身上，當孩童落下時，教練必須看著孩童的眼，抓住孩童之後，就開始做一些簡短的面對面胡鬧遊戲，或是搔癢，然後再重新開始。

步驟二

當孩童有所進展時，或是孩童年紀較大時，可以在緊鄰平台的一側放置一個穩固的階梯，然後引導孩童爬樓梯，到達平台的邊緣。當孩童這麼做的時候，仍然要有一個看護者，留意他的一舉一動。

步驟三

當活動有更大的進展時，我們經常可以讓孩童獨自進行活動，而我們只要在軟墊上等候，孩童就可以自己攀爬，走到平台的邊緣，然後跳到我們的懷裡。

變化

如果平台夠穩固，而且你的身材也適合的話，你可以與孩童一同練習攀爬跳躍，不過要先等孩童已經熟練步驟三才可以嘗試這麼做。牽著孩童的手，讓孩童先爬，然後一起移到平台的邊緣，手仍然牽著，互相注視對方，一起數到三跳下平台，像一個合作的團隊一樣，一起站起來走回到階梯重新開始。我們可以在不同高度的平台上練習這個活動，舉例來說，你可以在戶外用露天平台或是門廊練習，但是如果其高度會對身體造成危險，絕對不要使用。對於喜歡游泳的孩童來說，這也是一項很合適的活動。

難題及良機

不管孩童的技巧有多麼熟練，還是要確保你仍然是活動的主導者，你掌控活動的順序，以及數數字的節奏，孩童只能依照你的指示攀爬或跳躍，絕對不能讓他自己採取行動。你要確定孩童能夠了解，這個活動需要成人來當看護者，以及需要特殊的裝置才能進行，絕對不要讓孩童獨自練習這個活動。如果你覺得孩童不會遵守你對攀爬跳躍所設下的限制規定，要馬上停止這項活動。這個活動很顯然的是有趣的活動，而不是讓孩童受驚嚇的活動，如果孩童不喜歡的話，要立刻停止。我們發現，只要仔細改變高度，和改變兩位教練的角色，即使是對這項活動感到恐懼的孩童，也能夠安全地在這項活動中得到樂趣。

活動 9

情感分享

第一級，第一階段

活動重點

★注意語言和非語言溝通。

★對臉部表情做回應。

★變換身體姿勢和目光，以分享情感。

摘要

渴望親近的人給予充滿感情的觸摸，是人之常情。對於某些孩童來說，他們回應這種用身體表達之情感交流的能力有嚴重缺陷，而且有時候可能會造成尷尬或是不合適的舉動。這個活動可以幫助孩童，讓他們學會理解和回應簡單的語言及非語言情感分享溝通。我們會告訴你，如何與學齡前孩童及年紀較大的孩童進行活動。

參與者

學齡前孩童需要兩個教練，一個當「看護者」，另一個「接受者」；年紀較大的孩童只需要一個教練就夠了。

準備工作

這項活動需要一張長方形桌子，其高度要能夠讓學齡前孩童的眼高與教練的眼高相同，兩位教練要分別站在桌子的兩側。對於年紀較大的孩童，不需要任何道具。

學齡前孩童的教練指導

這項活動共有四個步驟：

步驟一

「看護者」教練幫助孩童在桌面上站起來，並且面對著「接受者」教練。小心看護著孩童，以便引導他的行動和確保他的安全。

步驟二

「接受者」教練向新手伸出雙手，但是不能碰到他，然後等著孩童將目光轉移到他臉上，一旦孩童這麼做，即使只有一下子而已，也要馬上吸氣鼓起臉頰，將孩童的手拉到自己臉上，這個動作確保孩童的眼光會為了分享刺激感而停留不動，「接受者」教練將空氣吐出來，同時要誇大臉部的表情和聲音。

步驟三

「接受者」教練將新手舉起來，抱在懷裡，用《划船歌》的旋律唱「媽媽」兩個字。

步驟四

「看護者」教練把孩童放回地上，跟他一起走到「接受者」教練那裡，「接受者」教練要先降低身子到孩童視線的高度，然後把孩子接過來，「接受者」教練把孩童交回給「看護者」教練，然後重複之前敘述的模式。

年齡較大孩童的教練指導

這項活動共有兩個步驟：

步驟一

父母與孩童坐著，視線高度相同，父母溫柔地把自己的臉移向孩童，直到碰孩童的頭，然後父母說：「我愛你。」如果孩童愛說話的話，讓孩童回覆：「我也愛你。」

步驟二

三、四個家人圍坐一圈，孩童坐在中心，不按照順序每個人輪流呼叫孩童的名字，讓孩童走向呼叫名字的人，然後兩個人慢慢把頭靠近，輕輕碰觸額頭，並重複上一個步驟所說的動作。

家人圍成一圈站在桌子的每一側，他們可以不按照順序地轉動孩童，讓孩童在彼此之間移動，與每個人擁抱。

變化

針對學齡前孩童，你還可以進行更進一步的變化，你可以將孩童移至地上，在他四周擺滿懶骨頭。這時候孩童不需要桌子，就可以在教練之間移動，而且還可以用目光注視教練，在兩位教練之間獨自移動。

難題與良機

再強調一次，要是把孩童放在桌上或是平台上會讓你擔心，你可以先降低自己的高度，與孩童的視線高度相同，然後再進行活動。

活動 10

看到我、看不到我

第一級，第一階段

活動重點

★預期社交同伴的下一個行動。

★溝通以便讓刺激的活動持續。
★轉移身體的姿勢和目光以便專注於新奇事物。
★主動開始非語言的情緒分享。

摘要

在教導一個人行為的時候，「看」是其中一項最簡單的行為。我們常常見到有人在教導孩童做眼神接觸的時候，都是對他說「看著我」，然後要孩童有所回應，遺憾的是，要是需要這種語言提示的話，就表示該孩童可能無法體認我們為何需要如此頻繁地用眼睛相互「參照」彼此的臉。一般典型孩童在發展時，都有「看」的理由，而藉由這項活動，我們試著提供孩童一個相同的「看」的理由。躲貓貓遊戲不只可以提醒孩童，也提醒了我們，讓我們體認，人際關係是脆弱的，要是我們有所忽略，我們很快就會失去這項能力，無法與我們所關心的人保持聯繫。

參與者

教練和孩童。

準備工作

活動的一開始，教練與孩童坐在一張小桌子的旁邊，兩人可以面對面坐著或是呈九十度方向，但是距離要近。此外，你還需要一條小毛巾和桌巾。

教練指導

這項活動共有三個步驟：

步驟一

握著孩童的雙手向你眼睛的方向輕輕拉過來，讓孩童的目光對著你的臉，然後用孩童的手把你的眼睛蓋住，隨後立刻用你的手把孩童的眼睛蓋住，接著，不斷重複，迅速用彼此的手把對方的眼睛蓋住。要記得繼續握住孩童的手。

步驟二

當孩童手蓋在你的眼睛上時，你問：「（名字）在哪裡？」接著把孩童的手移開，你看得到之後就說：「躲貓貓！」然後與孩童一起大笑；接下來用你的手把孩童的眼睛蓋住，再問一次：「（名字）在哪裡？」然後移開你的手，讓孩童的眼睛看得見，接著說：「躲貓貓！」

步驟三

在孩童專注你的時候，把一條小毛巾蓋在他臉上，用誇張的聲音問：「（名字）在哪裡？」然後等孩童自行把毛巾拿掉，要是孩童沒有這麼做，你要輕輕把毛巾從他臉上拿走，同時興奮大笑；接著把毛巾放在你自己臉上，把活動反過來進行。一旦孩童熟練了使用小毛巾進行的躲貓貓遊戲，可以換用桌巾來蓋臉，讓遊戲更具有挑戰性和刺激感。

變化

在遊戲室之外的場所進行這項遊戲，會讓遊戲場合更加普遍化，不再侷限於某時某地。

難題及良機

要是孩童無法獨自坐著，在進行這項活動前，要先設法讓孩童獨自坐著。建立一套例行的行動程序會很有效，而且又容易讓孩童在行動完成時自然而然坐下。一開始先進行「桌面行走」，再走到桌子另一端之後，迅速讓孩童坐在椅子上，數到十，再回到桌面行走的活動，一旦孩童可以獨自在桌子及椅子間移動的時候，可以讓孩童進行這項活動。儘管我們沒有親身經驗，但是面具有可能會讓孩童受到驚嚇，你要先確定孩童事前有見過這副面具，才能將該面具覆蓋在臉上，如此可以解決恐懼這個難題。

活動 11

擺盪飛翔

第一級，第一階段

活動重點

★目光在人與人之間移動。

★溝通以便持續進行刺激的活動。

摘要

「擺盪飛翔」原本是針對非常年幼的孩童所設計的活動。孩童會藉著停頓和猶豫來建立興奮感，在「飛」的時候，孩童一般都會參照你的臉部表情。隨著遊戲的進展，擺盪這項要素會跟著加進來，孩童這時會發現，進行遊戲的要求讓他不得不在兩位教練之間轉移目光，而這兩位教練會在將孩童盪到懶骨頭之前，先輪流停頓與猶豫一下。

參與者

兩位教練和一位孩童。儘管這項活動是針對相當年幼的孩童所設計，但是經過修改過後，還是可以用在年齡較大的孩同身上。

準備工作

這項活動需要八個品質良好的懶骨頭。在我們許多的活動中，懶骨頭是一項不可或缺的用具，而且在孩童到達第三級之前，非常有可能會用壞懶骨頭以及更換好幾次。準備這項活動的時候，先將兩堆懶骨頭放置在相距六呎之處，之後，我們會逐漸擴大這兩堆懶骨頭的距離，直到房間最大的界限。在這兩堆懶骨頭之中，有一個要做為舒適的座椅，有兩個要做為你向後倒下的軟墊。

年幼孩童的教練指導

這項活動共有四個簡單的步驟：

步驟一 教練一坐在一個懶骨頭上，孩童則坐在他的膝上，面朝著教練二，教練二也面對孩童，坐在懶骨頭上，與孩童距離不超過一至二呎遠。

步驟二 教練二伸出他的雙手，用誇張緩慢的方式數出：「一、二、三！」數到三時，教練一要放開孩童，輕輕將孩童推向教練二的方向。

步驟三 在孩童靠近教練二的時候，教練二要伸出他的雙腿來支撐孩童的軀幹，並且大叫：「我們飛！」然後牢牢抓住孩童的前臂，利用手臂和腿將孩童盪到空中，讓兩人的視線高度相同，接著再把孩童降低放到懶骨頭上面。

步驟四 兩位教練同時牢牢抓住懶骨頭的一頭，並且輕輕把孩童抬起來，一邊把懶骨頭前後擺盪，一邊數數字，一數到三，就小心地把孩童連同懶骨頭一起扔到一大堆懶骨頭上面。這個動作總是讓孩童樂不可支，並且一直要求再做一次。

年長孩童的教練指導

這項活動共有三個簡單的步驟：

步驟一 教練一坐在懶骨頭上，孩童站在教練一的正前方，面對教練二；教練二面對這兩個人站著，旁邊擺一張空的懶骨頭。教練一用誇張的方式數到三，然後輕輕推孩童，讓孩童向教練二緩慢地跑去。

步驟二 當孩童靠近時，教練二引導孩童，讓孩童跌落在他身旁的懶骨頭上，然後逼近孩童的上空，並且遲疑一下，以建立懸疑感，接著再對孩童搔癢（如果孩童不喜歡搔癢的話，可以做一些類似的動作）。

步驟三 就跟年幼孩童的活動一樣，兩位教練把孩童與懶骨頭一起扔到一堆懶骨頭上。

變化

利用相同的配置方式，孩童應該要在跌落在其中一堆懶骨頭上之前，先學會在兩位教練之間跑動，兩位教練分別守在自己的懶骨頭一側，並且讓孩童不斷在兩個人之間跑動，一直到其中一位教練出其不意地將孩童倒向其中一堆懶骨頭堆中。

難題及良機

我們知道，有些孩童在剛開始幾次被扔到懶骨頭上的時候，會感到恐慌，並試著脫逃，雖然這種情況不足以做為放棄本活動的理由，但是也讓我們知道要先確保孩童的安全，才能在擺盪的時候玩得盡興愉快。對於有恐懼感的孩童，你可以先練習將懶骨頭提高、下降，並且說著：「上、下、上、下。」一旦孩童熟悉這種感覺之後，就比較容易照我們描述的方式玩遊戲。在這項活動之後，要把握機會將遊戲速度變慢，然後在懶骨頭上孩童的身邊躺下，當你們躺在一起的時候，你可以從事一些嬉鬧的遊戲，像是輪流摸對方的鼻子以及大笑，如此一來，也讓孩童有機會可以邀請你再玩一次遊戲。

活動 12

第一級，第一階段

戴面具、脫面具

活動重點

★增加刺激感。

★發展參照能力。

摘要

面具可以用來創造刺激感和新奇感，而且可以用來發展促進孩童注視臉孔的基本功能。這項活動的用途是要鼓勵孩童在不需要特殊提示的情況下，還能夠參照臉孔。

參與者

教練和孩童。

準備工作

你需要很多不同的面具，但是要避免使用恐怖的面具。面具應該要放在桌子底下，而且桌子要用布蓋好，以免孩童看到面具。你要坐在地板上，與孩童呈九十度方向，而且要能容易拿到面具。

教練指導

這項活動共有三個簡單的步驟：

步驟一

拿第一副面具把臉蓋起來，並且發出適當的動物叫聲，通常孩童都會觸摸面具上相當靠近眼睛的地方，並且注視該處。你要讓孩童這麼做，同時也要鼓勵他這麼做，但是不要超過三十秒鐘。

步驟二

把第一副面具拿下來，拿第二副面具放到桌上去，要是孩童試著要去拿面具，你只要說：「不可以，我的！」接著示範如何把面具掛在臉上，然後再拿下來，把面具拿下來的時刻，同時也示意了是分享歡笑的時刻，如果孩童沒有一同歡笑，你可以牽孩童的雙手到你的臉上，並且用誇張的方式大笑。

步驟三

先把面具放在你臉上，然後再放到孩童的臉上，分享歡笑的興奮感應該都要緊接在面具拿下之後。

難題及良機

要是孩童無法獨自坐在椅子上的話，應該要先教他們這麼做。設置一套動作的例行程序可能會有所助益。我們發現，下面這一套程序相當有效而且容易了解，一開始先進行桌子程序，接著進行擺盪，然後引導孩童到椅子上，數到十，繼續重複這套程序，直到孩童能在成人的有限幫助下，獨自進行這套動作的例行程序。

這項活動讓孩童有機會為萬聖節做一點準備，同時也讓孩童對於真實與虛幻的關係有些初步的了解，許多自閉症程度不等的孩童，他們在理解欺騙的概念時，會有極大的困難，尤其是因為欺騙的概念與幽默、言語不一致性、表達方式有很大的關聯，儘管這項活動並非直接針對這個困難點，不過還是為了稍後的工作做了開端。

活動 13 音效推拉

第一級，第一階段

活動重點

★體驗協調的動作。

★增加視覺參照力，以求得刺激感的強化。

摘要

這是一項非常簡單的活動，各年齡層的孩童都會覺得好玩有趣。也可說是一個簡易的入門活動，讓孩童參與，成為同伴，一同分享動作和聲音，這項活動一定可以增進視覺參照能力，同時也讓孩童對於協調動作的樂趣有些良好的初步認識。

參與者

教練和孩童。

準備工作

兩個人面對面，分別坐在各自的懶骨頭上。

教練指導

這項活動共有兩個簡單的步驟：

步驟一

抓住孩童的手臂，抓的方式要讓他能夠安全地拖拉。一開始先輕柔安穩地做些來回推拉的搖晃動作，以一連串的小步伐方式做推拉的動作，以便讓孩童需要一連做三到四次的拖拉才能回到他的懶骨頭。每當你推的時候，發出非常顯著而且相同的音效噪音，像是「嗚哇、嗚哇、嗚哇」之類；當你把孩童一步一步拉回你的座位時，也做一樣的動作，但是用不同的聲音，像是「啊哦、啊哦、啊哦」，不可以混淆聲音，當你抵達推或拉的終點時，加入一個結束的音效，像是「哇」，因此，當你向前推四次的時候，要哼著：「嗚哇、嗚哇、嗚哇、嗚哇！」然後向後拉四次的時候，要哼著：「啊哦、啊哦、啊哦、啊哦！」最後結束動作時要說：「哇！」

步驟二

改變移動的速度和所需要的次數，接下來，開始在你每次向前與向後的時候，加入新的聲音，不過，要確定推和拉的聲音是明顯不同的。要是孩童尚未參與音效的製造，鼓勵孩童一同參與。

變化

你喜歡加入多少的聲音都可以，你也應該要加入一些聲音的變化，來降低活動的可預測性，並增加刺激的感覺，同時也可以避免活動很快變得了無新意。你可以使用的變化包含了橫向運動、斜向運動、遲疑、速度變化、圓形運動等。

難題及良機

有些年紀較大的孩童可能會覺得這項活動「幼稚」，要是有這種現象，你可以試著告訴他，你希望他學會這項活動，是因為他可以跟弟妹一起進行活動，或是可以跟一位你想幫助的年幼孩童一起進行活動。一旦活動開始，他們就會愛上這項活動，而且想要不斷重複。

活動 14 快速行動

第一級，第一階段

活動重點

★享受快速社交互動。
★參照同伴以獲得共享的刺激與樂趣。
★迅速將注意力由物體轉移至社交同伴。
★手眼協調。

摘要

現在我們著重於會產生大量刺激感的活動，同時也教導孩童迅速轉移注意焦點，這些活動也讓孩童在創造行動的時候，成為一個更主動的參與者。「熱番薯／和我交換／超載」是我們第一個介紹有好幾個不同要素的活動，包括了快速傳遞、交換、不斷堆積，組合成一個單一的活動，除此之外，「和我交換」還可以練習注意力的快速轉換。這項活動最主要關鍵就是，步調要快速，方法要容易，孩童的注意力要迅速從物體轉移到人身上，而且現場不可以有會讓孩童分心的物體。

參與者

教練和一至兩位孩童。

準備工作

在「熱番薯／和我交換／超載」活動中，你可以選擇任何物體做為「番薯」以及交換的物品，我們比較偏好使用軟球做為「烤番薯」，以及小型柔軟填充動物做為交換物品，任何孩童有興趣的小型柔軟物體都可以做為交換的物品。一開始，試著不要使用任何會讓孩童分心的物體。把「烤番薯」和交換物品放在箱子裡，並把箱子放在你需要時容易拿得到的地方。

教練指導

這項活動共有三個步驟：

步驟一

活動一開始先教導孩童快速的傳遞遊戲。活動中「熱番薯」部分的目標是要建立快速的步調。你要用誇張的聲音和手勢假裝你手裡有一個很「燙」的物體，把該物體傳遞給孩童，要孩童也假裝該物體很燙，並且迅速把該物體傳回給你，以免被燙到，繼續進行這項動作，直到你可以讓這種快速來回的刺激步調持續進行好幾分鐘。

步驟二

經過幾分鐘，當這種刺激快速的步調建立後，開始進行活動的第二部分。這時候，不要將烤番薯傳遞給孩童，反而立刻從放置傳遞物品的箱子中拿出一個新的物體，將該物體當作「烤番薯」，傳遞給孩童，但是不要讓孩童傳回給你，同時馬上從箱子裡再拿出另一個物體來給自己用，然後立即說：「和我交換！」接著跟孩童交換物體。要是孩童突然感到畏卻，就從孩童手中拿走物體，迅速做交換，然後再加快你的速度。丟掉你手中的物體，再很快從箱子裡拿出第三件物體，接著再迅速做另一次交換，以這種方式繼續進行好幾分鐘。

步驟三

現在遊戲的重心轉移到「超載」。你開始從箱子裡拿出柔軟物體，然後快速將物體傳遞給孩童，不要讓孩童有時間去檢查物體，或者有時間將物體傳回給你，相反地，你要持續拿出球、柔軟物體等東西，一邊堆放在孩童的膝上，一邊大笑，同時也邀請孩童跟你一同大笑。主要關鍵當然是要讓孩童「超載」，如此孩童才不會去注意任何一件物體。當你拿出所有物體之後，你和孩童可以將物體都丟到空中，以便製造更多的刺激感（再一次提醒，要注意所有的物體都是柔軟的）。

變化

一位叫做泰莎·杉德林（Tessa Sandlin）的老師，發明了一個遊戲叫做「熱番薯參照力訓練」。一個小團體圍成一個圈圈，然後開始快速互相傳球；接著改變規則，你必須先注視著團體中的一個人，當這個人對你微笑時，你才能將球傳給這個人；當這項規則變得過於簡單，可以再加入更多的球，但是規則還是一樣。可以預見的是，同時間會有好多個快速進行的活動，而且這些活動都會有類似的效果。要記得在選擇物體的時候要留意，不要使用會讓孩童分心，停止與人互動的物體。

難題及良機

這是一個很棒的機會，可以用來裁定快速的步調是否會增進孩童轉移注意焦點的能力，以及是否會讓孩童不再「留戀」在其中一項物體。要確保「和我交換」的速度夠快，才不會讓孩童有時間注意任何物體。儘管我們強調這項活動的步調要快，但是你還要是觀察並決定最適合孩童的理想速度。

活動 15

第一級，第一階段

彈跳玩偶箱與尖牙狗遊戲

活動重點

★參照成人以獲得安全穩定感。

★參照以獲得再次的保證。

摘要

彈跳玩偶箱是年幼孩童不可或缺的玩具，不只讓孩童接觸到迷人的音樂，還可以有箱子忽然打開，跳出玩偶的驚訝感。在箱子「蹦」開之前，要先讓孩童靠近教練身旁。

有鋸齒狀項圈和超級大嘴巴的尖牙狗，也帶給年長孩童類似的體驗。尖牙狗是一隻小型塑膠玩具狗，全身上下看起來只有一樣可取之處，但是唯一這點可取之處尖牙狗卻是技術精良，尖牙狗嘴巴裡有一排假的「牙齒」，看起來並不可怕，也無法傷害任何人，但是，當你將它嘴巴打開，它的機械就會開始運作，然後會出其不意閉上嘴巴。尖牙狗遊戲的設計，是要你把手指放進尖牙狗的嘴巴，看看你能不能在它一口咬下之前，把手抽出來。同伴兩人輪流展現自己的膽識，這項活動總是會引起大量的情感分享和目光轉換。不過當然你要先向孩童展示尖牙狗不會造成傷害，而且你絕對不可以強迫孩童玩遊戲。孩童、甚至是青少年似乎都很喜歡玩這個遊戲。

參與者

教練和孩童。

準備工作

年幼的孩童可以使用傳統的音樂彈跳玩偶箱；較年長的孩童可以使用尖牙狗，或是任何會有驚奇出現的類似玩具。

彈跳玩偶箱教練指導

這項活動共有三個步驟：

步驟一 活動的一開始，先對孩童露出善意的微笑，讓孩童也對你露出一樣的笑容，然後慢慢轉緊音樂箱，停在「玩偶」跳出來之前的地方。

步驟二 觸摸孩童，並且滿懷期待興奮地微笑，然後拉近與孩童的距離。

步驟三 一旦緊張的感覺建立起來，就將發條轉完，並且抓住孩童，一同分享玩偶蹦出來的刺激感。

尖牙狗遊戲的教練指導

這項活動共有四個步驟：

步驟一 活動的一開始，先對孩童露出善意的微笑，讓孩童也對你露出一樣的笑容，然後把你的手指一根一根放到尖牙狗的牙齒上，以便展示尖牙狗大咬的樣子，接著當它的嘴巴出其不意一口咬下時，要誇張地假裝很刺激，但是不會痛。

步驟二 把你的手指再放進尖牙狗嘴裡，但是這一次你要說：「希望他這次咬到我。」之後每次當尖牙狗沒有咬到你的時候，要接著說：「真討厭！」

步驟三

一旦孩童了解刺激感是來自尖牙狗的大咬，就輪流把一根手指放進尖牙狗的嘴裡，在每次把手指放進尖牙狗嘴裡之前，先相互注視，假裝很害怕，然後再把一根手指放進去。

步驟四

一旦尖牙狗一口咬下，要尖叫、大笑，並且彼此抓著。

變化

使用熟悉的旋律，但是配上不同的歌詞，可以創造猶豫感、驚奇感和安全性的戒慎感。

難題及良機

要是孩童真的會感到害怕，就不可以強迫他玩以上任何一種遊戲。請記住很重要的一點就是，如果孩童會感到害怕，而你僅告訴他不會受傷是不夠的，他還需要目睹他人克服與他相同恐懼感才行。要是再加入第二位孩童熟悉的教練，孩童就可以目睹這個人克服恐懼的經過。

活動 16

懶骨頭組曲之一

第一級，第一階段

活動重點

★快速增進視覺參照力。
★參與高度激發性的互動。
★將活動以有意義的方式串連在一塊。

摘要

現在你可能早就了解我們喜歡在活動中使用大型、耐用的懶骨頭，這些懶骨頭就像阿米巴原蟲一樣，沒有固定的形狀，各種年齡層的孩童都喜歡這種懶骨頭，而且我們與孩童一起就發現了數百種使用懶骨頭的方法。我們有許多較年幼的學生，在早上一起床，就會在他們的「社區」房裡，一起爬上由四十五個懶骨頭所堆成的小山，在上面跳來跳去，如此一來，他們的瞌睡蟲不再，可以精神飽滿地上第一堂課。這項練習由五項簡單的懶骨頭活動所構成，成為一個典型的「組曲」，而這幾個活動經過串連之後，就變成一個非常流暢的練習活動，大多數的孩童都會覺得很刺激。如果你住在美國，你可以到我們的網站上，查看懶骨頭的資訊，你可以知道如何以合理的價錢購得品質良好的懶骨頭。

參與者

教練和孩童。

準備工作

你唯一需要的是充沛的活力與八個穩固的懶骨頭。記得要有足夠的休息時間，你才不會累垮。

教練指導

一共有五項獨立的活動，把這五項活動以快速的步調串連起來，就成為一個完整的練習活動。

活動一 發燙的懶骨頭

這是另一個版本的「熱番薯」。活動中我們要假裝我們坐的懶骨頭是燙的，所以我們必須站起來，經常交換座位，我們嘴裡唱著：「懶骨頭真燙，救命啊！」這句話暗示教練和孩童要迅速移動至另外一張懶骨頭。遊戲的一開始，我們用兩張懶骨頭，然後在這兩張懶骨頭間交互移動；接著我們用三張懶骨頭，最後可以用到四張，我們可以順時鐘方式移動，然後可以用逆時鐘方式移動，還要一起唱：「懶骨頭真燙。救命啊！」

活動二 懶骨頭三明治

當教練與孩童都因為玩「發燙的懶骨頭」而感到有點累的時候，這項活動是一個很棒的延續。在第一項活動結束時，你和孩童一般而言都會躺在懶骨頭上，在休息幾分鐘後，你爬起來，站到孩童身旁，興奮地告訴他說你要把他做成三明治，他是那塊肉，而懶骨頭是「麵包」。先確定孩童躺在一張懶骨頭上，然後把另一張懶骨頭蓋在他身上，如果你喜歡的話，可以拿一張紅色圖畫紙放在他身上，跟他說：「這是番茄。」然後再把懶骨頭蓋上去，綠色紙可以當作「醃黃瓜」。你可以輕拍上層的懶骨頭，跟孩童說你正在做三明治，以及塗抹芥末醬。如果新手願意的話，可以讓他把你變成三明治。

活動三 蓋起來

當新手處在下層的時候，你可以開始把懶骨頭堆積在他身上，並且興奮唱著：「（名字）在哪裡？我看不到他，他到哪裡去了？你在裡面嗎？出來，出來！」當你在哼唱的時候，除非聽到孩童發出任何恐懼的聲音，不然繼續把懶骨頭堆上去。當孩童從懶骨頭堆中冒出來時，你要恭喜他說：「原來你在這裡，你做到了！」然後輪到你躺下，讓孩童把懶骨頭堆在你身上。

活動四 懶骨頭柵欄

我們要玩一個「圍堵新手」的遊戲。跟孩童玩你追我跑的遊戲，直到你可以把他困在房間的一個角落，接著就開始在孩童周圍堆置懶骨頭，形成一道柵欄。當你如此做的時候，要保持微笑並且唱著：「我要蓋一道牆，我把你困住了，你跑不掉了！」你要假裝嘗試不要讓新手逃離這一座「監獄」，同時讓孩童開始試著爬過這一道欄杆，你要做一些微弱的嘗試（但是不可以過於明顯！）來阻止孩童脫逃，當孩童終於脫逃，要恭喜他因為夠強壯所以可以「打敗」你。如果孩童願意的話，可以讓他建造一道柵欄來困住你，這一回你將無法自行脫逃，一直到他決定要釋放你為止，如此孩童可以感受到他有強大的能力。

活動五 建造山脈

在準備最後一項活動的時候，你要將所有懶骨頭堆積在房間的一個角落，以便在正對面的角落建造一座懶骨頭「山脈」。選定一個懶骨頭後，握住孩童的手，將他的手放置在所選擇的懶骨頭一側，你抓住另外一側，然後快速將懶骨頭搬運到造山的地點。當你在搬運的時候，你應該同時唱著：「我們在建造山脈，一座懶骨頭山脈！」當你們到達房間另一端建造山脈的地點時，把懶骨頭放在地上，接著，看可不可以讓孩童跟你一起小心將懶骨頭拍打整齊，一開始，你要先避免孩童跑掉，用一隻手握住孩童，然後將孩童的另外一隻手抓在你手裡，一起輕拍懶骨頭。

當有足夠的懶骨頭堆成一堆，像一座小塔的時候，就讓孩童爬上這座小山，成為「山大王」，要確保能小心看著孩童，在他爬的時候，要牢牢抓著他，你有可能在這部分需要第二位教練，讓他將一切保持在安全無虞的狀況。當孩童爬上頂點時，讓他在上頭坐一下下，享受「山大王」的感覺，然後幫助他慢慢爬下來或滑下來。

變化

如果有兩位教練，在結束「建造山脈」的時候，可以讓孩童有搭乘遊樂場設施的感覺。當孩童穩穩坐在最上端的懶骨頭時，兩位教練要各自用一隻手抓住懶骨頭的一側，另一隻手要牢牢抓著孩童的腋下，數到三，兩位教練把孩童坐著的懶骨頭連同孩童從山頂上拉下來，然後滑落這一堆懶骨頭，到達地上，要確定教練抓住孩童的手夠緊。

難題及良機

十二年來，我們進行這一項刺激的懶骨頭遊戲時，從來沒發生過意外，關鍵就在於，要小心謹慎，並且隨時仔細看護著孩童。對於新手來說，「懶骨頭組曲」絕對會是一個令人興奮激動的活動。同時也要留意不要讓新手受到過度的刺激，當你注意到這個現象時，記得要放慢活動速度。還要經常稍做休息，你們兩個人才不會筋疲力盡。

活動17 簡單的參與遊戲

第一級，第一階段

活動重點

★在適當時機扮演簡單的角色。
★迅速將目光由物體轉移到人身上。
★期待你社交同伴的行動。
★溝通以便讓刺激的活動持續。

摘要

在這個練習中，孩童會是一個主動的參與者，參加一個簡單刺激的活動。在介入初期的階段，我們發現，除了懶骨頭之外，氣球、紙飛機、彈珠都是一些很有用的物體。有一些物體對於自閉症程度不等的孩童來說，會強烈吸引他們的注意力，我們發現只要能正確運用這些物體，其實這些物體可以促進孩童在人與物體之間注意力的轉換。有部分的理由是因為大多數的孩童都覺得自己吹氣球是很困難的一件事，而且他們也無法重建我們帶給他們的樂趣，基於這些緣故，氣球和紙飛機對於視覺參照力和非語言溝通來說，都是很有利用價值的工具，有很多非常有趣的方法可以用這些工具來進行遊戲，而且其驚奇感和不可預測的成分並不會讓孩童受不了。每個人都喜歡玩彈珠，只要控制得宜，我們的彈珠遊戲會是一項步調快速的活動，而且有好幾種有趣的變化方式。

參與者

教練和孩童。

準備工作

在一張小桌子旁，面對面坐著，你要準備六顆未吹氣的氣球和紙飛機放在孩童看不到的地方，你還需要兩個塑膠杯，其中一個裝了半杯的彈珠。

氣球的教練指導

這項活動共有三個步驟：

步驟一

當孩童面對你坐著的時候，你拿氣球起來吹，然後在孩童的脖子、膝蓋、或手上，慢慢將氣放掉，接著把洩了氣的氣球放在桌上，等待孩童將氣球拿回給你，或是用其他方式與你溝通，像是將洩了氣的氣球移到你的嘴唇邊，以表示他想要你再重複一次這個遊戲。要是孩童沒有這麼做，將你的手放在孩童的手上，並且把氣球拿回來，一旦你拿到氣球，就把它舉到你臉孔的範圍，同時並將孩童的手拉到你的臉上，如此就可以將孩童的視覺目光轉移到你的眼睛。

步驟二

現在再吹一次氣球，這一次在你將空氣放到孩童身上的同時，拉緊氣球的吹口，以便製造出刺耳的聲音，因為孩童會自然地去觸摸氣球，我們可以利用這個傾向，來推斷到底要不要繼續發出噪音還是該停止。舉例來說，要是孩童去摸氣球，就應該讓氣球繼續發出刺耳聲，直到孩童放開他的手，然後應該要輕輕拿著氣球，在孩童的視線範圍內外反覆移動，以鼓勵視覺參照力和情感分享；要是孩童沒有自發地去摸氣球，把氣球拿到與孩童臉孔同高的位置，直到他將目光轉移到你臉上為止。

步驟三

把氣球吹起來，然後數到三，同時對孩童展現出期待性的笑容，讓他也跟著你一起笑，接著把氣球放開，讓氣球在房間裡亂飛，一般來說，孩童會把氣球拿回來給你，以便讓遊戲繼續進行下去，只要孩童沒有把氣球放進嘴巴裡，就讓他有充裕的時間將氣球拿回來給你。要是他的肢體語言顯示出他的注意力焦點轉移到氣球上的話，馬上把氣球拿回來，一旦孩童坐好，你應該要確實讓孩童知道如何將氣球交還給你，以便開始這場遊戲。

紙飛機教練指導

把一架紙飛機放在桌面上孩童看得見，但是碰不到的範圍，接著說：「起飛了！」然後把紙飛機射出去，等待三十至四十五秒鐘，讓孩童把飛機撿回來給你，以便讓你再射一次；要是孩童沒有把飛機撿回來，射出第二架飛機、第三架飛機，每次一射出去，讓孩童有三十秒的時間可以獨自去把飛機撿回來給你，以便讓你再射一次。如果你射出了三次飛機，而孩童仍然不為所動，就有必要幫助孩童了解他在這項活動中的角色，你要牽他的手，走到每一架飛機旁，抓著他的手一起把飛機撿起來給你，回到桌子邊之後，把一架飛機放在桌上準備發射。這個過程應該要變成一套慣例，抓著孩童的手引導他，直到你下一次把飛機射出去之後，他能在你和飛機之間轉移目光，把飛機撿起來，並且單獨帶回來給你。

我要彈珠教練指導

活動的一開始你要拿著兩個杯子，一個杯子裝了彈珠，一個杯子是空的。如果你認為讓孩童拿著裝彈珠的杯子時，會握不住而把杯子放掉，你就需要第二位教練來跟孩童一起握住杯子。現在把裝有彈珠的杯子交給孩童握著，遊戲就開始了，你很快地說：「我要彈珠。」然後伸出你握著空杯子的手，用另外一隻手抓著孩童握住杯子的手，把他的彈珠倒入你的杯子中，然後又很快地說：「要彈珠嗎？」不要等孩童給你答案，就把彈珠倒回孩童的杯子裡。要讓遊戲的進行步調保持快速，才不會讓孩童有機會去玩彈珠或是扔擲彈珠。將這種你來我往的傳遞彈珠遊戲維持在一種流暢的節奏，然後逐漸讓孩童的行動愈來愈獨立，直到他可以成功地從事他自己的角色，不需要任何幫助。這項活動最終所使用的對話「腳本」可以讓其中一個人問「要彈珠嗎？」然後另外一個人回答：「好的。」

變化

當孩童變得愈來愈能成功地進行「我要彈珠」遊戲時，你可以讓活動變得更加複雜，你可以用三個不同的杯子，每個杯子裡放不同的物質，像是彈珠、硬幣、迴紋針等，另外還需要一個空杯子，然後你和孩童輪流舉出空杯子，表達對其中任何一種物質的要求，例如「我要迴紋針」或是「我要硬幣」。

「戴帽、脫帽」是另外一種簡單的活動，可以讓年幼的孩童玩得很高興。你和孩童各自拿一頂鬆垮的帽子，一起站在鏡子前面，喊出：「戴帽！」然後兩個人都把帽子戴上，接著喊：「脫帽！」兩個人就同時把帽子脫掉。接下來可以將遊戲擴及至眼鏡、手套、鞋子等任何你想得到的東西，最後這個遊戲可以變成一個步調快速的活動，而你在其中則扮演一位同伴。

難題及良機

在進行這些活動的時候，你可以一步一步增加你搞不清楚狀況的程度，來鼓勵孩童保持他在遊戲中的參與感，舉例來說，一旦孩童學會了把氣球拿回來給你，不要馬上再把氣球吹起來，反而要聳聳肩，帶著滿臉疑惑的表情等著，看他是否會把氣球推到你的嘴唇旁邊，或是做任何要你吹氣球的「暗號」。

彈珠、紙飛機、氣球有時候也會讓孩童分心，孩童有可能會全神貫注於這些物體，而拒絕把它們交還給你，你可以加快練習活動的速度，讓孩童沒有時間專注在物體上面，如此就可以減少這種問題的發生。

活動 18

第一級，第一階段

懶骨頭組曲之二

活動重點

★快速注意力轉移。

★持續的興奮感。

★主動的參與。

摘要

我們又再一次回到我們的懶骨頭，這一次是要用來加強參照力以及注意力的轉換。我們在這裡呈現了四項步調快速的活動，幾乎所有的孩童都會喜歡，而且會想一而再、再而三的玩。我們唯一的警告就是，假如孩童具有侵略性的話，玩這些遊戲的時候，需要特別留心注意。

參與者

教練和孩童。

準備工作

你所需要的是八張懶骨頭，還有十二個非常柔軟的球，可以用來投擲，而且不會造成東西的損壞或傷害到任何人。在你進行「躲避懶骨頭」和「懶骨頭大戰」的時候，需要先將房間內的家具移開淨空。

教練指導

這個練習中共有四項活動：

活動一　懶骨頭島

將所有懶骨頭攤開在地上，並且在懶骨頭之間留下大小不等的間隔。這項活動要在島嶼之間移動，以到達一處安全的目的地，而孩童有可能需要在到達的時候稍微爬一下桌子或是平台。你可以讓這個遊戲更加刺激，像是告訴孩童水裡有可怕的鯊魚，如果不待在懶骨頭上的話，就會被鯊魚吃掉；跟孩童解釋說鯊魚是隱形的，但是因為你有一副特殊的眼鏡，所以你可以看到鯊魚的動向。遊戲開始過了好幾分鐘之後，你就忽然失去聲音，你要戲劇性指著自己的喉嚨，裝出上氣不接下氣的樣子，以表明你無法說話，現在孩童就只能靠著你臉上恐懼的表情來得知鯊魚何時會來。你可以在任何一張懶骨頭開始遊戲，同時也要確保你和孩童隨時都待在一塊，即使從頭到尾都牽著手也無所謂。

活動二 懶骨頭堡壘

這個遊戲有兩種進行的方式。以第一種方式進行，你們需要各自選擇一張懶骨頭，把這張懶骨頭當作移動式的防護盾；若以第二種方式進行，你們則需要建造大一點的「懶骨頭堡壘」，不管用什麼方式進行，當你們準備好的時候，就開始用不會造成傷害的軟球相互攻擊。你要固定一段時間從你的堡壘探出頭來看，什麼話都不用說，也不用發出聲音，只要嘗試著移動你的懶骨頭堆，讓你跟孩童的距離愈來愈近，當你探出頭來看時，臉上要裝出非常「鬼鬼祟祟」的表情。

活動三 躲避懶骨頭

這個遊戲是「躲避球」的懶骨頭版本。利用油漆護條貼出一條中線，而你和孩童都不可以跨越這條中線。遊戲開始，你要試著用懶骨頭去擊中孩童（記得要輕輕丟），孩童必須躲避，避免被懶骨頭打到，但是孩童不能拿自己的懶骨頭來丟，你想要用多少張懶骨頭來玩這個遊戲都行，關鍵就在於你要不斷「佯攻」，就是假裝你要把懶骨頭丟出去，但是卻沒有丟，你可以試著趁孩童沒有防備的時候擊中他，只有你的臉部會洩露出你到底會不會把懶骨頭丟出去。你要確定孩童知道，他如果不想被打到，就要不斷移動、躲避。

活動四 一同倒落

教練和孩童面對面，站在一堆懶骨頭的正前方，側面對著懶骨頭。你應該要跪著，並且調整你的高度，以便可以跟幼童的高度差不多。除非孩童排斥牽手，要不然把手牽起來。一起數到三，然後一起倒落在懶骨頭上。數數字的節奏要完全由你控制，一旦你們倒在懶骨頭上之後，一同分享幾秒鐘的歡笑，並且依照孩童的情況，可以對他搔癢或是做類似的動作。對於年齡較大的孩童，可以在一起倒落之後，舉手擊掌。

變化

如果孩童有能力把持住興奮感，不至於無法收拾，你可以不要使用任何中界線，直接進行「躲避懶骨頭」的自由參加版本，我們稱之為「懶骨頭大戰」。到了這個時候，我們相信你也可以自行開發你自己的懶骨頭活動。

難題及良機

進行這些活動的時候，不可以有得分輸贏的計算，這只是為了好玩而已，並非一場競賽，要是孩童堅持要競爭，立刻停止進行活動。

活動 19

障礙跑道

第一級，第一階段

活動重點

★建立集中的注意力。

★參照成人以獲得安全穩定感。
★將刺激感及支配力與成人做聯想。
★增進身體的意識感。
★感官的整合。
★增進平衡的技巧。

摘要

我們之前有提過，阿諾．米勒和愛琳．米勒首先發現到，當我們把自閉症孩童放在升高的物體上時，他們就會對周遭環境變得比較專注集中。我們發現，在具有挑戰性而且升高的跑道上所進行的規律行動，對於發展警覺心和注意力的快速轉移非常有幫助。這是一項非常良好的活動，可以在家裡或學校裡進行。我們進行升高活動所使用的版本，同時適合年幼及年長的孩童，也適合任何學校或家庭場地。我們有些學生非常缺乏對於身體的空間感，他們同時也覺得自己的能力無法勝任運動方面的挑戰。在這項活動中，我們建造一座「障礙跑道」，完全是針對我們學生的運動神經能力所設計，跑道是可以調整的，以便讓擁有不同運動神經程度及不同能力的學生參與，我們的新手學生，每天至少在跑道上練習三十分鐘。

參與者

孩童的人數取決於有多少「看護者」教練，以及你是否信任孩童不會在跑道上冒險。在這項活動開始不久之後，一個教練就可以在障礙跑道上，看護最多高達四名學生新手。我們經常使用年長的學生做為看護者。

準備工作

你需要利用表面平滑的木頭或是厚木板，建造一個基本的障礙跑道。你需要可以用來增加高度的手段，但是同時又要讓它們能安全固定在地上。你可以到我們網站www.connectionscenter.com上的「活動」（Activities）部分看看，你可以找到相關的網址，提供建造障礙跑道的計畫。

教練指導

在這項活動中，教練需要仔細考慮他們打算設計的「跑道」的高度、寬度，以及擺設位置，主要目的是要建造一個具有挑戰性的結構體，但是同時不會讓孩童感到害怕或是有危險之虞，該結構體必須能帶給孩童足夠的焦慮感，他們才會渴望並且專注於教練的陪伴看護，但是又不可以產生過度的恐懼感，讓孩童完全得不到樂趣。如果需要的話，首先可以從最低的高度開始，然後再慢慢增加高度，讓跑道變得愈來愈有挑戰性。你要確保自己不要碰到孩童，但是要隨時保持在能夠輕易接觸到孩童的距離，以便在有需要時能夠穩住孩童及抓住孩童。教練應該要位於地面上，在孩童的正前方，剛好讓孩童抓不到你的範圍。

變化

另外一種變化是由一連串的小徑所構成，尼爾．沙漢博士所發展的方式就是其中一種。尼爾利用學校擁有的兩英畝小型森林，將這片森林發展成一座迷宮，由超過兩哩的小徑穿過森林所構成。學生們走進森林裡之後，必須在路徑中好幾個地方參照成人的非語言臉部表情，才有辦法得知該選擇哪一條小徑，以便走出這座「迷宮」。

難題及良機

障礙跑道是增進運動神經技巧和感官整合能力的最佳辦法，令人驚奇的是，在障礙活動期間，儘管孩童只能靠著視覺參照「看護者」來獲得安全感，但是經過一段時間之後，你可以看到孩童上升的社交意識感浮現出來。當孩童有所進展時，我們也讓孩童參與跑道的設計、增加變化，最後還可以讓他們加入新的要素。我們甚至還讓他們協助建造跑道中的新要素。

障礙跑道變化範例

（所有道具皆處於升高的位置）

- 一片木板。
- 兩片木板窄端對窄端放在一起，之間隔著寬度不等的間隔。

- 兩片木板排放在一起，孩童的腳分別放在其中一片木板上。
- 接連好幾片木板以不同的方向排在一起，木板之間隔著寬度不等的間隔。
- 接連好幾片木板以不同的高度排在一起。
- 在跑道中的某一處加入一個簡單的「階梯爬行」。
- 設計一個變化多端的跑道。利用單片木板、兩片木板、間隔、不同的高度、階梯爬行、柵欄、「乳酪板」及其他物體，以創造更多的新奇感和挑戰。

第二階段

參照能力

階段目標

就像標題所提到的，第二階段的活動最主要是用來增進孩童利用他人做為首要參照點的能力，以便與世界溝通。在第一階段，我們是基於樂趣和刺激感幫孩童建立起參照能力；而現在我們要發展新的動機，花更多的時間與精力去觀察我們這個社交領域。如果要能持之以恆地參照這個社交世界，刺激感是必要的動機，但是光有刺激感是不夠的，其他人也扮演很重要的角色，甚至當他們沒有帶給你樂趣的時候，也是同等重要。在第二階段，孩童會學習到你有能力降低他們的苦惱和焦慮感，並且增加他們對這個世界的了解，如果他們注視著你的臉和你的身體，你就可以帶領他們在他們的世界裡，發現新的刺激，同時也可以幫助他們避開危險。

活動簡介

在這個階段，孩童會學習到，假如他們沒有監控周遭人們的所作所為，他們就無法預測或期待他們會發生的事情。許多第二階段的活動會試著讓新手意識到，他必須記下你的一切動向，甚至當你快速移動的時候也必須如此，孩童必須不停注視你的臉孔，另外一個非常重要的原因，就是你的臉孔提供了關於周遭環境安全、行為容許度等重要訊息，像是從事某些行為或是堅持某些行為可能會造成的後果等。

我們在第二階段所訓練的關鍵技巧中，有一項是注意力快速轉移。當我們在進行某些任務或活動，同時又想要監控我們周遭社交世界的一舉一動時，注意力的迅速轉移這時候常常佔了不可或缺的地位。當孩童學會了將注意力迅速從物體上轉移到人身上時，他們比較有可能會在他們每日複雜的生活中持續參照他人。

到了第二階段結束的時候，孩童就會在溝通過程中採取較為主動的角色，他們不會被動望著你的臉，要你提供資訊，反而會學習去「主動」參照他人，對周遭環境提出更多的問題，孩童也會意識到他們是訊息的傳遞者，在這個階段結束時，他們會學習到他們的臉孔是其他人的參照點，同時也是溝通效果強有力的來源。

關鍵提示

- 學習將參照臉部表情和眼神接觸做區分。
- 限制語言溝通，以發展臉部表情參照能力。
- 確保你的臉孔是有力的參照點，誇大你的臉部表情！
- 無時無刻讓新手有理由去參照你的臉孔。
- 仔細觀察你無意中提示孩童的數量。
- 讓新手有足夠的時間和精力去精通目光迅速轉移，包括把目光從非社交活動轉移至參照你的臉孔。
- 當你在教導社會參照能力時，要小心不要進行任何競爭性的活動或是有目標需要達成的活動。

活動 20

第一級，第二階段

鬼鬼祟祟的同伴

活動重點

★仔細監控社交同伴的動向。

★發展即時環境中更強烈的社交意識與警覺心。

摘要

我們訓練的孩童中，常常有一些人會過於專注某一項活動或是某一個物體，而將整個世界置於九霄雲外。如果你試著要「闖入」或干擾這個孩童封閉的系統，你會有受不了的苦頭吃。這項活動讓我們接觸「警覺心」的概念，這項技巧需要我們將注意力一分為二，「前景」注意力是用來專注於主要活動的，「背景」注意力是要我們預留一些注意力，並且固定一段期間去監控周遭環境的潛在變化。在這項活動中，前景的任務是用懶骨頭建造一座山，一位教練和一位孩童先挑選懶骨頭，然後小心搬運至房間的另外一側，再小心地將懶骨頭堆成一堆，就像先前的「懶骨頭山脈」活動一樣，當懶骨頭堆完了之後，如果孩童願意的話（同時身材也要夠小），可以爬上懶骨頭堆的最頂端去，不過，這個地方有一點不一樣的轉折，要是孩童沒有持續觀看他的同伴的話，他的同伴或是另外一名教練就會悄悄把懶骨頭拿走。

參與者

這項活動可以讓兩個人或三個人一起進行。其中一種是由教練身兼同伴和小偷，幫忙孩童搬運懶骨頭；另外一個方式是由一個教練擔任同伴，另外一位教練則扮演「懶骨頭小偷」。這兩種版本我們都會詳加敘述。

準備工作

如果你在進行這項活動時，包括你自己共有三個人的話，你必須決定到底是要跟兩個孩童一起進行活動，還是其中一位是助理教練，助理教練可以是一位能力較強的孩童或是成人。

雙人版本教練指導

依照需求狀況，用視覺或是用語言指導孩童抓住懶骨頭的一端，你則抓住懶骨頭另一端，接著一同抬起懶骨頭開始走路，把懶骨頭搬運到房間的一個角落，並且堆成一堆。

經過幾次「風平浪靜」的搬運之後，開始進行以下的變化。每次當孩童停止觀看你的時候，把懶骨頭從孩童手中抽走，並跑到房間的其他地方去，唯一能讓你停下來的辦法是用他的眼神把你「定」住，然後走到你身旁去，帶你重回搬運懶骨頭的正途，讓你繼續搬運懶骨頭並且堆成一座小山。每一次當你們把懶骨頭放到懶骨頭堆上時，你們兩個人要把懶骨頭擺放整齊，然後一同走回等候搬運的那堆懶骨頭的地方，要是在你們回程的時候，孩童離開你的身邊，走到別的地方去，你要快速跑到「小山」那裡，把剛剛擺好的懶骨頭「偷」走。當小山達到合適的高度後（取決於孩童的年紀），如果孩童願意的話，你可以幫助新手爬上小山的頂端，然後再輕柔地把他帶下來。

三人版本教練指導

教導孩童進行「懶骨頭山脈」這項基本的活動，這項活動一開始是在房間的一端堆滿一堆懶骨頭，目的是要讓同伴們挑選一個懶骨頭，一起抬起來，一起搬運到房間的另外一端，然後堆成一堆。一旦同伴有能力進行這項活動時，你要告訴他們你是「懶骨頭小偷」，如果孩童沒有用眼睛抓住你的話，你會偷偷跟在他後面，把懶骨頭偷走，要是孩童真的用眼睛抓住你，他的眼睛有能力可以把你定在原地，當你數到十就會解除。

變化

另外一種目標相同的變化就是利用軟球來進行接球遊戲，在這個遊戲中，你要把球丟得高高的到空中去，當你把第一顆球丟到空中的時候，另外一隻手要握著第二顆球，大約丟了五次之後，就把第一顆球丟得高高的，當孩童的視線隨著球移動時，把第二顆球丟向孩童。讓孩童有同樣的機會可以對你做一樣的事，如此一來，真的會讓一個簡單的接球遊戲變得刺激萬分。

難題及良機

如果孩童有自我調整能力的問題，變得過度興奮的話，你可能需要放慢活動的速度。

活動21 偷襲鬼

第一級，第二階段

活動重點

★全神貫注於活動時能夠監控社交環境。

★注意力的迅速轉移。

★提高警覺心。

摘要

現在我們進入「警覺心」訓練的一個更複雜的版本。如同我們在上一個練習中所提的，孩童常常會特別專注於某一項自己感興趣的活動，而將其他所有人和所有事情都拋到九霄雲外，在這種狀況之下，要是想干擾他們或是干擾他們的改變過程的話，有可能會是一場惱人的夢魘。「偷襲鬼」主要是訓練維持分散注意力的能力，即使當你正在進行非常吸引人的事情，也是一樣要維持分散的注意力。我們希望這項活動的「遊戲」本質，會讓孩童感到注意力轉移是種正面的經驗，可以不斷重複練習。

參與者

教練和孩童。

準備工作

找一個可以讓孩童專心程度中等的活動。因為我們希望目標能圓滿達成，所以我們不要一開始就選擇孩童最喜歡的活動來進行。你要避免使用任何孩童非常著迷的活動，或是孩童完全沒見過的活動。

教練指導

這項活動共有三個步驟：

步驟一

先警示孩童你要玩一個遊戲，遊戲中你要扮演「偷襲鬼」，而且你所做的事情就是試著偷偷靠近他。就像前一個活動一樣，孩童有能力用他的眼睛將你「定」住，讓你回到你一開始的位置，但是，要是孩童沒有在你接近他之前抓到你的話，你就會做一些「偷襲動作」，像是一些稍微惱人的動作，如搔癢、或是拿走一樣孩童正在使用的遊戲用品。你要確保你的行為只能稍微惱人，不會讓孩童憤怒或是造成難以收拾的後果。

步驟二

現在讓孩童坐在一塊方形地毯上，並且把你選擇的活動用品放在方形地毯的前面，擺設方式要讓孩童進行活動時背向你。等你認為孩童已經全神貫注於活動的時候，再逐漸地悄悄靠近他。取決於該孩童自身的能力，你可以依照所需狀況調整你鬼鬼祟祟的程度，甚至可以「偽裝」你自己，躲在家具後面，或是躲在「移動的」懶骨頭後面。要是孩童對你進行的方式並不怎麼敏感，你要在行進中變得更吵鬧、明顯一點，如果有需要的話，你甚至可以使用一些「出其不意」的動作，像是噪音、假裝跌倒、說一句話，來讓孩童得知你正在靠近。你也可以使用愈來愈強的鼓聲，當你站著不動的時候，鼓聲是柔和穩定的，不過當你靠近的時候，鼓聲就變得愈來愈吵、愈來愈快。

步驟三

要是孩童願意的話，你們兩個人可以對換角色。

變化

要是你想要增加一點刺激感，而且又不介意衣服濕掉的話，你們兩個人可以各拿一把水槍，這時候孩童就不是用眼睛把你定住，而是用水槍來射你，而當你挨到孩童身邊時，也是用水槍來射他。你要確定孩童知道他不可以離開他坐著的那塊地毯，這並不是一場你追我跑的遊戲。

難題及良機

你要確定你所選擇的「偷襲」活動不是孩童喜歡的，要不然，你可能會發現你所進行的遊戲會變得不太一樣，孩童會故意移開他的眼神不看你，以便讓你成功地溜到他身邊，這是一種非常有趣的變化，但是你要先確定你想進行的是這一種版本。

活動 22

第一級，第二階段

消失的教練

活動重點

★參照成人以獲得安全穩定感。

★增進警戒心。

摘要

孩童有可能會因為他們尚未學會如何隨時注意重要的成人之動向，而感到焦慮和挫敗。這世界是一個令人摸不清頭緒的地方，但是對於陌生場所，孩童仍然缺乏一種自然而生的警覺性，讓他們無法判斷其安全程度。這些孩童認為他們的父母會隨時待在身旁，因此就覺得自己沒有義務去觀察周遭一切事物，也不會小心翼翼地在成人身旁移動。這種孩童就像是「恍神者」一樣，他們要是在人潮洶湧的停車場或是購物中心四處亂跑，並不足奇。這項練習的設計，是要增進孩童的了解，讓他知道他必須用眼睛去注意他父母的動向，否則後果會不堪設想。

參與者

一位父母和孩童。

準備工作

你需要在整個房間裡散置一大堆懶骨頭，進行這項活動的場所最好是一個相當昏暗的房間，如此你才可以在孩童不注意觀看的時候，快速「消失」在孩童身旁。

教練指導

這項活動共有五個步驟：

步驟一

你要跟孩童一起坐在一張小型、空無一物的桌子上，然後再開始這一項活動。你問孩童：「你要不要飛？」我們這裡指的是第一階段的「搖盪飛翔」練習。

步驟二　握住孩童的手，然後朝著一堆懶骨頭的方向移動，大約在距離懶骨頭五呎的地方，你突然跑走，並且躲藏在接近孩童的地方。

步驟三　孩童可能不會馬上注意到你失去蹤影，但是會很快了解，要是沒有你的話，就不能玩「飛」的遊戲。通常孩童會折回原路找你，要是過了大約三十秒他還是找不到你，你要輕輕呼叫他的名字，要是他仍然找不到你，你可以打開一支小型手電筒，在空中揮動一下光線。

步驟四　一旦孩童找到你，你要抱住他，情緒要很誇張很興奮，然後再問孩童一次：「要不要飛？」現在，則繼續走向堆滿懶骨頭的地方。

步驟五　當孩童愈來愈能勝任這項活動，而且愈來愈能察覺你失蹤的時候，你躲藏的頻率要愈來愈高。

變化

我們所治療的孩童中，其中一位的父親提供了這個非常好玩的變化，這個變化需要一張全尺寸的彈簧墊，外加音樂。父母和孩童一起在彈簧墊上彈跳，當你們在彈跳的時候，要面對面，並且隨著音樂愈跳愈高，要是孩童沒有繼續用眼睛望著你，你要「消失」到彈簧墊下面，直到他發現你。

另外一種變化則需要一台手推車，或是超級市場的購物推車，孩童要坐在推車上與你面對面，視線範圍與你同高。一開始，你要用之字形曲折地推著手推車跑步，讓遊戲變得刺激，然後在你這麼做的同時要和孩童一同大笑，當孩童的目光離開你的臉孔時，你就蹲到手推車下方，當孩童的眼光回到你身上後，就重新開始這項活動。通常孩童需要藉著聲音或是身體觸摸來讓眼光回到你身上。繼續進行這項活動，跟孩童一起享受共同的歡笑，並且繼續在孩童參照能力消失時躲起來。

難題及良機

具有高度語言能力及控制慾較強的孩童，可能會反抗這種干預活動進行的動作，發脾氣會讓學習效果大打折扣。而且要是這種現象變得明顯的時候，最有可能的原因是這項活動進行得過早，你們可以先回到第一階段，並且複習第一階段的學習目標，然後再嘗試進行這項活動。運用這項活動來訓練孩童利用臉部表情的能力，並不是只侷限在某一段時機，而是可以長久訓練下去。絕對不要躲在孩童視線範圍之外的地方，或是躲在孩童有可能會碰上不安全狀況的地方。

活動 23

救我

第一級，第二階段

活動重點

★獲得安全穩定感的社會參照能力。

摘要

我們都曾經在營火旁邊，享受營火故事所帶來的感染性情緒，這種受到控制的恐怖感創造了一種無與倫比的刺激感，以及加強了情感上的結合。我們最喜歡的遊戲中，有一個可以將這種刺激感重現。「救我」（我不要被怪獸吃掉）會讓孩童在期待怪獸的出現時，感到刺激的情緒。當孩童成功擊退怪獸，得到一種成就感的時候，活動的樂趣也隨之加倍。然而，要是沒有先花點時間教導孩童，要他在召喚怪獸前、小山搖晃，及怪獸出現這三個關鍵時刻，將目光在小山與教練之間轉換的話，這項活動就會失去重點。

參與者

兩位教練和一個孩童。

準備工作

這項活動需要準備八個懶骨頭、兩張長方形的地毯，外加幾個面具，其外觀要令人感到刺激但是並不可怕。懶骨頭要堆得高高的，形成一座小山似的柵欄，小山後面躲著「怪獸」和面具，在山的另外一邊，孩童和教練則坐在地毯上，面對著小山。

教練指導

這項練習共有五個步驟：

步驟一 這齣好戲一開始，「怪獸」就躲在懶骨頭後面，臉上戴著一副面具，然後就開始發出一些邪惡的咆哮聲。坐在孩童身旁的教練要驚叫：「糟了，有怪獸！我們要怎麼辦？」他們可以緊緊抓住對方，以增加緊張程度，並且將目光從對方身上轉移到懶骨頭山去。

步驟二 怪獸從山的後面大叫：「你叫什麼名字？小弟弟（妹妹）！」當孩童回答之後，怪獸要回應：「（名字），我要把你抓起來吃掉！」接著，怪獸開始搖晃小山，並且發出可怕的叫聲。

步驟三 在無預警的情況之下，怪獸要戴著面具突然從小山後面跳出來，並且試著去抓住孩童，把他拉回懶骨頭山後面，而怪獸也只能在這裡吃孩童。怪獸應該要在一邊追捕孩童的時候，一邊說出以下內容：「我要抓到你，把你帶到我的山上去，我只能在山上把你吃掉。我肚子非常餓，別跑，讓我把你吃掉！」

步驟四

教練和孩童要一起合作，以便打敗怪獸。當怪獸抓到孩童，從教練手中把他帶走後，就開始往回走，這時候教練要喊：「我會從怪獸手中將你救出來的！」接著就把孩童抓回來並說：「怪獸、怪獸，上山去！」這幾個特殊的咒語打敗了怪獸，並且逼迫怪獸回到山上，當怪獸走回山上的時候，要一邊向另外兩人說：「現在，我必須離開，一直到你說：『怪獸、怪獸，下山來！』我才可以回來。」

步驟五

教練和孩童回到他們的方形地毯，怪獸回到小山的後面。教練問孩童想不想說出那個咒語來召喚怪獸：「怪獸、怪獸，下山來！」教練和孩童最後還是會說出這個咒語，讓這個遊戲再重新開始一次。

變化

教練和孩童也可以變成山中的「怪獸」，聯合起來對付他們的對手。為了要以「怪獸小組」來行動，孩童需要接受為他挑選的面具，並且利用教練下達的非語言暗號，來得知何時該搖晃小山並進行攻擊。

怪獸也可以變得更加不可預測。舉例來說，這場遊戲已經建立了一個可預測的順序，就是先搖晃小山，怪獸才會出現，但是有些時候，怪獸可以直接跳出來，不需要搖晃小山。為了避免這項活動變得過於容易預測以及俗不可耐，怪獸也應該在出乎意料的地方出現：有時候從山頂上出現，有時候從山的另一邊出現，或是直接從其他地方出現。

難題及良機

要是孩童懼怕面具的話，要小心分析原因。儘管在臉上戴起預料之外的「面具」是很重要的，可是我們認為教練絕對不應該使用血腥的面具，即使孩童並不會對這種面具感到害怕也是一樣。還有，另外一項時常會造成活動進行困難的障礙，就是孩童會有想把面具拿走並且接管遊戲的慾望，如果能小心地將遊戲介紹給孩童，而且一開始就能循序漸進的話，通常都能避免這種問題的發生。

活動 24

第一級，第二階段

非語言式造塔

活動重點

★對非語言溝通的敏感度。

★社會參照能力的引進。

摘要

參照能力與眼神接觸最大的不同，在於參照能力是經由察看你社交同伴的臉孔，以獲得重要的訊息，像是他的感覺、他做的觀察、他的慾望等。在這個介紹非語言溝通的活動中，我們並不會藉由教學來教授參照能力的重要性，而是利用直接的經驗來教授。我們並不會事先解釋我們的行動，反而直接去溝通，用清晰的邀請方式，讓孩童去察看我們的臉孔，並從中分析出必要的訊息。

參與者

教練和孩童。

準備工作

你所需要的是一堆積木。孩童必須有能力面對面與你一起坐在桌子旁，不會坐不住而跑掉。

教練指導

這項活動共有三個步驟：

步驟一 在桌上靠近你的這一端把三塊積木排成一排，然後用誇張的方式把你的手放到背後去，讓孩童了解你不會使用你的手。

步驟二 現在你不可以使用任何話語，而要使用音效、頭部動作、點頭、搖頭、臉部表情等來跟孩童溝通，讓他知道你要他取走這三塊積木其中一塊，看你能不能傳遞訊息給孩童，讓他知道你要他把那塊積木放到他面前。只有在別無他法的時候，才可以用手指頭去指。當他把那塊積木放到他面前時，重複這個步驟，要孩童移動另外一塊積木，這次看你能不能讓孩童知道，你想要他把第二塊積木放到第一塊的上面。第三塊也是用同樣的方法。

步驟三 用五塊積木來重複相同的程序，以便在孩童面前創造一個五塊積木的小塔。你要確定孩童拿的積木是你指定的那一塊。

變化

如果孩童願意，你可以試著將遊戲的角色反過來。你要禁止孩童說話，但是除了允許孩童使用聲音和臉部表情外，還可以用手指頭指。

難題及良機

要是孩童對你的音效、頭部動作、手指動作都不以為意的話，你一開始可能需要另外一位教練，讓他把孩童的頭轉到正確的方向，以便能注意你的溝通行為。要是這種情形發生，這就意味著你需要加強第一階段的活動。

活動 25

我的目光有獎品

第一級，第二階段

活動重點

★ 跟隨社交同伴的目光。

★ 使用非語言提示來解決問題。

摘要

大家常常會提及眼神接觸的重要性，我們則認為，如果僅教導凝視他人的眼睛的話，會造成社交「死路」。我們所強調的是在教導孩童的時候，讓他們知道，從觀看社交同伴的眼睛、臉孔、身體可以得到許多收穫。至於要如何讓孩童觀看他人的眼睛呢？這項活動所提出的關鍵理由就是，這麼做的話可以讓你得到非常有趣的東西。

參與者

教練和孩童。要是你不相信孩童可以離開房間，並且在外頭等待，直到你叫他進來的話，你就需要一位助理教練。

準備工作

你需要六張懶骨頭、兩張方形地毯，以及一些孩童可能會感興趣的物品。在整個房間裡隨意擺放懶骨頭。

教練指導

這項活動共有三個步驟：

步驟一

向孩童解釋說他的工作是找尋一個藏起來的物品，在孩童離開房間之前，先讓孩童看過該物品，接著，讓孩童離開房間，當他回來的時候，讓他坐在你身旁的方形地毯上。跟孩童解釋說他只有一次機會去尋找該物品，至於該物品的藏匿地點，只能從你臉上得到線索。當新手在房間外面的時候，把一樣物品放在懶骨頭下面。

步驟二

現在讓孩童回到房間來，並且與你肩並肩相鄰而坐。告訴孩童，要等你表示可以站起來了，才可以開始尋找。要確定孩童有參照你的臉。你要用一種高度誇張的方式，先看看孩童，綻放微笑，接著用熱烈的態度，望著藏有物品的那張懶骨頭，現在向孩童暗示說可以開始尋找了。要是孩童無法跟隨你的目光，而開始在其他的懶骨頭尋找，你要馬上叫孩童停止尋找，回到方形地毯來，這一次你要指著正確的懶骨頭，然後暗示孩童開始尋找。你要繼續進行這項練習，一直到孩童能輕易跟隨你的目光，到你指示的物品上去。

步驟三

一旦孩童能輕易找到獎品，角色要互換，你到房間外去，讓孩童把物品藏起來，等你回到房間坐下，孩童的目光要朝向藏匿地點，以便暗示你應該尋找的地點。

變化

當你們兩人準備好之後，你們可以將此活動修改為「我的臉有獎品」，在這個變化型中，你微笑和皺眉頭的程度可以提供孩童訊息，讓他知道他到底距離物品是遠還是近。你的笑容愈大，孩童就距離獎品愈近；你的眉頭愈皺，就表示孩童離獎品愈遠。我們還有一個變化叫「跟著我的聲音走」，在這個變化型中，不可以使用語言，但是要用聲音大小和音調來指出孩童在搜尋的時候到底距離獎品遠還是近。

難題及良機

如果孩童不是用視覺來參照的話，你需要先花點時間教導他，讓他了解用手指示方向的意義，並且朝著你手指的方向找到物品。你要記得一開始所指的物品要非常靠近，然後再漸漸加大距離。

活動26 交換位置

第一級，第二階段

活動重點

★迅速觀察臉部表情。

★限制基於非語言資訊所進行的行動。

摘要

我們繼續將重點放在參照非語言性的資訊，但是我們現在會進行一項更為流暢的活動。我們要孩童學習快速查看社交同伴的臉部表情。「交換位置」是一項移動快速的活動，如果你能維持活動高度的刺激感，這項活動會帶來大量的樂趣的。

參與者

教練和孩童。

準備工作

你需要兩張懶骨頭，放置在相距好幾呎的地方。

教練指導

一開始兩個人面對面坐在懶骨頭上，你要教導孩童說，當你們兩個人都點頭的時候，就表示要交換位置，並且跑到對方的懶骨頭那裡；要是其中有一個人搖頭表示「不行」的時候，就不能交換位置。你的反應必須無法預測，但是不可以過於遲緩，讓活動失去樂趣。誇張的表情應該也要做為交換位置的暗號。

一旦孩童了解這個遊戲，可以再加入一個人，依照孩童的需求狀況，這個人可以是助理教練或是另外一位孩童，現在遊戲會變得很有趣，因為如果要換位置的話，三位參與者必須同時點頭表示「可以」才行。

變化

如果孩童已經相當精通這個遊戲，你可以進行另外一種變化型，就是一開始參與者先躲在懶骨頭後面，然後再交換位置。教練和孩童先各自蹲下，躲在一堆懶骨頭後面，然後探出頭來張望，只有當兩個人都以非語言的方式同意要換位置的時候，才可以換位置。

難題及良機

像容易分心和衝動這種注意力方面的問題，會干擾遊戲的進行，要是發生這種情形，可以利用兩位教練來進行活動，其中一位坐在孩童旁邊，幫助孩童一起等待。儘管注意力可能會造成障礙，這項活動卻提供一個機會，可以讓孩童認識因為等待和參照所產生的高度刺激感。

活動 27

第一級，第二階段

媽媽，我可不可以？

活動重點

★從事活動前先用視覺做參照。

★利用非語言性回應來做決定。

摘要

這項活動是孩提時代的經典之作，在電視和電腦遊戲出現前的年代，是促進同儕互動不可或缺的項目，一旦學會之後，兄弟姊妹或是同學都可以一起加入遊戲。記得「媽媽，我可不可以？」這個遊戲的人，都會想起這個遊戲至少需要兩位參加者，肩並肩排排站在一條起始線上，目標是要先到達終點線，還要另外一個人扮演「媽媽」的角色，給予參加者指示，朝著目標進行不同的行動，包括了巨人步、娃娃步、以及更有創意的動作，像是剪刀步、蛇行、鳥步等。如果想要朝著目標移動的話，需要先記得問這個問題：「媽媽，我可不可以走（移動方式）？」然後等候回覆，要是沒有先問問題，就必須退回起始線。這個遊戲經過我們修改過後，視覺參照取代了言語上的回覆，這個遊戲可以教導孩童準確理解臉部表情，並且可以在提出要求後，依照「媽媽」所做的表情做出選擇。

參與者

教練和孩童。

準備工作

兩張方形地毯要擺放在相距八到十呎之遠的地方。對於語言能力較差的孩童，應該要有以下的圖畫卡：巨人、娃娃、剪刀、蛇、鳥。你要確定語言能力差的孩童知道如何使用這些卡片來指示他們想進行的行走方式。要是有某種行走方式讓孩童感到困惑，你可以排除那些卡片。

教練指導

這項活動共有四個步驟：

步驟一 孩童學習每個術語或是圖畫所表示的肢體動作。巨人步要吵鬧地用大步行走；娃娃步要用腳趾頭行走；剪刀步要左右迂迴行走；蛇行要用肚子在地上爬行；鳥步則要用腳趾頭走路，外加揮舞手臂。

步驟二 孩童站在他自己的方形地毯上，面對教練。你要教導孩童這個遊戲的普通版本。

步驟三 當孩童已相當精通於普通版的遊戲時，告訴他你要做一些改變，只有你的臉會讓他知道你是否同意他的要求，皺眉頭就表示孩童必須提出另一種行走方式的要求，要是在你皺了眉頭之後，孩童仍然向前移動，孩童則必須向後跨一步巨人步。

步驟四 如果你認為孩童已經準備好了，你們可以交換角色，看看孩童能不能扮演「媽媽」。

變化

一旦孩童學會這個活動，他有可能會想跟兄弟姊妹一起進行遊戲。要是競爭讓遊戲變得無趣，參加者可以全部一起移動，舉例來說，領導者可能會說：「大家一起走三個蛇步！」孩童就要一同用視覺參照你的動作，等候你的臉部表情。一旦他們熟練之後，他們就不只會等候你下達指示，還會在做必要動作之前先相互打暗號。

難題及良機

要是孩童有大肌肉運動神經上的問題，這個遊戲可能會變得比較困難，然而，動作的精確度沒有絕對的必要，遊戲的目的在於有趣，因此應該要修改一下行走方式，以便讓行動更加流暢，進而成功地完成練習。其他家人可以很容易地一同參與這項活動。

活動 28

你輸了

第一級，第二階段

活動重點

★ 從事活動前先用視覺做參照。

★利用非語言性回應來做決定。
★用視覺參照以便做評估。
★在預料之外的結果中加入幽默及共享的歡笑。

摘要

「你輸了」跟孩童強調的是，互動所帶來的樂趣是建立在我們共享的經驗上，而非贏過他人。如果能教導孩童去喜歡一個看起來跟玩起來不一樣的遊戲，就會讓這個遊戲變得更加刺激。很重要的一點就是，要常常利用聽覺造成孩童分心，以便讓你的動向不明，舉例來說，你可以在某一處先搖動口袋裡的硬幣，然後再移動到另外一個地點。

參與者

教練和孩童。

準備工作

進行這項活動時，孩童應該坐在由懶骨頭圍成一圈的中間，懶骨頭要堆得比孩童的頭部還高，讓孩童看不到你。將燈光調昏暗一點，可以讓遊戲變得更有趣。

教練指導

這項活動共有四個簡單的步驟：

步驟一 叫孩童蓋住自己眼睛，數到十，並且仔細傾聽，判斷你躲在哪裡。他不能把頭探出懶骨頭上方，而且一定只能用聽覺來判斷你的所在位置。

步驟二 當孩童在數數字時，你要繞著懶骨頭轉，動作要愈鬼鬼祟祟愈好。在孩童終於數到十的時候，你要躲在一張懶骨頭背後。

步驟三 當孩童數到十，他必須仍然維持坐姿，然後用手指出他認為你躲藏的地點。

步驟四 你要突然從另外一的地點跳出來，大叫：「你輸了！」然後一起大笑，再重新開始遊戲。玩過好幾次之後，就輪到你坐進懶骨頭圈中間，讓孩童躲起來。

變化

你可以試著進行一種簡單的遊戲，其遊戲唯一的目標就是能輸得愈快愈好。這種把輸轉換成贏的遊戲方式，是一種很棒的方法，可以破解「非勝不可」的態度。

難題及良機

要是沒有正確地向孩童介紹這個遊戲，贏得勝利的急切需求可能會讓人對這場遊戲感到洩氣，要是能把誇張的興奮感與錯誤的方位判斷拉上關係，通常就可以降低這種徒勞沒有進展的傾向。除此之外，還有一點很重要的是，要讓你的話語抱持在漫不經心、輕鬆有趣的狀態，以便讓孩童了解，重要的訊息存在於你的臉上，而非你說的話裡。

活動 29 無聲紙牌遊戲

第一級，第二階段

活動重點

★發展非語言表達能力。

★教導合作的小組行動。

摘要

這是我們第一項「小組行動」式的活動，同時也是到目前為止最困難的練習活動，非常有可能會讓你們遭受挫折感。孩童必須練習理解非語言暗號，並且將暗號以非語言方式傳送出去，來幫助他的隊伍在遊戲中獲勝。

參與者

兩位教練和兩位孩童。

準備工作

你需要一疊「動物紙牌」，其中包含的動物必須讓人能輕易模仿其叫聲和外表。你要確定孩童先玩過這個遊戲的正常版本「釣魚」，才來進行這項活動。沒聽過「釣魚遊戲」的人，我們先做一個簡短的介紹，釣魚遊戲一開始，要先發給每位玩家若干張紙牌，不可以讓其他玩家看到紙牌內容，玩家們要試著得到一組共三張相同種類的紙牌，當玩家得到三張相同種類的紙牌時，就可以把這一組牌放下，第一個把所有紙牌放下的人獲得勝利。玩家們要詢問其他人是否有某張特殊的紙牌（例如：你有沒有斑馬？），以便獲得新的紙牌，如果被問到的玩家有該張紙牌，就一定要交給對方，然而，要是他沒有該張紙牌的話，就要說：「釣魚！」另外一個玩家就必須馬上開始從紙牌堆中抽紙牌出來，抽出來的自己都要留著，一直到他抽到之前要求的那張牌為止。

教練指導

向孩童展示這一疊動物紙牌，教導孩童進行「釣魚遊戲」的正常版本，當孩童達到某種程度的熟練度時，就教他進行我們的版本，我們稱之為「小組釣魚」。目標是要得到相同類型的三張牌，以便讓你「打出」這三張牌，將這幾張牌脫手。在此版本中，你和孩童兩人一組一同進行遊戲，並非互為競爭對手，你們兩人總共有兩種角色，一開始你扮演「玩家」的角色，孩童則為「持牌者」，孩童必須靠著理解你的非語言性手勢、聲音、臉部表情，來猜測你想要的紙牌，「玩家」必須把紙牌湊成一組，以便把牌打出去，「持牌者」拿著一疊紙牌，而且必須把正確的紙牌交給「玩家」，「玩家」可以看「持牌者」的紙牌，但是「持牌者」不准看「玩家」手裡未完成的牌組。你可以利用手勢、動物叫聲、比手畫腳的方式來要求某張紙牌（但是不可以用手去指），孩童只能用非語言性溝通來做回應（孩童可以用手去指紙牌）。要是孩童給你錯誤的紙牌，他就必須去「釣魚」，從牌堆中抽紙牌出來，直到你用非語言的方式向孩童指示他已經抽到你要求的那張紙牌。你要確定「玩家」和「持牌者」的角色，孩童都能練習一次。

變化

等孩童已經精通這個遊戲之後，你們就可以進行更高階的版本，「玩家」和「持牌者」都不可以看對方的紙牌。

難題及良機

要是孩童不能忍受你的失誤所帶給他的挫折感，你們將無法進行這項活動，甚至是當你已經盡了全力，活動卻還是無法進行。這時候你要先等孩童克服挫折感之後，才可以再次進行這項活動。

活動30 別轉台

第一級，第二階段

活動重點

★專注於背景的訊息。

★注意力快速轉移。

★監控多變的周遭環境需求。

★視覺警覺心。

摘要

對於發展社交能力來說，將注意力快速轉移至溝通來源，以及監控周遭環境的需求這兩項技巧是非常重要的。這項活動跟先前與後面的活動一樣，都應該要長時間不斷進行。儘管說居家場所沒有任何不適合這項活動的理由，但是這項活動是我們專門針對學校所設計。我們想要發展一套方法，來教導孩童持續監控周遭環境，甚至是當他們在做事情或是全神貫注於有趣的活動時，也要如此。

參與者

這套活動方法需要一位教練，而且可以在任何教室環境或是居家場所進行。

準備工作

警告：這項活動顯然需要一點科技上的技巧，如果你是個懼怕科技的人，請跳過這個活動。以下是你所需要準備的：

1. 你需要一台電視或是錄影顯示器，其大小要足夠讓所有學生不需要離開自己座位，就可以清楚看到畫面。你要記住，放顯示器的地方，必須能讓新手轉移目光才能看到所呈現的訊息才行。
2. 你需要將一台電腦連接到顯示器。大多數的筆記型電腦本身都可以直接接到一台較大的顯示器上。
3. 你需要知道如何建立簡單的幻燈片，並且知道如何選擇幻燈片在顯示器上播放。儘管理論上你可以利用文書處理程式來建立幻燈片，但是我們仍強烈建議你使用像是微軟PowerPoint這種簡報程式。PowerPoint讓你可以準備程序化的放映方式，如此一來，你就不需要不斷按滑鼠或是變換螢幕，一系列的幻燈片就能以一定時距，或是在你選擇的時間內，自動呈現出來。

4. 你需要將你幻燈片的放映順序弄亂，才不會讓學生知道他們的幻燈片何時會出現或是以何種順序出現。我們建議你每天都這麼做，因為只需要幾秒鐘的時間就行。
5. 每位學生都需要一張練習紙，來記錄或選擇他在螢幕上觀察到的代碼。學生可以在符號上打鉤做記號，或是直接寫下代碼。要是學生還不能讀寫的話，就需要有不同的紙張，上面記錄著不同的符號，讓學生可以在看到螢幕上閃過的符號時選擇紙張。
6. 最後，當幻燈片放映的時候，新手必須從事競爭性的任務，像是學校分派的工作等。最好的狀況是，新手已經從活動計畫表中學會了如何獨自進行工作。

教練指導

這項活動一共有七個步驟：

步驟一

如果你是用PowerPoint的話，每次當幻燈片出現在螢幕上的時候，選擇一種簡單的聲音效果隨著一起出現，持續一秒鐘。接下來，你要決定播放幻燈片的合適間隔，一開始的間隔要先長一點，讓成功率高一點。最後，要決定每一張幻燈片出現的頻率，你要確保幻燈片不會出現得過度頻繁，讓學生根本無法專注於其他的活動。

步驟二

一旦你決定好合適的聲音信號和間隔之後，你就需要為每位學生建構簡單且「基本」的幻燈片。每張幻燈片可以有某種特殊的顏色、邊界、圖形，來幫助新手能快速辨別該訊息是否為他的。PowerPoint包含了許多幻燈片的「主題」，你只需要替每位學生選擇一個獨特的主題就行。根據新手不同的閱讀能力，他們的幻燈片中應該要包含了他們的名字、學生的照片，或是類似的符號。你應該要為每位學生建立四個螢幕，每個螢幕上顯示不同的代碼或是照片（代碼符號）。

步驟三

現在你要讓學生在聽到聲音信號之後將注意力轉移到顯示器上，告訴他們每當聽到音效的時候，就表示有訊息要給他們其中一個人。如果他們能了解的話，你可以解釋說顯示器是你寄給他們的群組「電子信件」。接著，他們應該要看一下顯示器，看看該訊息是否是寫給他們的，要是該訊息是寫給他們的，上面就會有一個特殊的代碼，如果他們能正確無誤地抄下這個代碼，或是在正確的符號上打鉤，他們就可以得到分數，而分數可以用來換獎品；但是，如果想要得到分數的話，還有另外一個條件，就是他們也必須完成他們所指派的工作才行，他們不可以把時間都花在盯著螢幕看，你要確保學生能夠知道，要是有任何一位學生盯著顯示器看的話，顯示器就不會顯示任何東西；除此之外，你要確保你的訊息間隔不會過於快速，才不會鼓勵學生無時無刻去觀察顯示器。

步驟四

當學生變得比較熟練之後，要是學生可以記錄下代碼出現的前後正確順序的話，也可以給予獎賞。你也可以增加在螢幕上顯示的間隔，以及減少每次顯示的時間長度。

步驟五

當學生可以在聽到聲音信號後，習慣性地參照顯示器，你就可以準備在螢幕上顯示重要的訊息了。你可以開始在代碼之間插入給某位學生的指示和命令，你要向他們解釋說，如果他們能理解螢幕上的指令並且照著做的話，就可以得到分數。然後你要漸漸消去代碼畫面，用指令畫面取代。一開始用非常簡單的指令，像是「削鉛筆」或是「做第五頁的題目」，當學生能勝任這些指令的時候，指令畫面可以叫學生主動與另外一位學生做社交互動，也可以叫學生向教練確認他是否滿意學生的表現，也可以叫學生去從事一些其他的社交活動。

步驟六

當學生可以熟練地進行畫面上的指令後，就可以逐漸消去聲音「提示」，並且教導學生自己轉移注意力，以便定時監控訊息。在一開始的時候，有些幻燈片要有聲音，而有些沒有聲音。要是新手能夠在進行自己的工作時，注意到沒有提示的訊息的話，你要給予額外的獎勵。當學生會自行負起更多參照螢幕的責任時，你要漸漸消去聲音。

步驟七 開始在畫面中加入一些讚美的訊息，以便可以逐漸消去外在強化。

變化

你可以用這種方法給予學生無限的指令與訊息。如果你想要讓學生戒掉看顯示器的習慣的話，你可以先在你的桌上打信號，然後用影像畫面取代原本的畫面。學生這時候就必須要定時停止他們手邊的工作，查看信號，以獲得獎賞，到了稍後的階段，讓學生查看信號可以獲得重要的訊息。一開始你可以利用聲音信號，讓學生知道他們需要注意了，然後你要記得漸漸消去該信號，才不會讓學生對提示產生依賴。

難題及良機

我們在剛開始的時候說過，這項活動不適合有科技恐懼症的人。這項活動對於學生是一個很棒的機會，可以讓父母教導他們戒除對於提示的依賴感。因為這個方法你可以使用一整天，所以對於培養注意力快速轉移非常有效，同時也可以培養學生獨自監控周遭社交環境的能力。

第三階段

調控能力

階段目標

當孩童已經建立起注意力和參照力的時候，就已經準備好可以開始學習成為良好學徒的基本要素。第三階段和第四階段囊括了不少必要的要素，可以幫助孩童最終成為一個人際關係伙伴。第三階段的目標是建立起大師和學徒之間的關係，這時候孩童要小心翼翼地參照教練，以獲得指示和引導。在這個時候孩童將會經由參照你的言行舉止，學習去勝任他與社交世界和物質世界的互動。

活動簡介

剛開始的活動著重在建立起新手—大師之間的學習關係。孩童扮演的是一個助手的角色，要接受你所扮演的角色，讓你在有限的情況下協助他進行正在從事的任何活動。你要逐漸給他類似的活動，讓他自己進行，朝著與你並駕齊驅的方向而努力。接下來，你的工作要變成「引導」，這時候孩童需要主動參照你的言行舉止，來決定他下一步應該做什麼。孩童除了可以在你的引導下進行合適的行動外，他們同時也學會去接納你的引導，來判斷進行工作的合適速度和品質。第三階段結束的時候，練習活動的重點著重在角色過渡和了解基本的情緒表達方式，這兩種技巧都是成為學徒不可或缺的條件。

活動 31

助手遊戲

第一級，第三階段

活動重點

★扮演指定的活動角色。

★以助手的身分進行活動。

★接受指示。

摘要

任何稱職的學徒一開始都是先當大師的助手，從事任何大師指派他的工作，這些工作通常都是一些簡單的事務。然後學徒會逐漸有機會去從事更加重要的工作，但是仍然需要在大師密切的監督下進行，而且必須能夠原封不動地重複大師的一舉一動才行；到最後，就可以教導學徒獨自進行工作。在這項活動中，新手扮演的是

關鍵提示

- 小心地讓新手從助手的角色過渡到一個對等的角色。
- 還不要讓新手加入他自己的變化。
- 記得教導「夠好」但未臻完美的概念。
- 注意力轉移會變得比較不那麼困難，但是仍然需要練習。
- 每當你與新手相處的時候，練習大聲「自言自語」。
- 緩慢並小心地教導角色的過渡。

助手的角色，當教練同時以「建築者」和「創造者」的身分進行活動時，新手要供給計畫所需的材料。

參與者

教練和孩童。

準備工作

對於大多數的孩童來說，你只需要一組木製積木，但是有些七、八歲的孩童可能需要木製的「積木和彈珠」組合，才會有額外的挑戰感。在「變化」的部分裡有「積木和彈珠」活動的說明。

教練指導

向孩童解釋你要利用積木來建造一座房子，他的工作則是提供你所需要的材料，你的工作就是蓋房子。如果孩童表現良好，你可以教他如何蓋自己的房子，你要確保你所扮演的角色不是在教導孩童，而是與孩童一同合作，建造你們所選擇的房子樣式，孩童負責的是「材料部門」，每當你需要積木的時候，你要請求孩童給你某一塊特定的積木，然後孩童會將該積木交給你。當你進行的時候，一定要大聲敘述出你的行動，說出你是怎麼做決定的，說出為什麼你需要某一塊積木，說出你什麼時候動作會慢一點、仔細一點，說出你什麼時候動作會比較不精確一點。當你們的房子達到一個良好的地步時，你要宣布房子已經完成了，並且替房子照張相。你的房子的建造順序必須非常有條理，我們會在未來的活動中使用相同的順序來建造房子。除非你需要替一位較年幼的孩童簡化蓋房子的方式，要不然請不要改變順序。若有需要的話，你要練習這項活動愈多次愈好，一直到孩童能認清楚每一個步驟，我們要再次強調，你要確保在你進行的時候，能清楚且緩慢敘述出你的一切行動。

步驟一

把四個長方形的積木擺在一起，形成一個2×2的方形，這就是房子的地板。

步驟二

取四個相同的長方形積木和兩個正方形積木，其尺寸為長方形積木的一半。在「地板」積木上面把長方形積木沿著四周圍放置，這些積木要以較窄的那端立起來，而且要用來當一樓的牆壁。把這兩塊正方形積木放在結構體的任何一邊，之間要留點空隙，我們將它當作是大門出入口。

步驟三

把另外三塊長方形積木直接放在之前長方形積木的上頭，這樣就形成二樓的地板。再拿另一塊長方形積木，把它放在先前一樓的小正方形積木上面，這樣應該就有門的框架了。

步驟四 把四塊長方形積木放置在「牆壁」的上方，以建造一面平坦的屋頂，現在應該就有窗戶的框架了。

步驟五 如果你喜歡的話，可以加一個煙囪。

變化

有很多不同的活動都可以讓孩童以助手的身分進行遊戲，當然也包括了真實生活中的居家維修，園藝，或其他類似的事務。

積木和彈珠變化

向孩童解釋說你要建造一座彈珠迷宮，他的工作是提供你所需要的材料，你的工作則是建造迷宮，如果他表現良好，你會教他如何建造自己的迷宮。把蓋迷宮需要的所有積木擺出來，你要確定你有給予每種積木一個簡單的名字，像是「小三角」、「中三角」、「高塔積木」等。你要確保自己並非處於教導的角色，而是與孩童一同合作，建造你們所選擇的一種特別樣式。孩童負責的是「材料部門」，每當你需要積木的時候，你要請求新手給你某一塊特定的積木，然後孩童會將該積木交給你。每隔一段時間讓孩童把彈珠放進迷宮裡滾，以測試並確定該迷宮可以使用。當你進行的時候，一定要大聲敘述出你的行動，說出你是怎麼做決定的，說出為什麼你需要某一塊積木，說出你什麼時候動作會慢一點、仔細一點，說出你什麼時候動作會比較不精確一點。當你們已經達到一個可以完工的地步時，要宣布迷宮已經完成，並且替迷宮照張相。

難題及良機

我們希望這項活動能教導孩童去喜歡參加活動，成為小組的一員，一起朝著共同的目標前進。

活動 32

第一級，第三階段

組合小丑

活動重點

★仔細觀察以配合社交同伴的一舉一動。

摘要

有一些遊戲到最後會變得乏人問津，沒有人記得，這是因為受到高能量、快步調的電動玩具和電腦遊戲的競爭所致。令人遺憾的是，組合小丑（Bill Ding）就是一個已經被遺忘的遊戲，但是你還是可以在網路上買到這個遊戲。這個遊戲是一個非常巧妙的組合遊戲，遊戲裡有一個固定的白色小丑，以及四對與小丑類似的人偶，有黃色、紅色、藍色、綠色，每個人偶身上有溝痕，可以相互扣在一起，組合成出一個雕塑品，每個小丑在腳上、手臂上、肩膀、頭部、腿部都有溝痕，所以可以用不同方向與其他小丑連結，像是倒立、正立、側身等。

參與者

教練和孩童。

準備工作

教練和孩童在一張小桌子旁，肩並肩坐在一起。材料要放在一個小箱子裡，箱子放在教練旁邊的桌子底下。

教練指導

這項活動共有五個步驟：

步驟一

一開始，先向孩童展示如何用不同的方法，把這些像小丑一樣的人偶相互連接起來。一邊展示的時候要一邊做口頭敘述，舉例來說，你可以說：「你看，他用腳掛著，所以這一個我也要如法炮製。」

步驟二 把白色的固定小丑放在定位，然後選擇一個黃色的小丑，把它放在白色小丑上面。

步驟三 將另外一個黃色小丑拿給孩童，向他指示說他應該要模仿你的動作。

步驟四 組合小丑完成之後，你要和孩童約好要數到哪一個數字，一數完，就試著把組合成品吹倒。

步驟五 當小丑組合成品倒的時候，就表示到了一同分享歡笑的時刻。然後再重新開始一次。

變化

現在，你可以在這個階段運用「組合小丑」和「建造房屋」的活動，來教導孩童成為助手，與你配合、調整步調，並且接受你的引領。一旦孩童熟悉了許多方法，可以把小丑以不同的方式組成一個雕塑品，你可以進一步建造新的雕塑品。一開始把兩個相同的小丑放在固定的人偶上，孩童會在雕塑品上再加入兩個相同的小丑，就這樣一直輪流下去，直到雕塑完成，這時候就要數數字，然後把雕塑吹倒。

難題及良機

在組合小丑倒下的時候，共享的樂趣可能會受到易衝動性的影響。要是孩童在一同吹倒雕塑以前，試著想用手把組合小丑弄倒，就馬上折回遊戲一開始的部分，讓孩童練習「觀看」，以便讓遊戲能適當地進行下去。

活動 33

配合遊戲

第一級，第三階段

活動重點

★為了學習而從事仔細的觀察。

★仔細配合成人的行動。

★觀察成人的「自言自語」。

摘要

既然孩童已經展現了成為一個良好助手的能力，所以我們現在要開始學習如何配合成人的行動。孩童與大師在這個時候要並肩合作，孩童必須不斷參照大師的一舉一動，並且嘗試仿效他的動作。一開始孩童要先學會去模仿前後順序和所選擇的積木。

參與者

教練和孩童。

準備工作

如果要進行這項活動，你需要的積木必須足夠用來建造兩座一模一樣的房屋，房屋的建造方式同「助手遊戲」中的說明。如果能有兩組組合小丑的話，也會有所助益，此外，針對年紀較長的孩童，你可能會需要兩組積木和彈珠的組合。

教練指導

這項活動共有三個簡單的步驟：

步驟一

向孩童解釋說他現在已經畢業，不再是助手了，而是一位剛出道的建築者，如此就意味著可以讓孩童用自己的材料進行活動，不過，孩童必須仔細觀看你的動作，並且跟你做一模一樣的動作，他必須跟你選擇一樣的積木，並且將積木組裝在與你完全相同的地方。每當你有所行動的時候，他必須先等一下，確定他知道你在做什麼事情，然後才可以自己嘗試做一次。我們不允許孩童在結構上做任何改變，當你進行的時候，你要確定會慢條斯理地大聲跟自己說話，你要敘述出你進行的一切動作，即使是一些細小瑣碎的動作（像是把積木弄整齊）也是一樣，同時你也要確定孩童有模仿到該動作。你要確保自己有敘述出採取每個動作的理由，但是要小心不要敘述得過於詳細，讓孩童根本不需要看你的動作就能進行活動。

步驟二

現在你可以開始建造一座房屋，就像你在「助手遊戲」裡所做的一樣。這時候你要和孩童並肩而坐，各自有自己的一組積木。要是孩童沒有先等候你的行動以便仿效的話，你要馬上停止，並且把孩童組好的不同部分拆掉。要是孩童已經記得你的建造順序，不需要參照你來仿效你的房屋，你可以開始有系統地加入一些變化，來確保孩童必須持續性地觀看。

步驟三

除了建造房屋之外，也可以使用組合小丑，兩者可以交替輪流。

變化

當你在烤蛋糕或是依照食譜做菜的時候，也可以試著進行一樣的活動。

難題及良機

易衝動的孩童在進行這項任務時會有困難，他們會堅持他們知道你接下來要做什麼，甚至在你動作結束之前也會這麼說。你要記得去停止他們的動作，並且要求他們等候你的動作，然後才可以試著模仿。會有其他的孩童認為他們可以改進建築的構造，所以會想依照自己的意思去建造，不過，在這個階段，你不可以接受孩童提出的任何變化。

活動 34

引導遊戲

第一級，第三階段

活動重點

★接受引導。

★迅速轉移注意力。

★獨自進行活動。

摘要

現在孩童已經準備好學習以更獨立的方式進行活動，而且你可以晉升到一個「教練／引導」的位置。對於新手而言，他們所要面對的挑戰，就是要讓你保持在首要的角色，即使當他們全神貫注地進行活動時，也該如此。

參與者

教練和孩童。

準備工作

在進行這項活動之前，非常重要的一件事就是要先完成先前的三項活動。你需要用一組積木和一組組合小丑遊戲。你也需要一套適合孩童年齡的小型樂高積木組合。

教練指導

這項活動共有五個步驟：

步驟一

你要坐在孩童背後，專門從事引導的角色。一開始先指導孩童，仔細確切地告訴他你想要他建造一座什麼樣子的屋子，你可以利用「助手遊戲」中的說明。除非孩童已經記得所有動作，不需要看著你就可以自行蓋房子，否則不要改變動作順序。要是孩童已經熟記所有動作的話，你要使用另外一種完全不一樣的順序來建造房子。在一開始的時候，你要引導孩童每一個建造的步驟，不過，你不可以直接去拿材料來組合。

步驟二

當孩童可以依照你的詳細說明建造屋子時，就可以教導他獨自依循一組小型的文字（或圖片）說明，進行組裝工作。你喜歡的話，可以使用一個小型的樂高積木組合來進行這個步驟。

步驟三 引導孩童對所建造的物體付出相當程度的照料。讓孩童知道，要是他能依循你指示的速度進行活動的話，就不會發生錯誤。

步驟四 針對這項建造計畫訂定一個完工點，並且在孩童完工時，向他指出他所建造的物體讓你感到很滿意。

步驟五 當新手表現出他有更高的能力可以獨自進行時，要逐漸降低干預及評估孩童進行活動的頻率。

變化

跟之前兩個活動一樣的重點就是，要用不同的活動來進行引導的活動。

難題及良機

當孩童最主要的互動對象是建造材料，而無法直接看到你的時候，可能會有注意力轉移的困難，要是發生這種情況，你要回復到肩並肩的位置，坐在孩童旁邊。

活動 35

變遷遊戲

第一級，第三階段

活動重點

★接受固定程序上的改變。
★接受在計畫內的活動中插入新要素。
★從一個活動過渡到另外一個活動。
★停止進行活動和停止變遷，即使未完成也一樣。

摘要

這項活動開始將會替孩童做準備，以應付人際關係中無時無刻發生的改變和變遷。在這項練習中，我們著重於四項基本變遷：讓孩童依循活動計畫表，平順無礙地由一項活動轉移至另一項活動；在一項活動中插入或省略一個要素；在計畫表中插入或省略一項活動；最後，就是在活動過程中忽然停止，改成進行另外一項活動，不過不會再回到先前那項活動。

參與者

教練和孩童。

準備工作

進行這項活動之前，先幫孩童培養一些理解簡單日常活動計畫表並且遵循這些計畫的經驗。你要選擇適合孩童發展程度的計畫表。在北卡羅萊那大學（University of North Carolina），由梅希伯夫（Gary Mesibov）博士所帶領的「自閉症及相關溝通障礙兒童的治療與教育」（TEACCH）課程，針對塑造孩童，及教導孩童使用不同的活動計畫，提供了絕佳的指導方針（www.teacch.com）。你應該要準備兩項適合孩童的活動計畫表，並確保不要將這些活動與計畫表黏得過緊，以便可以在有需要的時候，將該活動去掉或是移動到別的地方去。

教練指導

這項活動共有六個步驟：

步驟一

孩童學習使用你所準備的活動計畫表。該計畫表應該只能大略描述一下在某個時段內孩童所進行的共同活動，你所選擇的時間間隔，要讓孩童能輕易掌控，同時長度也要夠長才可以進行好幾種不同的活動。在計畫表中並不需要包含時間這項因素，只要列出活動順序，讓孩童知道在「完成」了一項活動後要做什麼就足夠了。

步驟二

建立第二個計畫表，裡面用的是完全不同的活動。現在你要教導孩童每天輪流使用其中一個計畫表（對於年紀較小的孩童，你可以在同一天的不同時段裡輪流使用這兩個計畫表）。向孩童解釋說現在有一個A計畫表和一個B計畫表，你會交替使用其中一個。一開始先有規律的交替使用這兩個計畫表，你要確定孩童可以輕易記下你們所使用的是哪一個計畫表，同時也要確定你有清楚定義出每一個活動的「結束」方式，而且孩童也能了解這種結束方式。

步驟三

將五套A和B的計畫表由左至右貼在牆壁上。在你當天使用的計畫表上方放置一個特殊的符號以供辨認。經過一至兩週之後，帶孩童到計畫表面前，將計畫表的順序更換，例如先連續兩天用A計畫表，再連續兩天用B計畫表等諸如此類。當孩童能成功地進行改變後的計畫表之後，你可以在計畫表順序上做更大的改變。

步驟四

當孩童能流暢地從A計畫表變遷到B計畫表，並且已經依照你的詳細指示，完成了至少一項活動後，你就將這兩套計畫表並排在一起，你要跟孩童站在這兩個計畫表前面，趁著孩童在觀看的同時，從A計畫表中選擇一個已經完成的活動，將其移除並且擺放在牆上的「完成」表裡。

現在，你要到孩童的「未來」計畫表裡，拿出一項活動，將其放置在A計畫表中的空白處；在一段時間之後，你也要對B計畫表做一樣的動作。

步驟五

當孩童準備好之後，從A計畫表中選擇一個孩童尚未完成的項目，將其移除，到「未來」計畫表中拿出一項活動，將該活動插入該位置，然後到B計畫表中，將一個已經完成的活動移除，把該活動放在「完成」表裡，並且把先前移走的A計畫表未完成活動放到B計畫表中。

步驟六

現在你要先確定兩個計畫表中有一模一樣的活動。在該活動名稱旁邊要附上簡短的描述（或圖片），指出要如何「完成」該活動。你要確定A版本的敘述和B版本的敘述完全不一樣，完成A版本所需要的時間會比B版本還要久，舉例來說，要完成A版本的拼圖需要將所有拼圖排出來，但是B版本會先聲明新手只需要正確無誤地將五片拼圖排上去，就算完成了。現在，你要將A版本的完成點變的跟B版本的一樣，之後你要不斷改變。

變化

你可以使用相同的方法，來幫助孩童適應無法預期的計畫變更以及計畫延後。在一個大型白板上畫出一個月「行事」曆，在行事曆上寫下所有對於孩童來說很重要的事件，每當有需要延後某項活動的時候，你要在孩童面前，在白板上將該活動與原本的日期圈起來，並且在新日期和新時間的地方寫下該活動，然後畫線將這兩處連起來，以表示該活動從這一點移到另外一點。最後，當新手表現出他了解這個變遷之後，你要擦掉原本的活動和連接線。你也可以在最後一刻，突然改變日常活動的進行時間，以便讓孩童練習適應能力。

難題及良機

以上所呈現的變化是一種非常棒的方法，當孩童會期待他們念念不忘的事情發生在他們期待的時間時，可以用這個方法幫助他們。不過這個方法還是無法讓所有人滿意，許多大吵大鬧的情形還是會出現，這是因為孩童還無法理解他們期待的事情並沒有消失，只是移動到另外一個時間點罷了。

活動 36

第一級，第三階段

未完的完結篇

活動重點

★學習靠著社會參照去定義活動的完成。

★學習去理解「完成」是相對的而非絕對的。

摘要

我們有許多孩童都是用他們自己的標準來定義活動的完成；而有一些孩童則完全需要靠活動中的要素來進行遊戲，不能缺少其中任何一樣，一直到該活動以每次皆相同的方式結束。這項活動的目的是要幫助孩童憑藉著教練的標準，學會去定義活動的結束，讓他們知道活動是暫時結束或是永遠結束。除了要參照他人來決定「完成」的條件之外，最終彼此還要對「完成」達到一個符合自身需求的共識，這一點對於建立所有的人際關係是一個關鍵步驟。

參與者

教練和孩童。

準備工作

要是孩童自我的標準嚴苛，無法將未完成的活動棄之不顧的話，你們應該要先練習並且熟練「變遷遊戲」，然後再進行這項練習。

教練指導

這項練習共有五個步驟：

步驟一

多少才夠：在這項活動中，孩童要練習把杯子「裝滿」水。在三個杯子中非常靠近杯緣的地方標上「完成」的記號。現在，要求孩童用水裝滿杯子，你要確定孩童會去參照杯子上的完成線，現在拿出另外三個杯子，這三個杯子的完成線則位在一半的位置，接著你再指示孩童用水裝進這幾個杯子，把完成線當作參照點，水一滿到這裡就應該停止。接下來，再拿出另外三個杯子，其完成線則位於三分之一的高度，然後再重複一次相同的練習。最後，再拿出沒有完成線的杯子，要求孩童用水裝滿。

步驟二

多高才夠：向孩童說明你要建造一些小塔，可以讓小人偶從上面跳下來，這些小塔的高度必須要夠高。一開始先叫孩童利用小型積木建造一座不到一呎高的小塔，並且向他展示他蓋的塔需要多高，當他達到之前設定的高度點時，跟他說已經夠高了，然後在小塔上端放置一個小型玩具人偶；接著，使用較大型的積木，建造一座大兩倍的小塔，然後在其上端放置一個大一點玩具人偶；最後利用你所擁有最大的積木，建造出一座更大的塔，並且在上端放置一個更大的玩具人偶。

步驟三

沒有屋頂的房子：現在你要告訴孩童說你要利用積木建造一座屋子，這間屋子特殊的地方就是它沒有屋頂。接著用積木蓋出這座屋子來，當你蓋好了這座屋子的地板和牆壁，就宣布你完成了。

步驟四

未完成的拼圖：告訴孩童說你們要一同拼一幅拼圖，而你則會掌控活動的停止點。向孩童警告說有幾塊拼圖失蹤了，然後每次進行的時候，讓「失蹤」的拼圖每次都不一樣；接下來你要告訴孩童說你要再多拼幾幅拼圖，這幾幅拼圖沒有失蹤的圖塊，但是你們會在這幾幅拼圖完全拼湊完成之前就完成了，你每次嘗試進行活動時，都要告訴孩童該次的停止點是什麼。

步驟五

無預警式未完成的完結篇：現在你要向孩童警告說，他將不會在開始進行活動前得到任何預警，讓他知道什麼時候「完成」了，在剛開始嘗試的時候，你要向孩童提出時距愈來愈短的警告，像是「再拼兩塊就結束了」之類，當孩童適應了這種方式之後，你們要練習在沒有提出警示的情況下，向孩童表示出你已經「完成」了的訊息。

變化

我們可以想到無窮的方法，來加強並讓你知道「已經夠好」的主觀本質，以及「完成有時候是相對的並非絕對的」這個概念。你可以在某一個星期日的時候練習「一隻襪子日」，這一天你沒有其他地方可以去，家裡所有人都只穿上一隻襪子。我們知道你絕對會想出許多有創意的活動。

難題及良機

要是練習的進行速度過快，有些孩童會畏縮不前，這一點我們已不再需要著墨多談。但是有一個好消息就是，只要我們循序漸進地進行以上所有的步驟，即使是最嚴苛的孩童也會逐漸「放鬆」他自己。

活動 37 表達遊戲

第一級，第三階段

活動重點

★ 學習表達基本的情緒。
★ 對於音量、音調、說話速度的產生警覺心並妥當地使用它們。

摘要

如果要讓孩童能分享其他孩童的情緒，他必須要先對自身情緒狀況有所感覺，我們曾經見過許多孩童，他們所有的情緒看起來都大同小異，我們這麼說的意思是，不同的情緒狀況對於這些孩童來說可能沒什麼差別。

參與者

教練和孩童。

準備工作

我們一開始先進行以下的情緒：自豪、快樂、挫折、好奇、難過、生氣。你會需要能清楚展現這些情緒狀況的書本和海報，你也會需要描圖紙、鉛筆或麥克筆、手提鏡和另外一面容得下兩個人影的鏡子，最後，你還需要一台錄音機。教練和孩童呈九十度的方位坐在大小合適的桌子旁，手提鏡、麥克筆、描圖紙應該要放在桌子底下，而大鏡子則放在靠近桌子的地方。

教練指導

這項練習中共有兩項主要的活動：

活動一 配合我的臉部表情

步驟一 教練應該要將孩童的注意力轉移到書上或海報上出現的表情，並且說出其情緒名稱。

步驟二 現在，將孩童的注意力轉到描圖紙上，向孩童解釋該臉部表情，同時一邊在紙上畫出表情，例如你可以這麼說：「我可以看出來，這個男孩很生氣，因為他的嘴巴看起來是這個模樣，而且他的眉毛彎成這個樣子。」在這張圖的下方，將該情緒的名稱寫下來。

步驟三

叫孩童裝出跟圖中一樣的表情，讓孩童的專注力放在該臉部表情外觀許多不同的特質上，一旦他嘗試做出跟你所畫出來一樣的臉部表情後，把手提鏡拿給他，叫他再試一次。一般而言，對於快樂之外的情緒，我們必須幫助新手，讓他們的表情不會那麼愉快，我們可以跟他說：「不對，你看起來太快樂了。」

步驟四

現在把書闔起來，跟孩童說一段與你們進行的情緒有關的小故事，像是：「當我（孩童的年紀）歲的時候，我有一次非常的生氣，因為我的狗在我的腳踏車輪胎上咬出一個洞，我當時看起來像這樣。」你應該接著做出該表情，並且詢問孩童看起來是否很生氣。

步驟五

現在你們兩個人應該肩並肩面對鏡子，並且練習對著鏡子做表情。

活動二　配合我的聲音

錄下你的聲音之後，馬上錄下孩童嘗試模仿的聲音。共有三個要素需要配合：

步驟一

音量：練習大聲和小聲的說話。

步驟二

音調：用簡單的方式，練習在簡短句子的句尾提高或是降低音調。

步驟三

說話速度：用簡單的方式，練習用快速和慢速說話。

變化

利用錄影帶呈現他人模仿相同的表情。利用錄音機錄下他人說小故事的聲音，來進行情緒辨識。

難題及良機

有些孩童可能會缺乏模仿臉部表情所需要的運動神經功能，這些孩童就需要教練給予更多的協助，這就包含了在他們模仿不同表情的時候，協助他們發展臉部肌肉的動作感。我們尚未見過有任何人無法熟練地模仿他人的基本情緒狀態。

第四階段 協調合作

階段目標

第一級的最後階段讓孩童接觸協力合作的基本要素，而且這通常是孩童第一次體驗與一位社交同伴一同進行活動的刺激感，兩個人在這個時候就會成為一個同步合作的個體。

活動簡介

第四階段的活動囊括了所有協調同步的活動。一開始的練習著重在簡單的協力合作，包括系列性動作和同時性動作；接下來，練習活動進展到更加複雜的協調合作，像是協調你的身體位置和方向。除此之外，我們會額外插入一小段重要的練習，讓孩童接觸「連結和非連結」的概念，他們會學習並開始去察覺事物之間是否存有連結。最後一個練習活動則是要讓孩童透過押韻的字眼，練習保持協調。

關鍵提示

- 有小成就的時候，記得要歡呼慶祝一下。
- 克制自己，不要讓新手在活動中加入自己的變化。
- 在本階段某些反覆性的活動中，可以向孩童介紹「世界記錄」來增加刺激感。
- 在本階段你可以同時與超過一個孩童進行活動，但是不管你一次共有多少個孩童，你應該仍然保持在每個孩童的注意力中心，並且輪流與每個孩童進行活動，而不可以試著要讓孩童們彼此互動。

活動 38

第一級，第四階段

懶骨頭山脈

活動重點

★接受教練的行動引導。
★進行活動時展現自尊心。
★與同伴一起進行活動時，會觀察同伴並配合其步調。

摘要

如果你是從頭一路進行本課程的話，你會發現這是我們第三次回到建造「懶骨頭山脈」的活動，我們喜歡從相同的活動中得到加倍的益處，而且對自閉症程度不等的孩童來說，他們也不必再去面對另外一樣新的變化。在這些練習活動當中，你會看到一些活動是重複的，但是卻是經過變化的，這些活動可以幫助孩童學習新的技巧。在這個版本的「懶骨頭山脈」中，孩童會成為你建造山脈的同伴，除此之外，這個活動還包含了一個抽卡片的角色，以決定我們要選擇哪一種顏色的懶骨頭。

參與者

教練和孩童。

準備工作

這項活動共有五個步驟：

步驟一

告訴孩童說你們將建造一座非常高的山，讓他變成世界上最高的小孩。選擇一張卡片，以確認你們要使用哪一張懶骨頭來開始一同建造你們的山脈。向孩童展現該張卡片，並確定他的目光在你、卡片、所選擇的懶骨頭之間轉移。

步驟二

將卡片放在地上並問：「你準備好了嗎？」一旦孩童做出肯定的回應，你們就一同走到合適的懶骨頭那裡，把懶骨頭抬起來，並搬到房間的一角。當你們在搬運的時候，你要哀嚎抱怨懶骨頭很重：「快幫我！太重了！」

步驟三

回到你們的方形地毯上，並且再抽一張卡片以確認你們下一次要搬運哪一張懶骨頭，你要繼續抱怨，並且假裝把懶骨頭搬到建造地點是件很困難的事。你要記得在把懶骨頭堆起來之後，仔細拍打穩固每一張懶骨頭，你和孩童應該要經常停下來檢查已蓋好的山脈，以確保其穩固程度。

步驟四

隨著山脈的升高，要增加其高度又不至於讓懶骨頭滑下來的困難度也隨之水漲船高。你應該要用一些話語來加強其刺激感，像是：「這是有史以來最高的一座山！用力推，小心點，不要讓它倒在我們身上！」同時很重要的一件事，就是要確保孩童的目光至少要間歇性地轉移到你的臉部表情上，不可以完全注視在懶骨頭或是正在建造的山脈上。

步驟五

跟先前的版本一樣，一旦懶骨頭山蓋好了，孩童可以爬到山頂上去，並且你要主動協助他，讓他小心滑下來。

變化

要是有兄弟姊妹的話，可以讓它們幫忙建造山脈，然後跟孩童一樣，從山頂上滑下來。

難題及良機

這項活動提供了一次很棒的機會，讓新手對自身的能力有所了解，並且學習去克服恐懼感，對於有運動功能障礙的孩童來說，他們也能精通一項他們覺得困難的活動。

活動 39

鎖鍊斷了

第一級，第四階段

活動重點

★學習去小心調整行動以獲得協調。

摘要

這個遊戲讓孩童對協調合作的微妙之處和父母的觸摸變得敏感。改變角色的提示是細微不明顯的，而且可能會需要強烈的專心度，孩童會學習透過參照你的非語言臉部表情來扮演他自己的角色。

參與者

教練和孩童。

準備工作

選擇一台堅固的玩具貨車，將兩條兩呎長的彩色緞帶緊緊固定在貨車的兩端，一開始，你先將這兩條緞帶綁在貨車兩端，然後再將它們取下，換用膠帶黏上去。最後，你要用衛生紙取代緞帶黏在貨車上。這項活動要以面對面的方式在同一個房間裡進行，或在同一個房間的懶骨頭背後進行，或呈九十度在房間和走廊之間進行。

教練指導

這項活動共有六個步驟：

步驟一

坐在孩童對面大概六英呎遠的地方，用一隻手握住貨車的後頭，另外一隻手拿著緞帶，將貨車放下來，並且往孩童的方向推去，向孩童展示如何接住貨車，並且抓住貨車的前頭。當他抓到貨車時，你要大叫：「回來！」然後利用緞帶把貨車拉回來，你要確定孩童知道當你喊「回來」的時候會放開手。

步驟二

進行這項遊戲一段時間，然後在其中一次把緞帶放開，並且大叫：「糟了，我們弄斷鎖鍊了！」讓孩童把貨車推回來給你，接著再試一次，這時候要說：「我們來看看能不能連續進行五次，而不弄斷鎖鍊。」在連續五次成功之後，你們要嘗試連續進行十次，但是在第八次的時候，要把緞帶放開，讓鎖鍊再「斷掉」一次。現在再試試看你是否能連續十次都成功。

步驟三

現在你要教導孩童如何僅使用緞帶來推和拉動貨車，這就表示當你的同伴在拉的時候，要讓緞帶在你的手中滑動，然後再用兩隻手交錯拉住緞帶，把貨車拉回來。

步驟四

當你們準備好的時候，你和孩童要同時抓著緞帶，並且讓貨車在你們之間來回移動，不可以放開你們的緞帶，你要確定你們兩個人都有先說出「回來」這個提示，才能開始把緞帶拉回來。如果想增加更多的刺激感，你們兩個人可以都躲在懶骨頭後面，然後在不讓對方看到自己的情況下，將貨車在彼此之間來回拉扯。

步驟五

當你們都能成功地進行這些動作時，孩童就可以進一步接受接下來的挑戰。將緞帶解開來，然後再用透明膠帶把緞帶黏在貨車上，你要跟新手說，現在變得比較困難，你們兩個人都要更加小心一點，才不會「弄斷鎖鍊」。

步驟六

最後一個步驟就是用衛生紙來取代緞帶。你要讓新手知道衛生紙非常容易破掉，並且強調說如果不想「弄斷鎖鍊」的話，就要格外的小心。

變化

這個遊戲若是在戶外進行的話，會更加有趣，舉例來說，你們可以在溜滑梯上、立體方格鐵架上、蹺蹺板上上下拉動物體。對於年紀較大的孩童，可以使用繩子和滑輪，來讓活動變的更複雜、更有趣。

難題及良機

年紀較小的孩童可能不知道如何接住玩具貨車，也不知道如何將貨車轉方向並將它推回給你，這時候你就需要第二位教練，坐在孩童的後面，引導他的動作，一直到他能獨自進行他的角色為止。這個遊戲有些孩童可能會需要好幾個星期才能學會，有些孩童在這個時候可能還無法進行所有的六個步驟，你要確保每次當你們成功的時候，都有好好慶祝一番。

活動 40 運送蔬果

第一級，第四階段

活動重點

★讓孩童接觸同步的角色扮演。

摘要

在這項活動中，孩童會在教練的引導之下，以更複雜的角色參與遊戲的進行。儘管角色都很簡單，但是對於不習慣有這麼多動作的年幼孩童來說，可能會需要多一點練習；甚至是年紀較大的孩童也可能會覺得困難，因為他們從來沒有跟同伴一起協調扮演假想的角色。

參與者

教練和孩童。

準備工作

你會需要一個大型的玩具送貨車，一組塑膠蔬菜和水果，再加上一些木製積木，要是你認為孩童不會分心的話，可以再加入兩個玩具電話。

教練指導

這項活動共有兩個簡單的步驟：

步驟一

向孩童解釋說一共有兩種工作，一個是種蔬菜的農夫，一個是商店老闆。活動的一開始，孩童當的是農夫，而你則當商店老闆。用積木蓋出一條道路，從農場延伸到市場，你們還要設置一些結構來表示出農舍和果菜田的位置，在田裡放置好幾個塑膠水果，把送貨車放在果菜田旁邊的道路上，最後，在道路的另一端蓋一座「簡單」的商店。

步驟二

你要拿起電話，撥給孩童，並且要求他將某一種蔬菜運送給你，孩童接著要將蔬菜放到送貨車裡，並將車子推到你這裡來，你要把蔬菜放進店裡，將送貨車調頭，然後把車子推回給孩童。當孩童要把下一次你叫的蔬果運送給你的時候，必須先把貨車調頭朝著你，然後才可以再次將貨車推過來給你。你要確定你們兩個人角色有互換，讓孩童能精通這兩種角色。

變化

你可以用任何一種農場來取代蔬果田，不過事實上，你其實可以利用任何一種生產場所，包括工廠也行。如果你有足夠的玩具汽車和一個夠大的汽車拖車可以運輸這些汽車，你甚至也可以讓孩童扮演汽車製造者，而你則扮演汽車商人。

難題及良機

較年幼的孩童會需要練習這個活動中許多不同的技巧，他們有可能永遠都無法將貨車調頭，並推回同伴那裡，你要記得將這個活動分割成好幾個更簡單的行動，然後再漸漸進行。要是孩童堅持要替蔬果標上價格，你可以順從他的意思，只要不讓他掌控遊戲就可以了。

活動 41

第一級，第四階段

商店遊戲

活動重點

★將活動串連在一起以建立更複雜的版本。

★在多重階段的活動裡扮演一個角色。

★練習在商店裡進行買賣。

摘要

既然我們的商品都從農場運到市場來了，我們就準備要開家商店來做生意。這項活動仍然維持有老闆的角色，但是我們加入了一位顧客，並且暫時將農夫的角色去掉。孩童現在有能力練習從顧客和賣方的角度來進行交易了。

參與者

教練和孩童。一旦商店開張了，任何有意願、而且不會加入變化或複雜度的人，都可以扮演顧客的角色。

準備工作

孩童應該要對商店的事務有一些初步的了解。教練和孩童應該要面對面坐著，兩人之間隔著「商店」，替每一種蔬果標上清晰明顯的價錢，顧客應該要有足夠的玩具錢來購買。要是有玩具收銀台，會讓活動更刺激。

教練指導

你要確定孩童在最後有能力去扮演所有三個角色：農夫、商店老闆、顧客。這項活動共有三個步驟：

步驟一

孩童一開始要扮演商店老闆的角色，你則扮演顧客。顧客要告訴老闆他要哪一種蔬果：「老闆，我要買番茄。」然後老闆要跟他說價錢，接著顧客把錢拿出來付給老闆，老闆把錢收下來，放進收銀台裡，然後再替顧客把蔬果包起來，老闆要說：「謝謝！」顧客要回答：「祝你今天愉快。」然後拿走他買的東西。

步驟二

在這個步驟顧客要詢問商店裡沒有賣的物品。老闆要告知顧客他今天店裡沒有該種類的蔬菜或水果，並建議顧客購買別種店裡有的東西，老闆要試著去販賣另外一種蔬果，而顧客則要購買另外一種蔬果，並且照之前的方式結束交易。

步驟三

現在將農場運輸到市場的活動與商店的活動合併在一起，將整個順序從頭到尾上演一次。一開始你要讓新手先維持在商店老闆的角色，所以你要先扮演農夫，然後再搖身一變成為顧客，到最後，你也可以讓新手扮演需要改變角色的那個人。

變化

你也可以設置一個賣檸檬水的攤子來讓商店變得更加真實。在教室或是學校的場合裡，製造物品和設置一家商店會是一個很棒的活動。

難題及良機

如果要從這個遊戲中得到樂趣的話，孩童不應該太在乎物品的價格或是累積錢財，你要確定活動的步調不會讓孩童對數字念念不忘。你應該要掌控活動中一切大小事務，當然也包括商品的價格。

活動 42

第一級，第四階段 停下來、走

活動重點

★學習一起開始進行活動。
★學習停止活動並一同結束。
★協調一個相互的結束點。

摘要

在別的文化裡，兩個相互認識有關係的人，在走路的時候會肩並肩走路，同時一邊聊天說話；然而相反地，美國人傾向於走在另外一個人的前面或後面，對於與同伴身體的距離比較不那麼在意。基於這個緣故，我們並不難看到一個家庭的成員彼此忽略或根本不去注意彼此間疏遠的身影，一直要等到小孩在停車場裡到處亂跑或是從父母的視線裡消失了，他們才會去注意彼此的身影。一般典型的孩童在遇到這種情況的時候會惶恐，但是自閉症程度不等的孩童遇到相同情況時可能不會有感覺。大多數的孩童都很熟悉像是「停下來」和「走」等字眼，但是他們會依賴他人去預期他們的需求，並且依此配合他們。經由這項活動，孩童將學習去察覺與他人肢體協調所帶來的樂趣。

參與者

教練和孩童。

準備工作

在走廊開始進行這項活動，走廊的開始端和結束端要暢通無阻礙。

教練指導

這項活動共有三個步驟：

步驟一

一開始先肩並肩站在走廊的一端，你要握住孩童的手。你要說「走」來開始進行這項活動，你們兩個人要肩並肩走路，一直到你說「停下來」才停，然後你們兩個人就靜靜站著，同時你還要等待大約三十秒的時間，讓孩童能用視覺參照你，要是孩童沒有這麼做，你要移到孩童的視線範圍，並且把他的手放到你的眼睛旁邊。

步驟二

一旦孩童熟練了參照和行進動作之後，你要停止說話，讓孩童不需要透過語言上的提示，在你身邊一起移動和停止。

步驟三

下一步則是把手放開，但仍然肩並肩繼續走路。要是孩童因為沒有握住你的手，而會有跟你保持同步的困難的話，你可以教他輕輕抓住你的裙擺或褲管，這種居間的步驟通常都足以幫住孩童精通這個技巧。

變化

一旦孩童熟練了在他人身旁一起走路後，你們也可以用跳躍的方式進行，要是能自然而然在這些不同的移動方式之間轉換，樂趣會是加倍的。身體不能協調的孩童常常會無法同時一邊走路，一邊用眼睛參照，所以我們會教導他們按照順序進行，你和孩童先看前方肩並肩走三步，然後在第四步的時候，教導孩童用眼睛去參照你。

難題及良機

許多自閉症程度不等的孩童一般都沒有計時的概念，他們不知道自己應該要走多快或走多慢，他們在走廊上走路的時候會引起他人的注意，因為他們的步伐根本配不上其他同儕的步伐，如果發生這種情形，只要多多練習，就能熟能生巧，沒有其他可替代的方法可行。

活動 43

開始和停止

第一級，第四階段

活動重點

★協調「開始」和「停止」的行動。

★利用視覺參照以進行同步行動。

摘要

練習了一起走路之後，我們現在要更進一步教導孩童與同伴一同協調許多不同的「開始」和「停止」行動。在這項練習中，孩童會學習用視覺去參照他們的同伴，來使他們的行動達到同步，而不再依賴言語上的提示。

準備工作

選擇你想使用的活動，並且練習至少三種不同的簡單肢體運動活動，我們建議以下的活動：一起倒落在懶骨頭上面；同時把一件物品（例如玩具車）從桌子上推下去；一起打鼓。

教練指導

這項練習共有六個步驟：

步驟一你要確定孩童已經學會參照你從一數到三，並且以「三」為開始的提示。

步驟二不要用聲音來數數字。當你在數數字的時候，不要出聲音，用極度誇張的方式呈現出數字的嘴形。

步驟三接下來，用點頭的方式取代數數字。點頭的時候，要用相似的誇張方式，當你頭點第三下的時候，就開始進行活動。

步驟四現在我們要在例行慣例中加入一點變化。你要大聲數數字，但是當你數完「二」的時候，要停頓兩秒鐘，然後再說「三」，你要確定當你停頓的時候，有綻放出大大的微笑，以便向孩童傳達這種變化的樂趣。當孩童已經學會去參照你的停頓後，你要用無聲的數數字方式重複，然後再用點頭方式重複。現在再加入更多的變化，不過要一次加一種，你可以練習說：「一、二、三、走！」並且用相同的複雜度變化進行。你也可以試試看：「一、二、三、四。」

步驟五現在我們要進一步，以流暢的方式進行開始和停止。我們先用鼓來練習這項技巧，你要確定孩童知道如何擊鼓發出聲音。現在向孩童解釋說你要當領導者，而且你會告訴他什麼時候開始和什麼時候停止，這裡並沒有數到三的需要。一開始你要極度誇大地使用言語和手勢，來傳達開始和結束的訊息。跟之前的步驟一樣，準備好的時候就可以去除言語上的提示。因為我們用的是鼓，所以並不需要用嘴巴裝出開始和停止的嘴形，反而你要誇張地揮動你的手和鼓槌，當然，鼓聲也可以是一個額外的提示。

步驟六

現在我們要用行動來練習「開始和停止」。你們可以進行「捉人」遊戲，圍繞著一個中央物體相互追逐，孩童知道你可以藉由說出或暗示出「停止」，來讓兩位玩家「定」住，每個人都要保持定住不動直到出現「走」的暗號。

變化

另外一樣有趣的活動，就是兩個同伴一開始分別站在房間的兩端，一數到三就快速交換位置。在這個階段，我們並不在乎同伴們是否能完全保持在彼此身旁，我們只在乎他們能在教練的引導下，以協調的方式開始和停止。我們還有另外一項適合小學生的刺激變化，一個小班級的學生圍坐在桌子旁，領導者發出「開始」的信號，並且敲打桌子，其他學生也跟著一起敲打桌子；然後領導者將手舉起來，並且發出「下去」的信號，接著全班都鑽進桌子下面，緊緊挨在一起；之後領導者再發出「上來」的信號，全班就快速回到座位上，等候領導者再次下達「開始」的訊號，才能再度敲打桌子。

難題及良機

要記得歡呼慶祝所有的成就，即使成就很微小也該如此。同時你還要記得緊緊控制活動，不要讓孩童加入他自己的變化。

活動44

第一級，第四階段

角色扮演

活動重點

★協調角色的行動。

★將兩個不同的角色連結在一起以達到相同的目標。

★角色互換。

摘要

角色扮演活動需要能流暢地輪流進行活動，並且需要與先前活動相似的協調合作，但是其不同點則在於現在每位同伴都有一個不同的「工作」或角色，這兩個角色要像鑰匙和鑰匙孔一樣緊密配合，以便讓活動能夠成功。我們在這項活動中描述了兩項簡單的角色扮演活動：建築者－供應者遊戲以及杯子和彈珠遊戲。

參與者

教練和孩童。

準備工作

你會需要一個長桌子、一些小型塑膠碗、和好幾粒彈珠。

建築者－供應者遊戲教練指導

向孩童解釋說你們要一起使用積木來蓋一座建築物，但是你們兩個人分別有不同的角色，孩童的第一個工作是「供應者」，他要選擇一塊積木並且將積木交給你，而你則是建築者，你要從「供應者」那裡接收積木，並且把積木放在建築體上你認為合適的地方，建築者沒有選擇積木的權力，而供應者則不可以參與實際上建築的工作。你們要練習到孩童變得很熟練了，然後再交換角色。

杯子和彈珠遊戲教練指導

在這個簡單的活動中，一個人將一些塑膠杯放在長桌子上，另外一個人則將彈珠丟進每一個杯子裡，「放杯子的人」要站在「丟彈珠的人」的正前方，放杯子的人要愈快愈好，將杯子放在桌上就移到一邊去，準備好要放置下一個杯子，並且也讓丟彈珠的人有位置可以靠近杯子丟彈珠。而放杯子的人要在丟彈珠的人完成動作之後才可以再放置另外一個杯子。等你們熟練之後，可以試著加快速度，創造自己的世界記錄。

變化

記得要在雙人組的時候重複這些活動。

難題及良機

這是一個很良好的機會，讓孩童練習與他人身體位置之間的警覺心。要是孩童是「放杯子的人」，他就需要移動到下一個位置，留下足夠的空間讓「丟彈珠的人」進行動作。要是孩童有嚴重的視覺組織障礙，「丟彈珠」的任務可能會變得相當困難，你可以試著在桌子上放置方格，來指示每一個杯子的位置。

活動 45

第一級，第四階段

平行扮演遊戲

活動重點

★共享扮演遊戲。

★協調平行角色。

摘要

如果觀察一般典型的孩童進行扮演遊戲，你會吃驚地發現，在遊戲剛開始的時候，出現的變化有限，而且重複性很高。我們接下來將介紹兩項簡單的活動，進行這些遊戲時，需要從事大量且頻繁的目光轉移，同時還要能進行計算時間的動作。

參與者

教練和孩童。

準備工作

進行第一項活動時，你需要兩個洋娃娃、兩個罐子、兩套衣服、兩組牙刷、兩件毯子、以及兩件尿布。進行第二項活動時，你則需要一組積木和兩隻玩具恐龍，這兩項活動所使用的材料應該要分開分別放在兩個箱子裡。

活動一教練指導

面對孩童，並且打開置有洋娃娃的箱子，拿出一具洋娃娃給自己用，並拿出另外一具給孩童拿著，同時要說：「這是我的娃娃，這是你的娃娃。」讓孩童有時間去觀看娃娃，接著問孩童是否喜歡這個娃娃，還是要跟你交換。向孩童展示箱子裡不同的玩具，然後一邊將玩具一對對放在地上，一邊說著：「這裡是兩個罐子。」之類的話，接著你要等孩童將目光轉回你身上，一旦孩童將目光轉回你身上，把罐子拿起來並且說：「我們來餵娃娃吧，我的娃娃肚子餓了。」現在，當你使用其他材料來進行扮演遊戲時，將目光在兩具洋娃娃與你們彼此之間轉移。除此之外，也不要忽略了其他可以用到洋娃娃的活動，像是假裝洋娃娃有傷口，所以你要親親洋娃娃來安慰她，並且幫她貼上繃帶。

活動二教練指導

從箱子中拿出兩塊積木，將你的那塊積木放在毯子上面，並且指示孩童將他的那塊放在旁邊，繼續從箱子中拿出積木，每次兩塊，然後同時排成兩條平行的道路。一但道路興建完成，從箱子中拿出兩隻玩具恐龍，你自己留住一隻，將另一隻拿給孩童，再一次，我們要給孩童時間去摸索玩具恐龍，如果他要求的話，可以交換恐龍。

把你的恐龍放在道路上，向孩童建議說你們的兩隻恐龍要一起走路，然後再一起跑步、一起跳躍，恐龍也可以倒退走或側著走，而且兩人要一直保持同步行動。如果你們喜歡的話，你和孩童可以配合恐龍行動的節奏，一邊唱著：「我們在走路、走路、走路。」

變化

這個遊戲很容易改編成適合年長孩童的遊戲，只要選擇孩童喜歡的物品就可以了，舉例來說，要是孩童對星際大戰有興趣，兩位角色可以在道路上肩並肩，一同走路邁向太空站，或者是兩架戰鬥太空船同時在房間裡飛行。

難題及良機

要是在活動進行中，孩童開始引述一些恐龍的實際資料，你要向他解釋說這並不是一個「實際」的遊戲，而是一個「一同進行」的遊戲，你要重新再來一次，以便能一同進行遊戲。如果你和孩童在讓恐龍走路的時候，孩童忽然離開道路，跑到懶骨頭那裡去，並且說他們要休息一下，這時候你有兩種可能的選擇，第一個選擇就是遵循我們上面所做的步驟，第二個選擇則是詢問孩童他是否願意讓恐龍休息一下，一旦你們同意孩童所要求的，你可以照孩童的意思，在走完這段路之後，先讓恐龍休息一下，然後再讓恐龍回到道路上跑步。這項活動同時也讓孩童有機會體驗用他年齡層典型的玩具進行遊戲。當孩童熟練之後，他將在他所會的活動中加入新的遊戲，以便享受與其他孩童一起玩的樂趣。

活動46

汽車和坡道

第一級，第四階段

活動重點

★輪流和連續性角色扮演。

★目光焦點轉換。

摘要

一旦孩童學會在回應你的臉部提示時，移動身體或停止移動身體，這個時候就可以在簡單的協調活動中，加入一些玩具來進行活動。我們選擇「汽車和斜坡」有兩個理由，其一，這是一個刺激的活動，因為許多孩童相當喜歡交通玩具，我們利用這一點設計了這個遊戲，然而，當孩童獨處的時候，他們都會不斷重複他們所進行的遊戲，通常缺乏任何廣泛社交互動。透過這項活動，孩童將會在雙向互動的人際關係中，學會利用簡單的玩具。

參與者

教練和孩童。

準備工作

為了能進行這項活動，你需要準備一張大小合適的桌子和椅子，十輛火柴盒小汽車，以及一根長軟管，其直徑要足夠同時放入兩輛火柴盒小汽車。教練和孩童面對面坐在桌子旁，將軟管放在你們兩人之間，靠在桌子旁邊，十輛火柴盒小汽車和兩顆音樂球則放在桌子底下，孩童看不到的地方，音樂球是一種金屬做的球，當你滾動或是搖動球體的時候，會發出悅耳的聲音。

教練指導

這項活動共有五項簡單的步驟：

步驟一

把手伸進桌子底下，在你將第一輛火柴盒小汽車拿出來之前，先發出像是「卜、卜，嘟、嘟」的車聲，然後再把火柴盒小汽車送到孩童面前。

步驟二

一隻手指著軟管，一隻手蓋住軟管的開口，不要讓孩童將汽車放進管子裡，如果孩童因為接受這兩個訊息而感到困惑，他的目光會轉移到你身上，這時候你要裝出哭喪的臉，並且搖搖頭說：「不行！」

步驟三

過了一陣子之後，將哭喪的臉轉成微笑的臉，點頭說：「可以了。」等候孩童也點頭回應，將你的手從軟管開口那裡縮回來，讓孩童將汽車放進軟管理。

步驟四

一旦進行過幾次之後，你可以說：「卜、卜！」並等候孩童回應：「嘟、嘟！」然後才將汽車送到桌子對面給孩童，要是孩童沒有這麼做，你要猶豫一下，等十秒鐘然後再說一次：「卜、卜！」給孩童三十秒鐘的時間來做回覆，要是孩童沒有以「嘟、嘟」來接話，你就說出來，並且持續每三次用一次這種未完的句子，一直到孩童能獨自接話為止。

步驟五

現在你要無預警地點頭或搖頭。一旦十輛汽車都放進軟管後，你要搖動一下音樂球，將球滾到孩童那裡並且說：「我們完成了！」這一個步驟不可以忽略，因為孩童常常會覺得脫離遊戲是很困難的一件事，如此一來，這個步驟提供了一個清晰可預測的提示，讓孩童知道遊戲已經結束。

變化

在第一項變化裡，你和孩童需要面對面坐在桌子旁，各自拿著一輛火柴盒小汽車，你們兩個人相互點頭徵得對方同意之後，慢慢將汽車移到桌子中間，軟管則放置在桌子的中間，一旦汽車靠近軟管的邊緣時，你們兩個人必須點頭表示同意，並且互相看著對方，然後才能一起將汽車放進軟管裡。

將汽車倒置放入軟管裡也很有趣，如此一來，孩童就需要跟隨你的指令。還可以將其他東西放入軟管裡，例如，孩童可以拿著一個拼圖框框坐在軟管的底端一旁，你向孩童點點頭，等孩童也回應你表示準備好接受拼圖之後，你就可以透過軟管將拼圖送給他，一次一塊，直到他完成拼圖。

難題及良機

有些孩童喜歡汽車的程度會讓他們無法照計畫進行這項活動，而且有可能會變得過於專注於汽車，要是將活動速度加快，讓孩童沒時間專注於任何一輛汽車，就可以克服這項注意力問題。

活動 47 撞車遊戲

第一級，第四階段

活動重點

★學習與同伴協調放手的行動。
★觀察並修改行動，以增加與社交同伴間的協調。

摘要

我們在協調合作的下一個步驟是學習如何掌握並計算時間。撞車遊戲似乎讓所有孩童都玩得很高興，這是一種簡單的方法來訓練協調合作，同時也讓孩童進一步到更為複雜的程度。

參與者

教練和孩童。

準備工作

你需要兩輛堅固的玩具汽車，大約六吋長，而且可以進行良好的直線移動，你還需要兩塊方形地毯，外加素色、紅色、黃色、藍色、綠色的彩色膠帶。用素色膠帶貼出一段八呎長的直線；在直線的中間，用紅色膠帶貼出一個一呎長的方塊；在方塊的兩邊，用黃色膠帶做出兩條與長條直線垂直的黃色線；在更遠約兩呎的地方貼出兩條藍色線；最後，在八呎線的兩端貼出兩條綠色線。讓孩童可以選擇汽車。

教練指導

這項練習共有三個步驟：

步驟一

你和孩童肩並肩跪在一起，汽車則放置在開始線那裡。在這個步驟，孩童將學習跟你一起同時推動汽車，你要教導孩童與你一起大聲數數字，並且在數完每個數字之後用視覺向你參照，就像是「一（看）、二（看）、三（看）！」在剛開始的時候，兩個人在推動汽車之前，都要先點頭說：「走！」

步驟二

讓汽車移動的距離和速度同步：一旦孩童熟練了同時推動汽車之後，我們接下來就進行協調汽車移動距離的工作。你要告訴孩童現在的目標是讓你們的汽車保持在一起，並且試著讓它們停在相互靠近的地方，要能如此做到，就必須以相同大小的力氣推動汽車，你要確定你沒有修正你的動作以配合孩童的動作，反而是要讓孩童學習去修正他的行為，以便讓他的車子能以更協調的方式前進，要做到這一點需要大量的重複動作和練習，這同時也是一個很好的機會，讓孩童練習去觀察和修正他的動作，以便配合你的動作。

步驟三

現在你移動到中間方塊的另外一側，選擇一條對孩童來說具有挑戰性的開始線，但是不可以讓孩童做不到，然後你們一起數到三，一起推動汽車，試著讓汽車在方塊裡相撞，要是能成功地相撞，你要大叫：「我們做到了！」你的主要角色是做為一個引導者，控制孩童的一切動作，並且增加成功撞擊的次數，你要使用類似以下這種句子：「我們這次放慢一點，看看有沒有效。」一旦你們在近距離的時候可以成功地撞擊汽車時，就可以後退到藍色線，最後還可以移動到綠色線。

變化

一旦你們可以成功地進行撞擊後，可以嘗試進行一些變化。你可以在互相傳送汽車的時候試著改變路徑。你可以嘗試讓汽車以車尾的方向對撞。

難題及良機

有些孩童會對汽車著迷，而且有可能會專注於不重要的物品，像是跑車的數量，或是前後轉動的輪子，因為我們所選擇的都是相當炫的汽車，孩童有可能會被汽車吸引，想要自己一個人玩汽車。

活動 48 滾球遊戲

第一級，第四階段

活動重點

★協調同步的放手行動。

★仔細參照同伴的行動。

★成就感與熟練感。

摘要

這項活動在剛發展的時候，對於年幼的孩童來說，似乎過於困難，不過，我們有一次在進行評估的時候，觀察一位父親教導他的女兒進行這項活動，他的女兒有運動神經障礙而且幾乎全盲，雖然很耗時，不過他是一位很有耐心的大師，而他的女兒則是一位良好的學徒，他的成功讓我們了解，許多我們孩童的能力限度之所以會受到影響，都是因為我們無法體會並精通某項技巧所需要的步驟，雖然我們這樣說，但是當你進行這項遊戲時，不要去計較遊戲的結果，只要能夠進行遊戲就行了。有些孩童可能有辦法站著進行滾球遊戲或是丟球動作，有些孩童可能有辦法坐著進行，而大多數的孩童卻只能進展到這項活動剛起步的動作。因為這項活動相當困難，要是孩童能夠成功，就表示他在自尊及團隊成就感上有所進展。

參與者

教練和孩童。

準備工作

你需要兩個球，兩塊方形地毯或是用膠帶貼出兩條線。兩塊方形地毯之間要隔著適當距離，以便進行簡單的接球遊戲。

教練指導

這項活動共有兩個步驟：

步驟一

一開始先確定方形地毯之間的距離適當，可以在地毯之間來回傳球，適當的傳球次數為十次。你可以在進行活動時，站在地毯上或是坐在地毯上。對於相當年幼的孩童或是症狀較嚴重的孩童來說，方形地毯的距離要近一點，而且一開始要先來回滾球，然後再用丟的。

步驟二

因為孩童已經學會了交易的概念，我們會利用這個概念來解釋這項活動，所以進行活動時要說：「我現在要數到三，然後我們要交換球。」接著跟孩童一起數：「一、二、三、滾！」每數一個數字，孩童的目光應該要從球那裡移動到你身上。你要說「一」然後遲疑一下直到孩童看你，接著繼續數數字並且遲疑一下直到孩童轉移目光；數到三的時候，你要等候孩童轉移目光，然後說：「滾！」或「丟！」當你們同時把球向對方滾出去的時候，你的臉上和聲音中應該要表現出興奮感。繼續以這種方式進行遊戲，直到每次都能穩定且熟練地進行遊戲為止。

變化

變換物體可以讓孩童對這項活動隨時保有高度興趣。我們曾使用過木匠玩具裡的小木槌以及兩塊木製唱片在桌子上進行活動，結果相當成功。使用音樂球的話，可以讓活動進行過程中充滿愉悅的旋律。

難題及良機

雖然說我們還不確定發生的原因為何，不過有些孩童偶爾會覺得與成功反其道而行的動作很有趣，你要確定你沒有加強這方面的觀念。除此之外，你要注意不要讓孩童在這個階段加入變化，同時你也要注意不要自行加入新奇度，我們會在下個階段讓孩童在活動中加入新奇度。過了一陣子之後，我們就可以替孩童創造出熟練感，讓他在丟球遊戲中成功地打破「世界紀錄」。

活動 49

第一級，第四階段

繩子遊戲

活動重點

★協調停止和前進的行動。

★與同伴協調強硬與溫柔的行動。
★發展自我調整。

摘要

我們已經探索了不少的活動，而這幾個活動皆強調協調合作的步驟。你需要在這些活動中，依據自身的作為，以及同伴間更加流暢的互動，去評估同伴的行動，以便能獲得成功。第一個活動是「停止和開始」，其涵蓋的內容多半是一種「一前一後」連續性的協調合作；接下來，當我們結束了連續性的「輪流活動」，並且進入了更具有同時性的動作時，新手就需要增進他們動作的流暢度，在這項活動中，我們會複習之前的概念，並且再加入一個新的，我們會練習強硬的動作和溫柔的動作。繩子可以讓我們明確而且即時從孩童那裡得到回饋。

參與者

教練和孩童。

準備工作

你需要一條強韌的繩子，繩子兩端要有塑膠的手把，可以讓人緊緊抓牢，不會輕易鬆脫，最理想的情況是，你可以買一條可以調整手把的繩子，如此一來，你就可以調整繩子的長短，讓活動練習的距離愈來愈遠。若有需要的話，你要確保孩童背後有軟墊做防護，或是找一位「看護者」來守著孩童，以避免跌倒。

教練指導

這項練習共有四個步驟：

步驟一

兩位同伴面對面站在方形地毯上。一開始要先進行一項簡單的輪流遊戲：你拉然後我拉。拿出有兩個手把的繩子，教導孩童如何緊緊握住他的手把，然後你要輕輕拉，不要將孩童拉離他應該站的地點。在這個階段，你們僅是在練習一種滑順的你來我往動作，你們兩個人都要輕柔地拉拉繩子，並且也讓對方可以拉動自己。你應該要扮演「施令者」的角色，當輪到一方拉繩子的時候，你要喊「拉」。這項活動應該會迅速成為一種流暢的你來我往練習。

步驟二

現在你們要練習「強硬」地拉和「溫柔」地拉。

步驟三

同時用力拉，體驗一下如何讓你們兩人保持平衡。

步驟四 同時輕輕拉，並且繼續保持平衡。

變化

要是孩童的年紀較小，你們可以藉由抓住前臂，進行相同的活動。當孩童變得更加熟練之後，你可以在活動中加入變化，將「停止和開始」的要素加入，也可以配合節奏適時放入停頓的成分。你可以在橡皮筋的兩端加入手把，拿來進行遊戲，如此就可以讓繩子有點彈性。如果你喜歡的話，可以叫孩童用力的拉，而你卻輕輕拉，藉此向孩童展示力量懸殊的效果，不過你要確定能夠安全進行。

難題及良機

不能察覺自身力量的孩童，可能會粗暴地對待物品、寵物，和其他人，對於這種孩童來說，這是一項很好的活動。當你們到第八階段，與同儕伙伴形成雙人組的時候，記得要重複進行這項活動。

活動50

擊鼓遊戲

第一級，第四階段

活動重點

★與同伴協調大聲與小聲的行動。

★協調許多要素構成的組合。

摘要

這項練習會讓孩童接觸行動協調的下一個要素，就是與同伴同步發出音量大與音量小的聲音，除此之外，這項活動也教導孩童去同步進行練習中出現的協調合作組合。順便一提的是，我們喜歡使用鼓來進行這項活動。

參與者

教練和孩童。

準備工作

孩童應該要精通第三階段的活動。

教練指導

這項活動共有五個步驟：

步驟一 給自己和孩童準備一個鼓，你要確定孩童能夠輕易地使用鼓，教導孩童用兩種不同的速度打鼓—快和慢。

步驟二 將要素組合在一起，讓孩童可以用流暢的方式練習「停止和開始」以及「快和慢」。

步驟三 大聲和小聲

一開始就用簡單且直接了當的方式進行遊戲，先用力打鼓一次，等候孩童重複你的動作，然後再輕輕打鼓一次，接著也讓孩童有機會再重複一次你的動作。

步驟四

當你確定孩童可以分辨大聲和小聲之後，就改變這種連續性的進行方式，變成以平行的方式進行遊戲。與孩童一起開始打鼓，然後你要宣布打鼓的聲音由大聲轉變為小聲，在你說的同時，也要同時動手做。孩童會學會跟你一起快速轉變音量，並且跟你以相同的速度一起打擊。當孩童愈來愈熟練之後，你要加入更多的大小聲轉換，不過要逐漸省略語言上的提示。

步驟五 組合要素

一旦這種遊戲型態建立之後，就可以開始進行用「停止和開始」、「快和慢」、「大聲和小聲」組合而成的節奏。這裡有一些可供參考的範例：

開始、停止、大聲小聲

開始、停止、快慢

開始、停止、快慢、大聲小聲

變化

你們可以在繩子遊戲的一來一回中加入「快和慢」的變化。你也可以運用語言來當作練習這項活動的「工具」，當你們正在大聲和小聲之間轉換的時候，你可以根據前後關聯，向孩童發出適當的提示，例如「說大聲一點，我們距離太遠了」或是「說小聲點，我們在教堂裡」。

難題及良機

在這項練習中，你要避免讓孩童自行加入變化。這項遊戲很容易變成即興創作，不過，要是孩童的發展仍然屬於這個階段的話，他會缺乏即興創作所需要的行為調整能力，在未來的活動中，你們將有大量的時間去進行即興創作，並且將樂在其中。

活動 51

第一級，第四階段

型態遊戲

活動重點

★學習去協調不同的型態。

摘要

現在我們要開始進行一種新型的協調合作：簡單型態的配合。大多數的孩童都喜歡使用音樂鍵盤，而且我們在進行這一整套課程的同時，也發現許多可以利用鍵盤的地方。在這項活動中鍵盤首次出現，我們會約束我們的行動，只用一隻手指頭來按鍵盤，而且我們只會使用黑鍵來進行活動，如此一來，我們就有更多的機會創造出具有旋律而且令人感覺愉悅的音樂。

參與者

教練和孩童。

準備工作

基本上，你可以使用鋼琴或是音樂鍵盤來進行遊戲，琴鍵數量沒有限制。你要與孩童肩並肩面對鍵盤而坐，孩童要坐在你的右邊。把鍵盤上的設定鍵遮蓋起來。

教練指導

這項活動共有三個簡單的步驟：

步驟一

告訴孩童你要和他一起創造音樂，你會只用到兩隻手的食指，而且只會彈黑鍵。你要花足夠的時間指導孩童並且讓孩童模仿你的動作，直到你能確定孩童了解這項活動的限制。

步驟二

現在，你要彈出一段非常緩慢、簡單、反覆的旋律。你要交互使用兩隻手的食指，一下用左手彈黑鍵，一下用右手彈，然後再用左手。每一個音符都要持續相同的長度。當你結束後，要向孩童點點頭，向孩童指示，當他準備好可以彈高音的黑鍵時，要向你點點頭。孩童所彈出的音符必須與你在低音琴鍵所彈出的型態相互配合。

步驟三

現在你要彈出速度稍微更快而且更長的旋律型態，當你點頭邀請孩童做相同的動作時，孩童應該要參與。我們再重複強調一次，孩童參與的時候，應該要複製出你所建立的旋律型態。當你再次點頭的時候，這段樂曲就算結束。

變化

你可以使用鼓或是任何其他的道具。你也可以使用麥克筆和紙張來進行動作和視覺型態的練習。

難題及良機

有些衝動性低而且不易分心的孩童，在我們剛開始實驗鋼琴二重奏的時候，會因為鋼琴而變得容易衝動或是分心，他們喜歡用整隻手去敲打琴鍵，製造噪音，而且聲音愈大聲，他們就愈喜歡這項道具。如果你能小心地讓孩童接觸這項活動的話，應該不會造成太大的問題。

活動 52

第一級，第四階段

位置遊戲

活動重點

★對身體的察覺度。

★身體之間的關係。

摘要

在這項練習中，我們的目標是教導孩童，讓他們意識與社交同伴之間位置的關係。我們的練習會著重在近距離和遠距離、面對面接近和面對面遠離、肩並肩／面對面／排列站著等不同的位置。

參與者

一開始教練和孩童，然後兩位孩童。

準備工作

你要先確定孩童了解「近」和「遠」這兩個字的意思，如果你不確定孩童是否理解這兩個字，你可以先進行另外兩種身體位置練習，這兩種不需要使用言語。

教練指導

這項練習共有三個步驟：

步驟一 面對面接近和面對面遠離

「接近和遠離」最主要的要素在於你是否能看到你的同伴（假設你們兩人之間沒有任何阻

礙）。你要確定一開始先利用接近孩童和離開孩童的符號來教導孩童「接近」和「遠離」的意思。當你相信孩童了解這個概念之後，就可以開始進行接下來的簡單活動：舉出一個標誌牌，上面寫著指示，孩童一定要閱讀該指示才有辦法進行必須的動作（例如，該標誌牌可以寫：「走到門那裡並且開門。」如果孩童尚不識字，可以用圖畫符號代替）。孩童閱讀標誌牌的時候，不可以移動身體。一開始，教練應該要面對孩童，以便讓孩童看到標誌，在經過幾次嘗試之後，你舉出標誌牌的時候要站得遠遠的，讓孩童看不到上面寫的字，要是孩童告訴你他看不到標誌牌，你要同意他說的話，不過不要有任何舉動；要是孩童要求你移動，你要照著做，但是不要移動到孩童的視線之內；要是孩童指出你應該要「朝著」他移動，你就照著做，而且你移動的方式要讓孩童變得容易看到標誌牌。

步驟二　肩並肩／面對面／排列

在這項活動中，我們會根據兩個人之間排列方式的不同，進而做出不同的調整來適應不同的變化，在這種情況下，孩童必須以三種不同的方式來回傳球。首先，孩童要面對面站著，來回傳球；然後，孩童要肩並肩站著，不可以轉動或移動身體的其他部分，成功地來回傳球；最後，孩童要排隊站著，在兩腿之間來回傳球。

步驟三　近距離和遠距離

這是我們第一次牽涉「主觀」的身體位置，也就是你的距離遠近完全取決於你想進行的動作而定。如果我想走路到兩哩之外的商店去，就會感覺很遠；如果我想在高速公路上開車開兩哩，這樣就算近。在這項活動中，「遠」和「近」的定義則是基於我們是否能聽到對方的聲音而定。你要重複步驟一的活動，向孩童發出重要的訊息，但是這一次要用語言來發出訊息，而不是用標誌牌。一開始，離孩童的距離要夠近，才可以讓孩童輕易聽到你的指示，經過幾次的練習之後，你要遠離孩童，其距離要夠遠，不要讓孩童聽得見你的聲音，不可以改變音量，要是孩童說他聽不見你的聲音，你要移得更遠，只有當孩童明確提出要求的時候，你才可以向孩童靠近，然後你要移動到原本的近距離位置。

變化

你可以練習其他的身體位置，其中兩個人的位置是相對的，而不是相同的。背對背的方式就是一個很棒的練習。你也可以練習「上面和下面」的位置，就是其中一個人站著，另外一個人躺著，然後進行傳球的動作。

難題及良機

你可能會猜到，這項活動提供了極佳的機會，讓你在具有意義的前後關係中練習語言。你會在我們的活動中發現許多類似的機會，除了「社交」發展會使用這種活動之外，這種活動也經常受到語言和職業治療矯正課程的使用。

活動 53

第一級，第四階段

連結遊戲

活動重點

★學習去分辨連結與非連結。

★合作完成一件簡單的計畫。

摘要

人際關係基本上在乎的是連結與非連結的關係，決定性的變數就是你能夠意識你正處於其中一種狀態。在這項練習中，我們提供了五種不同的活動以及多樣的活動形式，來讓孩童接觸連結與非連結的概念。

參與者

教練和孩童。

準備工作

你需要兩個呼拉圈、一些可以用來交換的物品、一輛玩具火車和軌道、一個音樂鍵盤、一張大桌子、外加四個懶骨頭。孩童應該要熟悉第一階段的「與我交換」遊戲。

教練指導

這項練習共有五個步驟：

步驟一 連結圈圈

在第一步驟，我們要建立兩個個人界線範圍，一人一個。將兩個呼拉圈放在地上，這兩個呼拉圈要靠近，但是不可以相互接觸，你要坐在其中一個的中間，叫孩童坐在另外一個的中間，向孩童解釋你們兩個人都必須待在各自的呼拉圈裡面。現在在呼拉圈範圍內放入一些物品，向孩童解釋你們兩個人在各自的空間內都有一些可以用來交換的東西，但是只有當兩個呼拉圈「連結」（相互接觸）的時候，你們才可以做交換，當圈圈相互接觸的時候，你們可以做交換，但是不可以說話。將呼拉圈連結在一起，並且把要交換的物品拿出去，進行了幾次交換之後，就把呼拉圈分開來，用非語言性的方式向孩童指示「交換」已經結束了，然後再將呼拉圈連結在一起，再一次進行交換。你要用一種流暢的方式將呼拉圈連結在一起與分開。

步驟二 連結火車軌道

在這項活動中，你們兩個人各自建造一部分火車鐵軌，然後再將軌道結合在一起。首先，利用彩色膠帶在地面上或是在一張夠大的桌面上貼出一段區域出來，在這塊區域裡你們可以放置軌道。在上面標示出你們兩人各自的開始點以及一個「接觸點」，在這一點你們兩人的軌道會做連結。你們可以依照自己想要的形狀鋪設軌道，你要替自己和孩童準備足夠數量的軌道拼塊，以便讓活動變得有趣又不會讓孩童吃不消。讓孩童坐在你身旁，相距幾呎遠的地方，告訴他你會引導他的建造計畫。你們兩人要輪流拿一塊軌道鋪設在膠帶所圍成的預定範圍，你們要繼續鋪設軌道，一直到你們兩個人的軌道在「接觸點」相互連結，要是你們的火車是動力火車，可以讓火車在上面跑動以慶祝你們的連結成功，你們還要替完成的作品照張相。當然，你們也可以用你們喜歡的任何物品來裝飾火車軌道。

步驟三 連結聲音

現在我們要回到音樂鍵盤遊戲。讓孩童在鍵盤上選擇一個音階，你則選擇另外一個相互符合的音階，你們兩個人要分別彈奏這兩個音階，兩個音階之間可以有不同的時間差。最後，你們兩人要同時彈出這兩個音階以做為「音階連結」的段落，你要確定你有強調這兩個音階現在處於連結的狀態，接下來，你們要交錯彈奏「連結」與「非連結」的音階。

步驟四 詞的連結

這項活動是由加州的一個家庭所發明的，我們很榮幸能夠得到這一個活動的內容。這個活動需要含有一個詞或兩個詞的句子，將它們暫時分開然後再將它們連結起來。一開始先選擇一個可以容易分成兩半的詞或句子，像是「學校公車」，將其中一半分別寫一張卡片上，在每張卡片下面設置一個小型「基座」，讓它們能像棋子一樣移動。將一張卡片（例如「學校」）交給孩童，然後將另外一張卡片「公車」留給自己，你要坐在一張桌子的旁邊，孩童則坐在與你面對面的那一端，桌子的大小要讓孩童能直接觸碰到桌子的中間，用膠帶在你和孩童之間貼出一條線，接著再沿著這條線用膠帶貼出十個交叉的小十字，以便為你們兩個人標出各五個停止點，最後兩個小十字應該要位於桌子的中間而且相互接觸。現在，你要教導孩童，讓他知道你會給他提示，讓他說出他的詞，在他說了他的詞而且你也說了你的詞之後，你們兩個人都把自己的卡片向前移到下一個停止點。這項活動進行的模式，就是孩童將卡片向前移動一格並且說「學校」，而且你也將你的卡片向前移動並說「公車」。每一次當你們的距離愈近，說出「學校」和「公車」之間的時間差要隨著降低，以便加強刺激感，並且增進連結的程度。當你們愈來愈靠近的時候，你要不斷重複說：「我們快要連在一起了！」到了最後一個停止點的時候，這兩個字最後終於連結在一起，形成「學校公車」，這時候你們說出這個完整詞彙的神情要愈興奮愈好，愈歡欣鼓舞愈好。

步驟五 將兩項活動連結，合而為一

在最後一個活動中，你們要練習將兩個小型的活動連結成一個較大的活動。將四個懶骨頭放在房間的一側，從懶骨頭到房間另一側的開始線用膠帶貼出一條線，然後大概在距離懶骨頭一呎遠的地方設置一個「停止點」。你們要站在停止點上，並且練習一起倒落在懶骨頭上面，你要確定孩童知道這個遊戲的名稱是「一同倒落」，將活動名稱或是能代表活動的符號放置在白板或是標誌牌上；現在，你要教導孩童跟你一起走路到懶骨頭一旁的停止點上，然後再跟你一同退到開始點那裡去，你要再次確定孩童知道這個遊戲是「一同走路」，而且你也有準備代表這個遊戲

的文字或符號。最後你要將這兩個活動連結成一個活動，你們要從開始點開始，一起數數字，迅速走到停止點那裡，然後再一同跌落在懶骨頭上面，這項活動應該要稱做「一同走路和跌落」，之前的兩個標誌牌應該要組合成一個，這時候你們也要再次慶祝這一回的「連結」。

變化

如果能夠成功的話，你們可以試著一起跑步，然後跌落。要是孩童在跌落的時候，眼神沒有朝著你，反而朝向別的地方，你要教他在跌落的時候，身體和臉都要朝著你。你要確定你的臉部表情很誇張，而且如果喜歡的話，可以在你們跌落之後來一點「胡鬧遊戲」。要是你們在音階連結方面相當成功的話，可以嘗試將更多的音階連結在一起，形成一支簡短的音樂篇章。還有另外一個活動就是「連結圖畫」遊戲，你們兩個人要各自畫一張圖，然後再將這兩張圖連結在一起，用膠帶貼起來，例如一間房子和一個車庫，或是你們兩人各自畫出一棵樹或是一個人的一半，然後再連起來，這會是一個很有趣的遊戲，因為兩個人可能同時會畫出男孩和女孩的上半身，或是其中一個人畫出女孩的上半身，另外一個人則畫出男孩的下半身。

難題及良機

試試看你可不可以在日常生活中找到許多種類的連結和非連結，我們的世界裡充滿了許多連結和非連結呢！

活動 54

押韻遊戲

第一級，第四階段

活動重點

★學習去玩弄字詞。

★有創意地去組合字詞。

摘要

有些孩童是靠著死記或是過於死板的方式學習使用語言，這項活動對於這種孩童來說是一項很棒的活動。一般典型的孩童習慣於玩弄字詞，將字詞以無意義的方式組合在一起對他們來說是家常便飯。在這項練習中我們一開始先練習押韻的字，然後再進一步到無意義的字詞組合。

參與者

教練和孩童。

準備工作

孩童必須要能自在地用嬉鬧的方式使用字詞和聲音，孩童同時也應該要有能力閱讀我們在下面所提供的簡單字詞。你要製作一套寫有押韻字的卡片，你要確定將這些卡片分成兩組，我們在下面提供了一套簡單的押韻字。

教練指導

你們兩人各自拿一組押韻字卡片，或是你可以將一組卡片排列開來，讓你們兩人一起使用同一組卡片。向孩童解釋你們要玩一個押韻字的遊戲，你要確定孩童了解這項練習的目的是將聽起來合適的字放在一起，而不需要有任何的意義，只要有趣就可以了，你要向孩童展示遊戲的方式一直到他能夠理解。你們兩人要輪流放置一塊木製積木，然後再將一張卡片放置在其上面。剛開始的時候，讓孩童先開始，你再接著放置合適的押韻字，當你認為孩童已經抓到要領的時候，你可以先開始，再讓孩童接下去，你要確定將兩張卡片放在一起的時候，你有誇大臉部表情和音調，當你放置完你的押韻字之後，你們可以開始玩弄各種不同的組合，這些組合不需要押韻，但是可以非常有趣。

變化

試試看你們是否能創造自己的字詞組合，可以讓你們笑得東倒西歪。在發展語言的時候，若能發展出一套嬉鬧有創意的方法，是一件很重要的事，我們不需要再著墨多談，除此之外，這絕對是一個很棒方法，讓孩童覺得自己有足夠的語言能力，同時還可以避免孩童的說話方式變得矯揉造作、千篇一律。

難題及良機

有些孩童會反對將一些「不應該」在一起的字詞連結在一起，要是發生這種情形，你要確定你有向孩童強調說你是故意將這些沒有任何意義的字詞連結在一起，你們可以輪流進行兩種遊戲的版本，其中一種是將字詞以有意義的方式放置在一起，另外一種是以無意義的方式放置在一起。

押韻詞組

大叫、微笑、國小、車票、微妙、不要

緩慢、偷看、困難、炒蛋、吃飯、讚

乖、摔、歪、壞、快、怪

小狗、小偷、出口、打勾、鈕釦、大頭

第二級

學徒

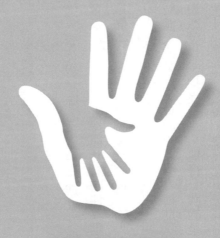

序言

簡介

進入學徒級意味著孩童已經準備好要成為一個「共同調控者」。第二級的主要目標是要教導孩童負起責任，去維持與社交同伴互動的協調性，到了最後一個階段，孩童就不可以憑靠任何規則或腳本，而肩負起調控互動情形的大半工作責任。孩童透過完成這個工作，表現出他們已準備好去接觸變化和新奇度，並且成為「共同創造者」，這就是第三級的主要重點。第二級仍然著重於肢體上的動作，身體的一舉一動是我們學習去與社交同伴協調行動的方法，第二級最具代表性的遊戲就是「捉迷藏」。值得一談的是，這個遊戲中有一個非常有趣的要素，就是一個典型的孩童在被「抓到」之後，會展現出遊戲過程中最大的笑容，儘管我們從實用的角度來看的話，這位孩童其實在遊戲中是輸了。

參與者

我們會在第二級的活動中引進同儕伙伴。必須要仔細選擇相匹配的同伴，他們所熟練的階段大致上要差不多，有一點很重要的就是，每一位同儕伙伴都要知道他的同伴不會替他做事情。我們通常在第七階段的時候才開始從事同伴的組合。

環境

我們還是要小心翼翼地限制我們練習活動的場所，然而，到了這個階段，儘管我們仍然必須仔細限制出現的物體，但是對於視覺上的分心物，我們比較不那麼在意了。

準備工作

我們所強調最重要的一點就是，在你們進入到第二級之前，一定要確定孩童已經貫通所有第一級的技巧。

語言

在第二級，我們用語言來教導規範、溝通調整行動的需要（如降低速度）、加強共同的成就（像是：我們做到了）、以及傳達同伴的鼓勵之詞。我們也開始基於調整和補救的緣故而使用語言，我們可能會用口頭的方式去確定我們的同伴已經準備好了，我們可能會表達困惑，我們也可以用口頭的方式進行人際關係補救的行動，像是當我們將球丟得太高或是丟得太用力的時候，可以說「對不起」之類的話。

用來鼓勵、調整、補救的詞句

鼓勵

- 我們做得到的。
- 你可以做得到的。

調整和補救

- 你準備好了嗎？
- 我準備好了。
- 開始。
- 停止。
- 快一點嗎？
- 慢一點嗎？
- 放慢一點。
- 用力點！
- 輕一點。
- 等一下。
- 別這樣！
- 輪到你了。
- 我還沒好。
- 再來一次。
- 再試試看。
- 改變時間！
- 小心點！
- 我拿到了。
- 我聽不到你的聲音。
- 你懂了嗎？
- 你了解嗎？
- 我搞不太清楚。
- 什麼？
- 你說什麼？
- 現在？
- 你喜歡嗎？
- 你在哪裡？
- 我在這裡。
- 糟了！
- 慘了！
- 沒中！
- 再說一次。
- 對不起！

教練要點

★這一階段重要的關鍵是，改變以小規模、可處理的程度發生。

★讓孩童可以逐漸在共同的活動中加入更多變化。

★持續並小心監控你的語言使用。

★同樣地，你要在活動中小心監控你的步調，永遠可以為了協調的緣故而犧牲速度。

★在第六階段的時候，你可以嘗試搭配雙人組，將兩個不相上下的孩童組合在一起。

★當你加入任何種類的複雜度時，絕對要重新進行之前已經熟練的活動。

★孩童在活動中會有想要表現傑出的需求，而忽略了共享的歡樂和刺激感，你要隨時注意這種情形。

第五階段

變化

階段目標

我們所訓練的孩童經常會認為改變是一種非黑即白、可以一刀兩斷的現象，他們不了解，我們在人際關係中會花上大部分的時間去判斷是否走路要稍微快一點，是否觸摸要更輕柔一點。

活動簡介

學徒必須先能夠有意識地察覺自己的行動，所以我們一開始先大略說明一個簡單的改變，這個改變具有不同的程度。接下來，我們要學習在許多不同領域中協調小改變，孩童要學習以不同的速度讓小汽車相撞，他們要練習「數字撞擊」，就是讓兩個數字相互逼近，到最後成為一個較大的數字。到後來的練習中，我們會在滾球遊戲、擊鼓遊戲、並肩走路的時候，去探索逐步改變的樂趣。在這個階段的後半段我們開始將改變視為一種主觀的經驗，我們會調查當兩人之間的距離過近或是過遠時的感知能力，我們將學習情緒（像是快樂）會以不同的程度表現出來，而且情緒會受到我們獨特經驗以及對事件的反應方式的影響。最後，在我們探索「進步」的概念時，我們會審查自己本身隨時間而做的改變。在第五階段，我們會繼續使用非常簡單的練習，我們致力於將複雜的東西分解成小單位，而且我們每次只針對協調行動中的一個要素做練習。

活動 55

改變的程度

第二級，第五階段

活動重點

★讓孩童接觸行動中的小改變。

★學習去進行相對式的思考。

摘要

這項練習是一個很棒、很簡單的入門練習，讓孩童接觸行動中的小改變（改變的程度），以便與同伴進行協調。以前有一部我們很喜歡的連環漫畫叫做《高與低》（*Hi and Lo*），其名稱玩弄了一下主角的綽號，同時也描述了我們日常生活人際關係中原本就會出現的一些小改變。

關鍵提示

- 留意學徒是否會過於重視「獲得勝利」或是完美主義。
- 試著不要去將完成速度強調為一個重要的因素。
- 要是語言受到限制，你隨時可以使用視覺傳播的方式溝通。
- 將活動維持在自己的控制之下。
- 記得每天都要練習並肩走路，讓學徒為了保持在你身旁所需要付出的責任愈來愈大。

參與者

教練和孩童。

準備工作

你需要兩個海綿做成的「棒子」，通常可以在商店裡的「游泳用品」部門中找到這項物品，你還需要八張懶骨頭、一些可以用來增加高度的物體，以及一個小型的折梯。懶骨頭要分成兩堆，平行分別堆成階梯，各有四個上升的階級數，這兩個階梯之間的距離要夠近，才能讓海綿棒兩端靠在每一個階級上，不過，這兩個階梯之間的距離也要夠遠，才能讓孩童輕易在它們之間移動。小折梯則放置在最末端。

教練指導

你和孩童要面對面站在懶骨頭第一階級前面的地板上，兩個人握住地板上同一條海綿棒，當你說：「高一點。」你們就一起將海綿棒提升到階梯的第一階級，用相同的方式將海綿棒提升到下一個階級。最後一個階級不只意味著「最高」的階級，同時也是最刺激的，這時候，你要大喊：「再高一點嗎？」同時暗示這有可能是一件不可能的任務，你要幫助孩童爬上小折梯，然後將海綿棒放在最頂端。在你們兩個人回味完這一段時光之後，你要接著說：「低一點。」這個時候，孩童要小心走下小折梯，並且與你一起將海綿棒放在懶骨頭堆低一級的位置上，然後再說：「低一點。」並繼續以流暢的方式下降。到後來，你可以用不可預測的方式改變上升和下降的動作，來讓這個遊戲變得更加刺激。

變化

你可以在每一個階級上放一個海綿棒，然後播放凌波舞的音樂，進行凌波舞遊戲，先從最高階級開始下手，你和孩童可以組成一個凌波舞的隊伍，手牽手一起在每一個海綿棒下面移動，你們要試著不可以動到海綿棒，看看你們可不可以愈來愈低。你要記得你有仔細記錄下你們的「最低紀錄」，看看你們是可以在過一陣子之後降低海綿棒的位置。

難題及良機

即使孩童能夠很快熟練這項活動，你也要注意別讓孩童控制了活動，在第五階段的時候，你仍然必須緊緊掌握活動。

活動 56

第二級，第五階段

撞車遊戲變奏曲

活動重點

★練習速度改變的程度。

★迅速適應活動的變化。

摘要

現在我們要讓孩童去練習適應更複雜的改變程度。這一個練習運用了我們最刺激的撞車遊戲。孩童會學會去調整好幾項因素，首先，他們必須在「撞車」和「會車」之間做交替，接下來，他們會改變推車的力量大小，來讓撞擊逐漸變得更強烈或是更輕微。

撞車和會車：

向孩童展示要如何故意讓你的車子相互交會，而不會相撞，相互變換練習「撞車」和「會車」，然後用難以預期的方式流暢地在撞車和會車之間做改變。

用力點和輕一點：

你和孩童面對面坐在方形地毯上，然後回想先前的撞車遊戲是多麼的有趣。向孩童解釋你現在要用更刺激的方式來讓汽車相撞，首先教導孩童如何逐漸加快滾動他的汽車，然後再逐漸降低滾動速度，接著說：「我們現在讓它們快速相撞。」一旦成功了，就告訴孩童你們要用「更加快速」的方式相撞。在你教導慢速撞擊的時候，可以降低並拉長你的聲音，來強調這個改變，例如：「再～慢～——～～點。」

變化

你們可以讓玩具卡車相撞，或是在浴缸裡讓玩具船相撞。你們還可以練習讓汽車倒退相撞，倒退會車。你們可以自行發明新的撞車版本。

難題及良機

你要記得控制好數數字和推出汽車的時間。儘管這個遊戲表面上看起來是一個相當暴力的活動，但是我們在這十二年來，進行這項遊戲的時候，從來沒有見過因為這個遊戲而產生的不良影響。用嬉鬧、佯裝的方式讓東西相互撞擊，似乎會讓所有年齡層的孩童感到格外的興奮。

活動 57

第二級，第五階段

數字撞擊

活動重點

★處理好幾個不同的變化。

★監控溝通。

★對於喜愛數字的孩童，這是一個非常棒的活動。

摘要

這項活動除了與撞車遊戲相似以外，同時也包含了協調行動的韻律，人際關係互動中經常出現各種錯綜複雜的情況，這項活動讓孩童對於這個情況更加了解。悄悄話是我們在這項活動中引進的一項重要的要素，孩童若是想成功的話，就必須核對用悄悄話說出來的訊息，以便確定他所聽到的正確無誤。

參與者

教練和孩童。

準備工作

你需要兩套大型的木製數字牌，大概六呎高，數字從一到十。此外，還要兩個大型園藝手套，可以將數字牌放置在其內部。

教練指導

步驟一

這項活動共有四個步驟：

面對面坐在桌子的兩端，兩個人的面前分別放置自己那堆數字牌，你要從你那堆選擇一個數字，孩童也從他那堆選擇一個數字，為了方便舉例說明，假設你選擇了數字「四」，而孩童則選擇了「七」，不可以向對方展示自己所選擇的數字。

步驟二

不要讓孩童看到牌子，你把數字放進手套裡面，然後將手套放置在你身旁的桌面上，孩童也將自己的數字牌放進他的手套裡。接著，你要說出「四」，而孩童應該要說出「七」，然後你們要一邊移動你們的手套，朝對方靠近一點，一邊說出自己的數字，每次當你們「宣布」自己數字，並且向對方靠近的時候，應該要將目光轉移至對方身上，當兩個手套終於相互接觸的時候，就算是「數字撞擊」。一開始首先移動的人，他的數字要放在「十位」的位置，另外一個人的數字則放在「個位」的位置，在我們的例子中，當兩個手套終於相撞擊時，你們兩個人要大喊「四十七」。

步驟三

當孩童清楚了解這項活動之後，你們在下次進行的時候，你要輕輕說話，讓孩童聽不到。要是孩童沒有注意到這一點，你就不應該移動你的數字牌，並且等候孩童做出注視你的動作，然後你要再用嘴形表達出數字，等候孩童問你：「你說什麼？」你有可能需要提示孩童一下，但是孩童通常來說都會理解，要是他們不詢問你說了什麼的話，遊戲就不會繼續進行下去。

步驟四

這項遊戲還有另外一項進行方式，就是可以增加或降低數值的大小，舉例來說，你可以說你要將你們之前的數字變得更大或是更小，因為你調整了十位的位置，所以對你來說很容易做到。你也可以決定讓你選擇的數字保持相同，然後叫孩童將數字變得更大或是更小。要是你們以團體行動的話，就可以湊出逐漸增加或是逐漸減少的數字出來。

變化

你也可以使用油漆行賣的顏色卡來進行類似的遊戲。當孩童進入了幼稚園之後，他們或多或少都有調色的經驗，這項活動假設孩童對於調色有所了解。你們各自選擇一張顏色卡，假設你選擇「紅色」，孩童則選擇「黃色」，當你撞擊的時候，可以一同說出「橘色」，在這種變化中一樣可以進行悄悄話和改變數值，舉例來說，你可以輕輕說出你的顏色，小聲到以致於讓孩童必須詢問你說了什麼，你也可以建議孩童「我們來讓橘色更淺一點」，然後你們兩人就各自選擇比之前顏色更淺的那一個顏色。對於沒有調色經驗的孩童來說，你要向孩童正確無誤地介紹這個概念，調顏色，一開始先利用點眼藥器或是食用色素或是復活節蛋調色組來學習，你要滴一滴紅色，讓孩童滴一滴黃色，將顏色調一調之後，一起大喊「橘色」。

難題及良機

要是孩童有學習數學的困難，活動的一開始可能會比較困難，你要小心謹慎地使用孩童熟悉的數字，或是在撞擊之前先教導孩童。這項活動可以在學校裡以許多不同的方式進行，來增加學童在教室裡與其他同學的互動，我們利用二加四等於六來做例子，一個孩童持有「二」這個數字，他的同伴持有「四」，他們將數字移動得愈來愈近，當相互撞擊的時候就說出「六」。

活動 58

第二級，第五階段

滾球遊戲變奏曲

活動重點

★快速注意力轉移。
★快速適應活動變化。
★協調丟球的速度。

摘要

我們藉由之前練習過的「滾球遊戲」活動來繼續進行「動作程度」變化的主題。這項活動與先前的撞車遊戲相當類似，然而，這項活動需要相當快速的目光轉移，因為玩家們必須隨時確定他們的球有正確瞄準目標，同時還要準備好去接住他同伴滾來的球，一切都要在相當短的時間內進行。

參與者

教練和孩童。

準備工作

你需要兩顆球，其大小要適合孩童的動作需要，此外，還需要彩色膠帶。把一個一呎長的方塊設置在中心點，在其兩端隔四呎、六呎、八呎的地方分別貼上一條膠帶，如此一來，要是加上中間那個小方塊的話，這項活動就會有四個可以使用的開始點。

教練指導

這項練習共有六個步驟：

步驟一

以坐姿的方式，與孩童隔一段距離，其距離要能讓孩童成功進行活動。使用一顆球來進行遊戲，看你們能夠以多快的速度來回滾動，而不需要停下來。有需要的話可以調整距離。

步驟二

現在你們換球，試著使用更小或是更大的球來滾，看看你們是否有一致的看法，認為某種尺寸的球比較有趣。

步驟三 下一步，當你們將球來回滾動的時候，試著輪流交替站姿和坐姿。

步驟四 現在練習以愈來愈快的速度滾球，然後再練習用愈來愈慢的方式滾球。

步驟五 再加入第二顆球，並重複步驟二、三、四，只不過這一次你們兩個人要同時將球滾出去。

步驟六 當孩童熟練了之後，你可以加入變化，就像之前的撞車遊戲一樣，你們可以交替輪流進行「撞球」和讓球相會而過。

變化

要是孩童的運動神經發展良好，除了滾球之外，你還可以輪流進行丟球、接球、踢球。

難題及良機

要是孩童沒有小心監控，他有可能會受不了這項活動的進行速度，這有可能會讓孩童產生支配的行為或是拒絕進行遊戲。大多數的孩童對於進行活動時插入休息時間都有不錯的反應，在休息之後接著進行的活動，其達成目標較低並且速度較慢，這樣並不表示孩童無法忍受較快的速度，而是表示我們沒有適當地預期孩童的需求。這也是一個機會讓孩童去尊敬你的角色，因為你讓他們達成了他們自己一個人無法達成的成就感。

活動 59

變換鼓聲遊戲

第二級，第五階段

活動重點

★ 使用鼓來創造節奏，並且逐漸改變節奏。

★ 對許多小改變發展出察覺力。

摘要

在這一個階段，我們會讓學徒擁有維持行動協調的體驗，同時也讓他們去適應細微的變遷，我們在這項活動中利用鼓來給予聽覺的回饋。

參與者

教練和孩童。

準備工作

你需要兩具鼓。

教練指導

這項練習共有三個步驟：

步驟一 快速打鼓、慢速打鼓

練習逐漸加快和降低擊鼓速度。一開始先用穩定緩慢的速度擊鼓，讓孩童跟得上，然後逐漸增加你擊鼓的速度，增加的速度要一致，在每次改變速度之前要先仔細宣布：「再快一點！」當你們達到了相當快的速度，就開始逐漸放慢速度，降低的速度也要一致，在每次降低速度之前，也是一樣要先宣布：「再慢一點！」

步驟二 大聲擊鼓、小聲擊鼓

現在重複相同的程序，但是這一次則是改變音量，直到你們達到了最大的音量，然後再逐漸降低音量，直到你幾乎聽不見鼓聲。

步驟三 將兩種組合起來

現在我們要將快速／慢速和大聲／小聲組合起來。首先，練習「既快速又大聲」，然後練習「又慢又小聲」，最後再進行「快速且小聲」和「慢速且小聲」。

變化

一項相當重要的練習就是教導學徒去使用他主觀的知覺，來決定他比較喜歡的改變程度。當你們在擊鼓的時候，看看你們是否能達成共識，決定出一個最有趣的速度，和聽起來最舒適的音量，同樣地，你們也可以嘗試去決定出最適合早晨起床的音量，和最適合晚上睡覺的音量，看看你們是否可以將音量、速度、以及聲音的強度與不同的基本情緒做連結，像是快樂、憤怒、難過等，有沒有「快樂」的鼓聲？「憤怒」的鼓聲又是如何的？

難題及良機

要是孩童在這項活動中表現優異，你們可以試試看更加複雜的「變換旋律遊戲」，這個活動收錄在針對年紀較大的孩童那一冊，需要運用音樂鍵盤。

活動 60

行走變速遊戲

第二級，第五階段

活動重點

★學習與另外一個人並肩走路。

★與你同伴的走路速度保持一致。
★享受協調行動的逐漸改變。

摘要

這一階段其中一項最重要的重點，就是教導孩童在走路的時候能夠待在同伴的身旁，對於在這個發展階段的孩童來說，很少有人可以察覺他根本沒有與另外一個人步調一致。

參與者

教練和孩童。

準備工作

在地板上或是戶外的一塊區域上，用膠帶貼出一條開始線、一條結束線，和兩條平行的「行走」線。

教練指導

這項練習共有三個步驟：

步驟一 愈走愈快、愈走愈慢

數數字然後開始一起走路，你要確定孩童有小心參照你的動作，並且調整他的動作以便保持在你的身旁，在剛開始的時候先不要改變你的速度，不過要確定孩童有配合你的速度，而非你在配合他的速度。

步驟二 加速

現在告訴孩童你們一開始要緩慢行走，然後每次重新開始的時候，要逐漸以稍微更快的速度行走。一開始先用緩慢的速度來回行走一次（從開始線到結束線，再回到開始線），接下來，在每次行走的時候逐漸增加速度，同時一邊清楚敘述你所進行的動作。繼續練習這個動作，一直到孩童可以在任何合理的速度下與你保持並肩行走。你們可以在沒有開始線和結束線的地方以及其他不同的場所練習。

步驟三 變換速度

現在你要在某次來回行走的過程中變換你的速度。告訴孩童你一開始的時候要慢慢走，然後在「回程」的時候要稍微增加一點速度。你們要繼續在每次來回的時候增加速度。我們再強調一次，你要清楚闡述你所做的改變。當孩童熟練了這個動作之後，告訴他你現在要更頻繁地增加你的速度，你要確定你在加速的時候會仔細宣布加速這個訊息，因為你每幾秒鐘就會增加一點速度，當你們到達了合理的最快速度，就開始逐漸減速，看看你們可不可以流暢地進行這個動作，不需要在每次來回的時候稍做停留。

變化

如果孩童有能力而且也願意從事簡單的協調動作舞蹈，你可以選擇一段速度愈來愈快的音樂，然後一起隨著音樂起舞。另外一個有趣的變化就是跟著節拍器的速度一起行走。

難題及良機

這項練習是一項很棒的入門訓練，但是只有當你將這個動作應用到日常生活中的時候，這個練習才會有長遠的意義。你們可以隨時隨地練習一起走路，在購物中心也行，到戶外散步時也行。不管在哪一種情況之下，都要確定孩童有跟隨你的腳步，因為我們非常容易在無意識的狀態下，反而隨著孩童的行走速度而改變自己的速度。

活動 61

第二級，第五階段

太遠或太近

活動重點

★學習去察覺與他人相對的身體位置。

★利用主觀印象決定最恰當的身體位置。

摘要

自閉症程度不一的孩童，常常會欠缺自己與社交同伴之間的相對位置的概念，我們建構了許多練習活動，都是針對這一點而來。在第五階段，身體意識活動的重心，最主要在於學習對小規模的改變有所察覺，其改變則包含了與社交同伴之間距離及方向的改變。身體位置有許多種變化，我們可以一一強調，不過我們在這裡則選擇了其中最關鍵的一種變化，那就是身體之間的距離，也就是朝著對方靠近和遠離對方。

參與者

教練和孩童。

準備工作

最適合進行「靠近和遠離」的地方是在較大的區域範圍，像是在戶外平台或是在私人車道上更好。你要試著找一個表面平坦的地方，可以讓你在上面做記號，而且不需要清除記號，可以讓記號在上面留置很長的一段時間。孩童必須已經熟練先前所有階段所需的身體位置和動作學習目標。

教練指導

我們在這裡描述了兩項活動：

步驟一　靠近和遠離

你們要進行滾球遊戲，可以滾一顆球或兩顆球，選擇一個中心點以及好幾個「滾球」點，用膠帶將這幾個點標出來，你們要移動到最遠的那一點，讓這場遊戲根本不可能會成功地進行。開始進行遊戲後，你要頻繁地暫停遊戲並說：「我認為我們應該要靠近一點。」然後你們兩個人就必須移動到下一條離你最近的「滾球」線再開始遊戲。現在你要讓你們兩個人非常靠近，你要確定你們兩個人過於靠近，讓這場遊戲變得索然無味，告訴孩童：「我們太靠近了，遊戲已經不再有趣了，我們開始向後退吧！」接著再重新開始遊戲，同時要每隔一段時間暫停遊戲，並且不斷向後移動，其間也要不停地繼續來回投球或滾球，當你們移動的時候，要試著去決定到了哪一點之後，你們就無法成功地投球或滾球，你們可以試著在這一點用膠帶貼出兩條線來指示出「丟球臨界」點；接著再逐漸相互靠近，一直到你們幾乎都要踩在對方身上的那一點；之後，你們要再試一次看看，一邊朝著對方靠近，一邊丟球或滾球，你們要決定，到了哪一點之後，你們就過於靠近，讓遊戲變得毫無趣味可言，在這兩點也做上標記；現在，你們要再次後退，這一次的目標是找出讓遊戲最有趣的那一點，在這一點，遊戲仍然具有挑戰性，但是成功的機會也不小，將這兩點也標上記號。當你們進行接球遊戲的同時，你要確定當這些線開始改變的時候，學徒有注意到，如果可能的話，不要移除舊有的線條，你只要在上面標上日期就行了。要是你的學徒的肢體協調能力比較良好，你們可以比較「單球」的最佳投擲點和「雙球」的最佳投擲點，如此可以再次加強身體距離間相對的關係。

步驟二 悄悄話和大叫

現在我們要利用聲音來做一樣類似的活動，你們兩個人要站得非常靠近，可能的話可以站在相互碰觸到的距離，然後練習用悄悄話說話，互相傳遞簡短適當的句子，你要確定你們兩個人聽得見對方講什麼；接著，你們兩個人要逐漸退後，遠離對方，一次退一步，直到你們其中一個人或是兩人都聽不見對方的悄悄話為止，你們要不斷檢查你們是否能夠聽得見對方說的話，當你們到達了「聽不見悄悄話」的那一點，畫一條線做記號；然後慢慢靠近對方，試著決定出「最佳悄悄話」的那一點。用「大叫」的方式重複進行這個遊戲，然後再用「正常說話」方式進行。

變化

你可以嘗試創造你自己的活動，練習「超前」、「落後」或是面對同伴前進和面對同伴後退等變化，如同我們之前所說的，要判斷過於前頭或是過於後頭都是相當主觀的，要是我們在一起跑步時，同時又要試著來回傳球的話，只要有一點落後或是超前都會馬上造成挫敗。當我們在教導適當的身體空間和距離時，「相對」這個問題是相當令人摸不著頭緒的，一切都取決於你想達到的目標，當你們在活動中，經歷不同運動程度改變的時候，要持續不斷提供孩童回饋，讓他知道你們現在過於靠近什麼、過於遠離什麼等。有一項更加高階的活動，就是利用舒服的程度，來判斷你們需要做哪些改變，以便協調你們的動作。

難題及良機

這項活動又是另外一項需要在日常生活中實踐的練習，要不然不會有長遠的功效，我們都知道要如何在某一段特定時間之外繼續練習相對肢體位置的活動，我們都希望孩童可以在任何想得到、任何形式的活動中，隨時隨地考慮到與他人間的最佳距離。

活動 62

第二級，第五階段

快樂程度的遊戲

活動重點

★了解情緒表達的程度。

★學習不同的事件可以引發不同的情緒。

★體會到社交同伴的情緒改變是重要的。

摘要

在這一個活動中，孩童將開始體會情緒表達是以相對程度的方式產生，而不是一種「非黑即白」的事件，這點非常具有關鍵性，可以幫助孩童學習去參照社交同伴情緒狀態的些微改變。

在這一項練習中，我們著重於快樂程度的改變，然而，憤怒程度的改變、傷心程度的改變、恐懼程度的改變也是同等重要的，要利用這些不同的情緒重複進行遊戲。我們將表情改變的程度與孩童生命中不同的事件做連結，這些事件我們相信可以引起該情緒反應，不過，在這一階段，我們仍然不會去在意孩童是否了解每個表情改變背後的意義，我們比較在乎的是孩童能夠明瞭，觀察他人與自己情緒的些微改變是重要的，而且將這些改變當作是重要的訊息。

參與者

教練和孩童。

準備工作

孩童必須完成先前的表達練習活動。

教練指導

步驟一

選擇兩個事件，這兩個事件對於孩童來說要與兩種不同程度的快樂相關，一種你會稱為「快樂」，另一種你會稱為「非常快樂」，舉例來說，吃冰淇淋可能會產生「快樂」的感覺，到最喜歡的遊樂區去可能會產生「非常快樂」的反應。

步驟二

當你將事件與不同程度的快樂做連結後，就要開始練習為不同程度的快樂做出臉部表情，讓孩童在鏡子前面練習做出兩種快樂的臉孔，分別與「快樂」與「非常快樂」相對應，當你覺得你可以清楚分辨出不同的快樂表情之後，替這兩種表情照張相。

步驟三

現在將照片展示給孩童看，並且教導他將照片與造成該快樂程度的事件正確地連結起來，舉個例子說明，就是當孩童看到其中一張臉部的照片後，說出：「這是我的巧克力冰淇淋表情。」

步驟四

接下來把遊戲顛倒過來，先向孩童透露事件的內容，你要問：「哪一個是你的巧克力冰淇淋表情？」讓學徒選出合適的臉部照片，然後做出符合該事件所引起的快樂程度表情。

步驟五

現在，你們要討論生活中某些特定事件所帶來的不同的快樂程度，你要確定這些事件和之前的事件並不相同，才不會讓孩童產生相同的反應。

步驟六

現在，學徒要學習將你不同的臉部表情與你個人的經歷做連結。孩童應該要先看過你其中一個臉部表情，然後再告訴你這是哪一種快樂的程度，例如「一個渡假中的微笑」。

變化

找出許多不同的事件和活動，這些事件和活動要符合這兩種不同程度的快樂，並且利用這些不同的事件來重複進行這個活動程序，當孩童熟練了快樂的程度遊戲之後，就可以接著進行憤怒的程度、傷心的程度、恐懼的程度，其進行方式都是相同的。要是你認為孩童做得到的話，可以試試看他可不可以察覺情緒的四種程度變化。

難題及良機

我們有一些知覺遲緩的孩童，他們對於自己臉部表情的察覺力相當有限，他們似乎感覺不到肌肉動作的回饋，因此無法藉此做出細微的表情變化，他們可能需要從其他方面獲得額外的回饋和練習，才能進一步熟練這項活動，我們知道這並非一件遙不可及的事。

活動 63

第二級，第五階段

興奮的聲音

活動重點

★利用音調的改變來表達不同程度的興奮感。

★學習與簡單情緒對等的聲音。
★對社交同伴的聲音感到敏感，以便獲得情感上的訊息。

摘要

在先前的活動中，我們練習了其他兩種重要的非語言溝通要素，也就是身體間的距離和臉部表情，現在我們將探討第三個重要的要素，那就是聲音。如同先前的練習，我們會將聲音改變的程度與某個特定情緒做連結，在這個活動中，我們針對的是興奮感。

參與者

教練和孩童。

準備工作

孩童必須先完成之前的非語言溝通練習活動。

教練指導

這項練習與上一個臉部表情練習有異曲同工之妙：

步驟一 選擇兩個事件或活動，這兩個事件對於孩童來說要明顯地與兩種不同程度的興奮感有所關聯，例如一種我們稱之為「興奮」，一種稱為「非常興奮」。

步驟二 當你將事件與這兩種程度的興奮感做連結之後，接著將不同的聲音表情與這兩種興奮感做連結。讓孩童聆聽錄音帶，錄音帶中有不同的人傳達他們不同的興奮程度。

步驟三 下一步，讓孩童練習將這兩個程度的興奮感錄音下來，你可以透過播放錄音機提供孩童許多錄音資料的回饋，同時你要確定孩童可以分辨這兩種不同的聲音，當你們決定了最佳的聲音後，就把它錄下來。

步驟四 向孩童播放兩個聲音中的一個聲音，要求他將聲音以及會造成該興奮程度的事件連結起來，舉例來說，「這是到迪士尼樂園，非常興奮的聲音。」接下來，將遊戲顛倒過來，你要向孩童提出一個事件，讓孩童製造出該事件引起的、符合其興奮程度的聲音，例如「到迪士尼樂園的聲音聽起來像這樣」。

步驟五 現在將你自己的興奮程度與你生活中某樣特定的事件和活動連結起來，你要確定跟孩童的事件不一樣，不會引起孩童相同的反應，你要用錄音帶錄下自己的聲音，接著你就要讓孩童將你的興奮程度與你個人的事件或活動做連結。最後，孩童應該要學會在聽到你興奮的聲音之後，就能說出你所表現的是哪一種程度的興奮感，例如「一個渡假旅行、非常興奮的聲音」。

變化

找出許多不同的事件和活動，這些事件和活動要符合不同程度的興奮感，並且利用這些不同的事件來重複進行這個活動，當孩童熟練了興奮感的程度遊戲之後，就可以接著進行憤怒的程度、傷心的程度、恐懼的程度，其進行方式都是相同的。要是你認為孩童做得到的話，可以試試看他可不可以察覺情緒的四種程度變化。

難題及良機

就如同在先前的練習活動裡一樣，你會遇到有些孩童會有分辨不同聲音特質的困難，因此他們發出兩種不同的興奮感聲音，不過只要有足夠的練習，我們發現每個孩童都可以完成這個重要的練習。

活動 64

第二級，第五階段

進步遊戲

活動重點

★學習去察覺進步的程度。

★體驗在團隊或是小組中進步的興奮感。

摘要

學習去理解進步就如同我們先前的一些學習目標一樣，本身並分一種社交技巧，不過，若是能察覺進步的程度，就可以著手去練習任何一種不會立竿見影的技巧，這一點是非常重要的。隨著人際關係技巧變得愈來愈複雜，孩童必須要能獲得暫時的「分數」，以便讓他們知道他們有所進步，儘管他們尚未因為該項技能的增長而有所受益。有一點關於我們的事你必須要知道，那就是我們喜歡捏造出「世界記錄」，這可以成為許多活動進行的動力。

參與者

教練和孩童。

準備工作

如果你要進行撞車遊戲，你需要玩具汽車，你也需要一個捲尺。選擇一個活動，這個活動可以讓你和孩童一同進行，並且逐漸進步。你要確定這個活動可以讓你容易為進度做紀錄，例如，在先前的練習活動中，我們展示了如何用線條來區分撞車遊戲或是來回滾球遊戲的最佳距離；你也可以將目標定義成你們可以持續不間斷地讓汽車相撞多少次。還有另外一個變化，就是你們可以決定在多遠的距離之內，仍然可以成功地來回滾球十次或是連續撞車五次，在這個例子中，你們可以測量你們之間的距離，來表現出你們有所進步。

教練指導

這項活動共有兩個步驟：

步驟一

告訴孩童你們要在某個選定的活動中變得「愈來愈棒」，你們會一起練習，並且看你們可以進步到什麼程度。將撞車遊戲分成好幾個五分鐘長的練習，在你們練習的時候，計算你們一共成功地撞車幾次，並且在牆壁上製作一個成果表出來，上面列出每一次練習的結果。稍後你們就可以算出在哪一次的練習中有最多成功的撞車次數。

步驟二

現在，你們要試著距離遠一點。一開始先相距三呎遠（用捲尺來測量），然後試著連續撞車五次，接著，後退一呎再進行撞車，每次都要連續進行撞車五次，你們要製作你們進度的表格，上面要列出每次練習的日期。你們要記得在成功時好好慶祝一番。如果要讓活動變得更刺激，你還可以為不同的距離設計一個「成就標籤」，例如，當你們到達了六呎遠的地方，你可以說你們抵達了「中級的程度」，七呎遠的地方可以當作是「高級的程度」，八呎可以當作是「專業級的程度」，以此類推。

變化

生命中令人難過的事實就是我們無法永遠都在進步，有時候在通往成功的道路上也會有短暫的挫敗，除了要慶祝我們的小成功之外，我們也要試著尋找一些方法，來「哀悼」我們暫時的失敗。替過去的成功製作一個有意義的紀錄，可以讓孩童在遭遇挫敗的時候，仍然對前途有所希望，沒有什麼方法比這個更好的了，你要確保你將你們的「愈來愈棒」表格隨時放在一旁，並且每次在孩童遭遇挫敗的時候，可以利用它們做為孩童的參考資料。

難題及良機

試著不要使用任何關於速度的條件，因為這會增加孩童的壓力，更有可能讓孩童大哭大鬧。你要特別留意孩童是否會過於專注於贏得勝利或是達到某個特定目標，這些孩童可能還不太適合進行這項練習活動。

第六階段

轉化

階段目標

一直到這個階段為止，我們都著重在所謂「人際關係平衡」其中一半的工作，學徒已經練習了扮演「共同調控者」的角色，學習將自己的行動與同伴的行動做協調。現在，我們要開始強調這個平衡中另一半的工作，那就是學習去享受新奇度和不可預測度，也就是人際關係中具有創意的部分，這樣一來，就可以替第三級做一個開端，因為孩童將在第三級的時候學習成為一個「共同創造者」。在變化的階段，學徒學習了去享受並喜歡改變的不同程度，例如愈來愈快和愈來愈慢，甚至是當改變以不可預期的方式出現時，也讓孩童樂不可支。到了轉化的階段，會出現新的要素，活動樣式會有所改變，而且一項活動有可能會轉化成一個煥然一新的活動，不過其轉化過程是循序漸進的。「跟著領導者走」是轉化階段中最具代表性的活動，領導者可以在一瞬間把行走的動作變換成跳躍的動作、在平衡桿上走路的動作等，而追隨者也要在一瞬間改變自己的動作，以配合領導者的動作。

活動重心

這個階段的活動重點都圍繞在逐步轉化身上，轉化並不會同時出現，而是一步接著一步，以容易觀察的方式出現，才不會讓學徒感到困惑或是吃不消，這就像是用分割攝影的方式，如此一來，每一秒鐘的動作都可以慢下來，讓人好好研讀。在本階段一開始的時候，我們將會學習，一個活動是如何以驚訝、卻又充滿樂趣的方式逐漸轉化為另外一個活動，我們會接著繼續探討物品功能的轉化，也就是我們使用物品的方式和規則。第六階段進行到一半的時候，我們則進入了「相反世界」，在這個地方一切事物永遠是他們原本樣子的相反；然後我們就要探索無預期改變在幽默製造方面所扮演的角色；我們接著會偏離主題一下，進入「變形情緒」的世界，這項練習的設計是用來展示，我們情緒世界會隨著時間的改變而產生急遽的變化；接下來我們會回到幽默這個主題，我們設計了一個古怪的角色扮演遊戲，其中所有的角色都會迅速改變角色的行動，在這項活動中，媽咪會爬進嬰兒床裡睡覺，而嬰兒則會提著公事包，去辦公室裡上班；到了本階段的最後一個活動，我們要探索轉化所具有的美麗，在這個活動中，孩童會體驗音樂是如何在自然世界裡受到運用，來展現出轉化。

關鍵提示

- 要以緩慢、循序漸進的方式加入變化，以便讓學徒能了解每一個改變。
- 記得給轉化後的活動和遊戲結構一個新的名字，讓學徒知道這些活動與原本的不同。
- 到了本階段結束的時候，學徒應該會渴望更多的新奇度，並且將變化視為樂趣和刺激的最主要來源。
- 你應該會觀察孩童對於改變的適應力和容忍度有顯著上升。
- 你要確定幽默並不需要靠著固定的腳本來發展。

活動 65

活動轉化遊戲

第二級，第六階段

活動重點

★享受無法預期的新奇和改變。
★了解一個活動是如何轉化成另外一個活動。

摘要

在上一階段，我們教導孩童在單一變數的情況下，去適應改變的不同程度，像是快一點／慢一點和用力點／輕一點。這項活動是第一個讓孩童接觸到一種新型改變的活動，其中一個活動會逐漸轉化為另外一個活動。如同我們許多其他的練習活動一樣，我們也會提供一個範例活動，我們希望這個例子能讓你獲得更多的點子，想出更多的活動出來。

參與者

教練和孩童。

準備工作

為了進行我們所選擇的基礎活動，你需要四十八張卡片或是紙片，其顏色要不一樣，形狀也要不一樣，要有十二張的三角形、十二張的方形、和十二張的圓形，另外十二張要剪成兩個長方形，其頂部有個小部分像「橋」一樣將兩邊連接起來（形狀就像是兩隻腳外加一小部分腹部範圍的軀體形狀）。這些卡片要有三種顏色，你要將這些顏色平均分散到四個形狀裡。

教練指導

一開始先教導基礎活動，這個基礎活動會在不久的時間產生轉化。將卡片分成兩堆，一堆你自己留著，另一堆交給孩童，然後開始進行配對遊戲，孩童必須在他的卡片中找出與你打出的卡片相配的，才能將該張卡片打出去，當你取出一張卡片之後，將該卡片放在桌上，孩童也要取出一張，放在你的卡片下方，要是孩童拿錯卡片，你要叫他把卡片取回去，再嘗試一次，直到他拿出相配的卡片為止。現在，你要進行第一項活動，也就是形狀配對遊戲。將三個三角形並排放在桌上，只要是三角形，不管是什麼顏色都可以構成配對，接著放置三個黃色的形狀，任何黃色的形狀都可以構成配對；下一步，再拿三個三角形來放，這一次只有圓形可以與其構成配對，現在將任何顏色的方形直接放置在孩童的圓形下方，唯一可以構成配對的形狀只有「軀體形狀」，當你們完成了三排之後，要是孩童還沒注意到，你要指著你們剛完成的形狀說：「看看我們做的！這是一個人！我們再做多一點！」再放置另外三排的三角形，看看孩童是否能夠理解，這項活動到了這個時候已經不再是配對顏色，而是拼湊一個人形圖樣出來，有三角形的帽子、圓形的臉、方形的中間部分、以及長方形的軀體。現在拿出麥克筆，你們要一起畫出臉部表情和其他你們想替這個人形添加的裝飾圖案。

變化

利用積木建造好幾座塔，然後再拿出一顆球，練習將這些塔擊倒。一起製作爆米花，然後你們其中一個人拿著一個籃子，另外一個人練習將爆米花丟進籃子裡。我們希望以上的範例可以提供你們許多點子，讓你們知道如何進行轉化遊戲，也就是將一個活動逐漸轉化為另外一個活動。

難題及良機

取決於孩童的年齡大小以及孩童的理解程度，你有可能需要「操縱」這項活動，以便讓活動順利進行。你可以使用任何數量的卡片、顏色、和卡片外觀。

活動 66

第二級，第六階段

功能轉化遊戲

活動重點

★靈活、多方的思考。

★快速的適應力。

摘要

功能性轉化與活動轉化相當類似，唯一不同的就是，現在進行的活動要保持不變，而我們用來進行活動的手段會以無法預期、充滿樂趣的方式突然改變。

參與者

教練和孩童。

準備工作

你需要幾個籃子、一些迴紋針、幾顆球、幾張椅子、積木、一張桌子、兩頂帽子、一盒動物餅乾、還有假人。

教練指導

我們在下面呈現出三個主要的活動形式：

出乎意料的取代：

一開始你們兩個人都要戴上帽子，進行將球投入籃子中的遊戲。剛開始孩童要當丟球的人，而你則當接球的人。接著把籃子放下，把帽子脫掉，告訴孩童你要繼續進行遊戲，不過這一次你要用帽子來當籃子。跟孩童交換角色，讓他用自己的帽子做籃子來接球。繼續進行這項遊戲，並且拿小型填充玩具取代球，成為你們投擲的物品。

出乎意料的轉換：

一開始先進行扮家家酒的晚餐遊戲，你們要坐在椅子上，將食物放置在桌子上。你要忽然間告訴學徒交換的時間到了，然後，你們要坐在桌子上，並且將食物放置在椅子上。

怪異的結束：

一起用積木建造一座房子，你要確保在你們蓋屋頂之前，積木就已經用完了，拿出一盒動物餅乾，接著將動物餅乾用迴紋針結合起來，做成屋子的屋頂。

變化

你們可以在結束最後一個活動的時候，假裝有兩隻怪獸（你和學徒）來了，並且將屋頂吞掉，我們也喜歡使用酷斯拉或是大金剛的玩具模型來進行遊戲，要是你們使用這兩種玩具的話，你要記得在屋子裡放一些假人，以便讓你和學徒製造出一些尖叫的音效。你也可以再重複進行一次這項活動，如果可以的話，這一次完全使用動物餅乾來蓋房子。

難題及良機

這又是一次很棒的機會，可以讓你教導孩童靈活的思考和快速的場景轉換，這些活動只是我們在這個階段所練習的許多活動中的一些例子而已，這些活動可以讓孩童對於預料之外的即興創作逐漸增加了解和喜愛程度。到了這個階段結束的時候，我們所訓練的孩童就會非常渴望有出乎意料的新奇舉動，要是有機會讓他們參與創作或是角色扮演，他們會感覺特別興奮。

活動 67

第二級，第六階段

規則改變遊戲

活動重點

★靈活適應能力。

★適應快速的規則改變。

★享受某種程度的不可預測性。

摘要

在這項活動中，我們將我們熟悉的遊戲規則徹底改變，把它們變得非常不一樣。我們一開始進行的是一個簡單的遊戲，像是「糖果王國」之類的，接著你會把規則一個接著一個改變，如此一來，也讓遊戲搖身一變，成為另外一個非常不一樣的活動。

參與者

教練和孩童。

準備工作

你需要仔細選擇一個遊戲來進行。你可以檢視規則改變的範例，看看你可能還需要哪些材料。

教練指導

在範例中我們要使用「糖果王國」來進行活動，不過，任何具有規則的遊戲或活動都可以拿來使用。告知孩童你們要進行這個遊戲，但是你們要用一種特殊的方式進行遊戲，你們要練習讓許多規則改變，在改變規則之前，你會宣布「規則改變」，並且與孩童做確認，為了確保孩童已經準備好了，你要說：「規則改變了，你準備好了嗎？」在兩次改變規則的中間，你要讓孩童的興奮感和注意力保持在下一次的規則改變，你要確定孩童不會過於專注於遊戲本身。一開始進行遊戲的時候，要使用標準的規則，在你們兩個人都輪過一次之後，才進行第一次的規則改變，你們要停止遊戲並且宣布：「規則改變！」接著說：「現在我們要抽兩張牌，而不是一張牌。」繼續使用這個規則好幾次，接著再進行下一次的規則改變，然後持續不斷做有規律的改變，我們在下面提供了一些改變的例子。

變化

除了可以參考改變的範例之外，你還可以儘管去創造你自已的變化。不要忘記你可以使用任何你喜歡的遊戲，當你們已經完成了許多規則的改變之後，你要記得替遊戲取一個新的名字，例如「可笑的糖果王國」，你要確定孩童能夠理解你已經創造了一個煥然一新的遊戲，只是這個遊戲看起來有點像它的舊版本。把新規則寫下來，並且固定一段時間進行這個遊戲和普通版本的遊戲。

難題及良機

記得不要選擇有可能會讓孩童特別戀棧的遊戲。要是孩童具有高度的競爭性，最好事先教導孩童一個新的遊戲，然後在他可以完全投入於遊戲之前，就開始進行這個活動版本，到了第八階段，當我們引進雙人組的時候，這就會成為一個相當棒的活動。我們到了第十階段時也會再重複一次這個活動，那時候同伴們就要「共同創造」遊戲的變化。還有到了第十一階段的時候，挑戰者就要在「快速進行中」的遊戲中「即興創造」出變化。

糖果王國的改變範例

- 利用填充狗來當作其中一位玩家，進行「狗的糖果王國」遊戲，遊戲中你們必須用狗叫聲來傳遞訊息，不可以說話。

- 抽出兩張牌，選擇最好的那一張。
- 抽到綠色卡片（你們可以自行決定一種顏色）的話，就必須退後。

活動68 相反世界

第二級，第六階段

活動重點

★能在相反的活動中獲得樂趣。

★喜歡預料之外的轉化。

摘要

另外一種轉化的發生，是當一種東西出其不意地轉變為其相反的東西，我們都喜歡這種類型的驚奇，而且也希望我們的孩童也會喜歡這種驚奇。在這項練習中，我們把接球遊戲轉變為「掉球」遊戲，我們在打招呼的時候說再見，而不是你好，普遍來說，我們都能享受創造相反事物的可笑程度。這項活動中另外一個重要的改變，就是我們現在會以更為流暢的步調來進入轉化，不會事先告知，到了這個階段，孩童應該可以面對這種步調快速的改變。

參與者

教練和孩童。

準備工作

到了這個階段，對於目標在產生共同大笑的驟然改變，孩童應該會感覺比較舒坦一點。你需要一顆球、一個白板、幾枝麥克筆、一個拼圖、一個棋盤遊戲、一些可以用來進行扮家家酒的道具。

教練指導

你可以在開始這一連串的活動之前，先向孩童解釋「相反世界」的概念。當你進入相反世界之後，無論你做的是什麼事，都會突然轉變為其相反的意義。在這個階段，只有教練有能力開啟相反世界的大門。我們在這裡呈現出四個步驟，這四個步驟可以構成無限量的「相反」活動。

步驟一 成功的相反

一開始先進行接球遊戲，看看你們兩個人可以連續進行幾次沒有掉球。現在告訴孩童你們要進入相反世界了，新的遊戲是要看你們能「差一點接到」球幾次，但是不可以接到，你要向孩童展示如何「差一點接到」球，也就是要幾乎接到球了，但是還是沒有接到。看看你可不可以向孩童展示二到三種「差一點接到球」的方法，然後就開始進行遊戲。你要試著發明新的「差一點接到球」的方法，將這些方法記錄下來，以供日後使用。

步驟二 目標的相反

拿出白板並且開始進行活動，你們要一起輪流畫出一個精巧的圖案，一旦你們的圖案蓋滿了整個白板之後，你就宣布進入了「相反世界」，告訴孩童在新遊戲中你們要輪流將圖案的一部分擦掉。你們還可以用拼圖來進行類似的活動。

步驟三 規則的相反

一開始先進行像是「糖果王國」的遊戲，在遊戲進行到一半的時候，你要宣布進入了「相反世界」，告訴孩童現在的遊戲目標是要倒退到開始點，而且愈快愈好。你們要退回到你們抽出的卡片顏色上面。繼續進行這個遊戲，過一陣子之後你要再次大喊「相反世界」，然後又回到前進方式的遊戲版本。

步驟四 角色扮演的相反

你們要練習一種簡單的角色扮演遊戲，也就是早上起床、吃早餐、上學或上班、回家、吃晚餐、上床睡覺，你們可以有兩個平行的角色，假裝彼此是兄弟或是姊妹，也可以是互補的角色，就是一個是父母，一個是小孩。你要宣布進入「相反世界」，教導學徒如何反方向進行角色扮演遊戲：晚上起床、脫下睡衣、穿上衣服、吃晚餐、上班、回家、吃早餐、穿上睡衣、睡覺，接著再用原本的順序進行角色扮演一次。

變化

就跟先前的活動一樣，我們相信你可以自己創造出無窮的變化。

難題及良機

你有可能早就想到，這個活動對於有靈活思考及場景轉換困難的孩童來說，是一個非常良好的訓練。過了一陣子之後，大部分的樂趣應該都是來自於不可預測性，孩童必須無法知道教練何時會大喊「相反世界」，接著歡樂就跟著開始了。

活動 69

第二級，第六階段

出乎意料的笑話

活動重點

★學習幽默的真正功能。

★找尋照本宣科之外的笑話。

★發展即興的幽默。

摘要

讀過史帝夫第一本書的人，大概都會記得我分享過的一個苦樂參半的小故事，這是關於一個孩子的故事，他努力學習「敲敲門」這個笑話，但是當他遇到一個年紀更小的幼童時，因為他不知道這個笑話的形式，雖然說這個笑話逗得幼童很快樂，但是他的反應卻是錯誤的，這件事也讓我們客戶暴跳如雷。我們盡心盡力幫助孩童，讓他們學習笑話和幽默的主要功能是共享的歡笑，而不是正確地呈現這個笑話出來。在這項活動中，我們會強調這個觀念，我們會教導孩童去修改笑話，以便讓笑語以不可預期的方式脫離原本的稿子。

參與者

教練和孩童。

準備工作

完成先前幽默和荒誕的活動對於孩童來說非常重要，如此一來他才有辦法體會突然間的轉變。一旦你用光了我們所提供的笑話範例，你就需要自行創造你自己的笑話。

教練指導

告訴孩童你要教他如何變得非常有趣。首先，教導孩童笑話的「有趣」版本，「非常有趣」的版本要在教完「有趣」版本之後再告訴孩童，這樣的效果最棒。在孩童學會了「有趣」版本之後，教導孩童「非常有趣」的版本，然後要教他如何將這兩個版本連續快速說出來，你要確定孩童有和家人或是熟識的人練習這些笑話，同時你也要確保每個人在聽到「非常有趣」版本的時候，笑得更加大聲，我們會呈現四種轉化笑話的形式，我們希望你和孩童能夠發展出更多的笑話：

形式一 變換笑話中一個重要的要素，讓它一樣有趣。

● 「有趣」版本

敲敲門！　是誰？
香蕉。　誰是香蕉？
敲敲門！　是誰？
香蕉。　誰是香蕉？
敲敲門！　是誰？
橘子。　誰是橘子？
橘子，你該高興我沒把你叫成香蕉。

● 「非常有趣」版本

敲敲門！　是誰？
椰子。　誰是椰子？

敲敲門！　是誰？

椰子。　誰是椰子？

敲敲門！　是誰？

鴨子。　誰是鴨子？

鴨子！椰子要掉到你頭上去了！

形式二 我們將笑話的主題交錯敘述。

● 「有趣」版本

為什麼雞要穿越馬路？　為了到馬路的另一邊去。

● 「非常有趣」版本

為什麼馬路要穿越雞？　因為馬路正穿過肯德基。

形式三 我們把一個笑話變成另外一個笑話。

● 「有趣」版本

為什麼雞要穿越馬路？　為了到馬路的另一邊去。

● 「非常有趣」版本

為什麼火雞要穿越馬路？　為了到馬路的另一邊去。

為什麼火雞要穿越海洋？　為了躲避感恩節。

變化

讓孩童練習替這些他們知道的開頭接上可笑的結尾，不要擔心孩童創造的結尾沒有任何意義，只要能讓你大笑就行了。

難題及良機

這項活動跟我們呈現的許多其他活動一樣，都將社交場合定義為即興有創意的，對我們的孩童來說，這是一個相當珍貴的資產，可以讓他們的一舉一動處處吸引著同儕伙伴。你要記得利用許多的笑話和變化來練習這個能力，不只是使用我們以上範例而已，你也要記得，許多年幼孩童賞識同儕伙伴所帶來的熱忱和共享歡笑的程度，遠比他們賞識邏輯和「正確無誤」的程度來得高。

活動 70 變形情緒

第二級，第六階段

活動重點

★ 介紹情緒的快速轉變。

★ 認識情況改變的快速。

摘要

我們在生活中的情緒有時候可能會迅速轉變為其恰恰相反的情緒，我們可能會相信有事情發生了，而且也發現事實上發生的事情剛好是我們所期待的相反事情。這項活動可以讓學徒接觸預料之外的情緒轉化，同時也可以讓他們了解，一個局勢可以做迅速轉換，所以我們不應該永遠期待一切都會照著我們認定的方式去進行。

參與者

教練和孩童。

準備工作

使用一些道具可以讓角色扮演變得更加刺激、真實，要是你能以換帽子來指示角色的轉變，也會有所助益。

教練指導

我們會呈現四個簡單的場景來說明這項練習。告訴孩童你們要學習角色扮演，以便表演給家長和其他孩童觀看，你和孩童的情緒應該要符合故事中角色的情緒變化，當故事進行的時候，你們要一起假裝快樂和難過。

快樂轉為難過：

教導孩童一個簡單的角色扮演遊戲，戲中孩童要待在家裡應門，教練則要假裝是郵差，在門外敲敲門讓孩童開門，郵差要說：「恭喜你，你贏得了一百萬元，這是你的支票，祝你有愉快的一天。」孩童要接下支票，並且假裝很快樂、很興奮，然後又是另外一陣敲門聲，學徒將門打開，這一次則是稅務人員，稅務人員要說：「你好，我是稅務人員，我聽說你剛得了一百萬元，對不對？你必須要因此而繳稅。」稅務人員假裝用計算機算了一下，然後說：「你所欠的總稅額高達一百萬元，請你馬上繳給我，要不然我要把你關起來。」學徒將支票交給稅務人員，這時候學徒要覺得很難過。

預料之外的情緒一：

孩童扮成郵差來敲門，教練開了門之後，郵差要說：「恭喜你，你剛贏得了一百萬元。」教練聽完則開始難過哭泣，郵差要問：「怎麼了？你沒聽清楚嗎？你贏了一百萬元耶！」教練繼續哭泣並且說：「我知道，但是我需要兩百萬來還清我的債，我只贏了一百萬而已，真令人痛不欲生！」你們記得要互換角色。

預料之外的情緒二：

在最後一次角色扮演的時候，孩童要假裝成強盜。他要闖進教練的家裡，並且把電視機偷走，他要大叫：「啊哈！我偷了你的電視機。」接著就抱著電視機逃走，教練聽了要裝出非常擔憂懼怕的表情，過了一陣子出現了敲門聲，孩童這時候要扮成警察走進來，當警察見到了教練時，教練要面帶笑容，警察要對他說：「你好，我是警察，為什麼你這麼高興？你的電視不是被偷走了嗎？」教練要一邊笑一邊說：「我有兩台電視機，一台已經壞掉了，因為壞掉的那台太大了，我搬不動，無法丟掉，那位強盜偷走的是壞掉的那台，要是你抓到他，記得要幫我謝謝他，因為他替我處理掉那台電視機。」

變化

你可以在最後的角色扮演遊戲中做個變化，讓強盜在抱著電視機逃走之後感到心情愉快，等他回家後把電視打開，才發現電視已經壞掉了。

難題及良機

你們要在演出之前先練習過劇本，以便讓孩童能流暢地扮演他的角色。記得要將劇本分割成好幾個部分，然後再組合起來。取決於孩童的年紀和理解程度，你需要對劇本做適當的調整。

活動 71

角色逆轉遊戲

第二級，第六階段

活動重點

★了解角色並非總是照本宣科。
★學習避免做出刻板的假設。
★喜歡見到他人的舉止「不合其職」。

摘要

在這項活動中，我們要進行一種不同的角色逆轉遊戲，與先前階段的遊戲不一樣，這次不是交換角色，而是遊戲中角色的言行舉止以一種荒誕有趣的方式產生轉化。

參與者

教練和孩童。

準備工作

提供足夠的道具，讓孩童可以喜愛並享受這場角色扮演。每部角色劇所需的道具應該都相當清楚，不需特別說明。

教練指導

我們將展示三種不同的角色逆轉場景，請你也自行創造出許多自己的變化。

媽媽和爸爸

教練和孩童分別扮演媽媽和爸爸，他們同時也要假裝有一個小孩。本劇一開始的時候，媽媽、爸爸、小孩都坐在早餐桌旁，吃自己的早餐，並且談論他們當天所要做的事情，桌上放了一個非常「商業用」的公事包，「爸爸」要宣布上班的時候到了，接著，小孩要假裝拿了公事包，出去上班了，媽媽則到嬰兒床那裡去睡覺，爸爸則穿上圍裙洗碗。

警察和強盜

教練一開始要扮演警察，孩童則扮演強盜，你要確定兩個人都穿上容易辨識角色的服裝。警察和強盜都在銀行裡面，警察脫下他的警察制服後，裡面穿著一件強盜裝，他要拿出他的槍並且說：「大家別動，這是搶劫，我騙了你們，我實際上是強盜，不是警察，把你們的錢財交出來。」這時候強盜要脫下他的強盜裝，裡面則穿著警察配備，他也把槍拿出來並且說：「把槍放下，強匪，我其實是警察扮成的強盜，你準備去坐牢吧！」

杜斯克醫生診所

製作一個大招牌，上面寫著「動物診所，杜斯克醫生看診」，用積木建造一座「診所」，把招牌貼在診所的前面，你要確定診所內有兩間不同的房間。把一隻大型塑膠大象交給孩童，把一個大型塑膠人物模型交給教練，這個人物模型似乎是個醫生。本劇一開始，兩位角色都要在診所裡面，分別在不同的房間內，大象要走到人類的房間，房間裡有個玩具檢驗桌，桌上放了一個玩具聽診器，大象和人類相互打招呼之後，人類就坐在檢驗桌上並且說：「杜斯克醫生，我覺得不舒服，我希望你能幫助我。」大象接著用聽診器檢查人類並且說：「嗯，我認為你感染了大象流行性感冒，我保證可以治好你的感冒。」

變化

有一個與第一個角色劇相似的遊戲就是母親和小孩的逆轉遊戲，所有的孩童都喜歡扮演這齣劇。劇中的角色是爸爸或媽媽以及小孩，此劇一開始是在深夜，小孩在樓下的客廳看電視，父親或母親則在樓上，忽然間，這對父母躡手躡腳，靜悄悄地溜到樓下來，小孩向四周望了望，察覺到父母，於是小孩皺起眉頭說：「我不是告訴過你要待在床上嗎！」父母要看起來像被「抓到」一樣，連聲：「對不起！」然後跑回床上去。現在，看你們可以創造出多少種變化出來！

難題及良機

這些角色劇和先前活動中的笑話，要是能在懂得欣賞的觀眾面前表演許多次的話，效果會非常良好，家庭成員和同儕伙伴的掌聲和歡笑聲會讓辛勤的排演變得更加值得。

活動
72

第二級，第六階段

韻律轉化遊戲

活動重點

★審美觀。

★做出主觀的印象。

摘要

在第六階段的最後一個練習中，我們要向前跨一大步，進入一個新的領域。我們稱之為「美的轉化」。隨著我們活動的進展，我們從非常具體的結構性改變，演進到修改過的規則、角色、及幽默要素。現在我們要根據音樂旋律、音量、速度的改變，來轉換我們的主觀反應。

參與者

教練和孩童。

準備工作

在這項活動中你需要兩具鼓。

教練指導

這項練習共有四個步驟：

步驟一

一開始先教導學徒，讓他知道不同類型的音樂可以激起安詳、輕鬆的感覺，或是激烈、恐懼、憤怒的感覺。只有當你確定孩童可以輕易分辨這些不同點的時候，你們才可以繼續進行下去。

步驟二

教導孩童用輕柔、安詳的方式擊鼓，教他跟你一起擊出簡單的旋律，輕輕打擊，引發你們沉著安詳的感覺。當你們熟練了這個步驟之後，用錄音機錄下來。

步驟三

下一步你們要練習激烈的部分。這一回你們剛開始的時候要輕輕擊鼓，但是鼓聲要逐漸愈來愈大聲，當你們的鼓聲變得相當大聲的時候，看看你們可不可以製造出像暴風雨一般的音效。當你們準備好的時候，也把這段旋律錄下來，取名為「暴風雨」。

步驟四

練習的最後一個部分，要你們將這兩種旋律組合在一起，錄在錄音帶中。如果你們想要的話，也可以試試「現場」演奏，當你們成功的時候，可以將錄音帶放給自己和其他人聽，取一個新的名字「平靜的日子轉為暴風雨」。

變化

你們可以試著利用鼓將一首輕柔的歌「雨滴」轉變為一首喧鬧刺耳「暴風雨」版本。

難題及良機

這項練習除了是個相當良好的手段，可以讓孩童練習情緒、視覺洞察力、和運動神經之外，還可以做為孩童進入下個階段「同步化」的入門活動，在這個階段裡，學徒會學習調整自己的行動，並且根據我們的行動同時協調他們的行動，以便進行許多不同種類的「雙人遊戲」。

第七階段

同步化

階段目標

現在我們要開始新的階段，在這一階段學徒要負起責任，調整自己與其他人的互動，以確保他們保持在協調的狀態。我們在第七階段會從事更加複雜的協調活動，學徒將學習更多在真實生活與複雜的互動中，成為一個同伴所需要的要素。「邊唱邊跳」是良好的第七階段範例，這一階段有一個階段框架，但是想要成功的話，還是需要兩人相互的調整和協調。拿著一個水桶一起走路是第七階段的另外一個活動範例，你們要一起拿一個東西，一同搬運這個東西，同時還要保持在並肩的位置。

活動摘要

我們在本階段的一開始，先練習一個簡單卻關鍵的同步化，也就是學習一同開始和停止。孩童會學習好幾種方法，去參照社交同伴的準備就緒狀況，也將學到如何傳達他們自身的準備就緒程度，這將會帶領我們邁向一個新的技巧領域，也就是自言自語，為了要讓孩童在複雜的活動中將自己的行動同步化，他們必須用一種手段來讓自己能迅速修改自己的行動，自言自語則提供了孩童這種持續性的調整手段。現在我們已準備好要學習同步化所需的更加複雜條件，這是我們第一次故意去練習協調行動的失敗，溝通和人際關係都會不斷產生問題，我們所製造的不良問題都是有系統、可預測的，而且都整合在活動的一部分，我們要學徒習慣於這種問題，所以我們會一而再、再而三的練習，我們將這些問題製作成遊戲，如此一來，也增加了同伴們的成就感、信心，以及適應能力。

在這個階段，笑話變得更加重要，我們再一次強調，幽默是相對的，完全取決於我們所認為有趣的東西是什麼，笑話不一定要照本宣科，而且還可以荒謬毫無意義。我們也讓孩童練習將對話主題同步化，這是我們首次將練習的矛頭對準雙向互動的對話世界，同時也是我們第一次，教導學徒去思考他們社交同伴有可能在未來採取的行動。假設我們正在踢足球，你必須將球傳給我，而且我們兩人同時都在移動，那麼你是要將球踢到我現在的位置？還是踢到你認為我即將抵達的位置去？要是可以預期他人即將要做什麼、即將要說什麼，並且根據他們未來的行動，而不是目前的行動，去計畫你自己的行動，這將會是一個很關鍵的突破。第七階段也是第一次包含了同儕伙伴一同進行的活動。

關鍵提示

- 記得要根據學徒的運動神經能力，修改活動的速度和複雜程度。
- 加強學徒因為在同步行動中負起更大責任所感受到的驕傲感。
- 學習自言自語和自我指導需要大量的練習，這兩個技巧需要變成一種自動自發的習慣，讓學徒每日都能用到。
- 充分練習「狡猾的同伴」活動，以便讓學徒準備好在與同儕伙伴配對時，能夠適應速度的大量增加。
- 記得在學徒們剛相互認識的時候，要先進行先前的活動。

活動73 準備好了嗎？

第二級，第七階段

活動重點

★負起決定社交同伴就緒程度的責任。

★有效地溝通你的就緒程度。

★負起調整活動的責任。

★處理中斷的合作。

摘要

成為真正的互動同伴的第一步，就是要確定兩個參與者都準備好了，才能接著進行會影響你們兩人的行動，例如丟球。在這項活動中，孩童會學習好幾個方法來參照他們社交同伴的就緒情況，同時也將學到如何傳達他們的就緒程度，最後，他們也會學到，不要因為自己已經準備好了，就認為同伴也已經準備好了，他們還會學到在遇到尚未準備好的情況時，要如何應對。

參與者

教練和孩童。

準備工作

除了球之外，這項活動不需要其他特別的道具。

教練指導

這項活動有三個主要步驟：

步驟一

練習用不同的方法向彼此打信號，以便讓你們能一起開始做動作。選擇一個活動，例如一同走路或一同跑步，然後練習數數字：「一、二、三、走！」你要確定有練習到在數到「三」和數到「走」的時候開始行動，接著換成：「就位、預備、走！」下一步，試著倒數：「三、二、一、走！」

步驟二

現在進行非語言性的「數數字」，利用點頭來暗示數數字，不可以說話，接下來，你要把點頭一次做為開始的信號。換成另外一個活動，在這個活動中，你們兩人都要發信號和收信號，例如接球遊戲，利用非語言信號「手伸出去」來暗示已經準備好要接球，利用非語言信號「假裝丟球」來暗示你已經準備好要把球丟出去，練習同步進行這兩個信號，一個人假裝要丟球，另外一個人假裝把手伸出去接球。最後，練習問問題：「你準備好了嗎？」後然回答：「準備好了。」或是：「還沒。」

步驟三

現在練習使用這些不同的信號，要在這些信號可能會無法順暢傳遞的狀況下練習。練習數「一、二……」，然後改變你結束數數字前停頓的時間長度。練習在開始數數字的時候，就跨出開始線，你要確定讓孩童練習用適當的方法要求你回到開始線。回到接球遊戲，當孩童發出信號想得知你是否準備好的時候，你要移開你的目光，將你的手放在背後做為回應，以表示出你的就緒情況，看看你和孩童能不能輪流練習這種協調動作失敗狀況，你可以發明其他種狀況來練習，其進行方式要能夠讓彼此覺得有趣、有挑戰性。

變化

有一個合理的變化，就是練習用打信號來表示一同停止。有許多不同形式的「停止」信號，練習用說話和不說話的方式，來表示出你已經累了，需要休息的信號。你可以練習因為你想要做其他事情，而要求停止進行活動。

難題及良機

這是孩童第一次碰到的明顯要求，要他們開始負起成功進行互動的責任。非常重要的是，當孩童結束活動的時候，不只要學會這項技巧，還要對自己的新能力感到自豪。

活動 74

第二級，第七階段

自言自語遊戲

活動重點

★把指令轉化為自言自語。

★監控自己的行動。

★利用自言自語來檢視、計畫、評估行動。

摘要

在許多先前的活動中，我們有要求你敘述出你自己的行動，這就是一種大聲自言自語的形式，自言自語有兩個關鍵性的優點：第一，因為你並不是直接對孩童說話，所以你的言語裡不會有「要求的成分」，讓孩童不會那麼緊張，並且更容易去進行動作；第二，你這樣做，是在向孩童展示一種我們稱為自言自語的語言形式，自言自語對於計畫、檢視、引導我們的行動來說非常重要，所以這項活動正式向孩童介紹自言自語。在剛開始練習的時候，孩童要學習自言自語，將你的說明轉化為他自己的話，轉述你所說的話是項很重要的技巧，能夠幫助孩童「擁有」溝通，以及從被動的資訊處理者進展到主動的資訊處理者。

在活動的稍後階段，我們將練習敘述的第二個主要功能，也就是利用自言自語來引導我們的行動。現在我們要讓新進學徒接觸不同形式的自言自語，他將開始利用這些不同形式的自言自語來調節他自己的行動。我們一開始會教導他去敘述一個他剛完成的動作；然後我們會進一步利用自言自語，來預期他即將進行的動作；最後，我們會進行評估性自言自語，在這裡孩童會學到對剛完成的行動做出簡單的評估。

參與者

教練和一或兩位孩童。

準備工作

你應該在先前的活動中廣泛地使用敘述。

教練指導

這項練習共有七個步驟，在每個步驟中，你要確定孩童有大聲敘述出來，而且使用語言的時候並不是在對你說話。此外，你要記得在孩童自言自語時移開你的目光，才不會讓他對自言自語和溝通性語言感到困惑。

步驟一 從我的話到你的話

活動一開始的時候，讓孩童練習將非常簡單的指令轉換為自言自語，「走到門邊去」可以轉換成「我需要走到門邊去」，或甚至是「我走到門邊」，不斷練習簡單的言語轉換，直到孩童展現出熟練度。要是孩童有困難，你要做示範，大聲說出你會怎麼把你所說的話變成自言自語。

步驟二 更複雜的指令

現在把指令變得更複雜一點，練習由兩部分組成的指令和引導，例如「先走到門邊去，然後開門」可以轉化為「我走到門邊開門」，繼續加入更複雜的句子，只要孩童能夠成功就行。你要愈快進行有意義的指令和引導愈好，以便讓孩童感受到他為了轉化言語所做的努力沒有白費，有所收穫。試著將這個練習變成你們的習慣，做到這一點以後，才讓孩童繼續進行任何動作。

步驟三 檢視

在這個步驟中，孩童會學習利用自言自語來敘述他剛完成的行動。要求孩童完成一個相當簡單的活動，其簡單程度要讓孩童有能力記得其步驟並且做敘述。當他完成了活動之後，你要指導他，讓他大聲告訴自己他做了什麼事。

步驟四 多重步驟檢視

在這個步驟中，我們會教導學徒在固定一段時間停下來，檢視他剛完成的行動。現在我們要進行更加複雜的活動，活動中會有好幾個不同的步驟，這幾個步驟應該要讓人能很自然地停下來做檢視，一個範例活動可以是按照樂高積木組合的說明書組合積木，說明書中要有好幾個明顯的建築步驟區隔，在每個步驟之後，孩童要停下來，向自己敘述一下他剛完成了哪些事情。要是可以的話，讓孩童在每個完成階段替活動照張相。

步驟五 預習

在這個步驟中，孩童要利用停頓的間隔自言自語，敘述他即將採取的行動。讓孩童檢視說出他剛完成的行動，但是在讓他繼續進行下去之前，叫他「預習」下一個步驟，並且告訴自己他即將要做什麼事情，你要確定孩童使用到談論未來的語言。當孩童做完了他剛預習的步驟之後，你可以問問他，他之前的預習是否完全準確。

步驟六 評估

現在孩童要學習在停止的時候，對活動做出簡單的評語，例如「棒極了」、「真有趣」或是「我做得真好」。當孩童完成了活動的所有步驟之後。你要要求孩童對整個活動做出一個簡單的評語，要是孩童無法自行做出評語，你可以提供一些評語，再讓他從中選一、兩個出來。

步驟七 紀錄

在最後一個步驟中，我們要用簡單的方式將所有的行動記錄保存下來。把照片和敘述文字擺放在一起，貼在「活動日記」裡面，照片要按照順序貼放，下方要放置相對應的敘述。最後的完成階段還要包含一段評語。

變化

與你的孩童們在日常生活中使用這個方法，是一個非常棒的主意，例如整理房間或是幫忙準備餐點。當他們見到自己的房間呈現出不同的完成階段，以及到了最後對完工感到滿意，他們會更有動機持續進行下去的。

難題及良機

對於相信自己「有聽到」指令的孩童來說，這是一個非常棒的練習活動，他們在聽指令的時候，常會專注於其他像是電視或是電動玩具的活動，根本不會主動停下來處理這些新訊息。對於反抗性強的孩童，我們還有另外一個辦法，就是讓他們告訴自己不遵從指示會得到的下場，例如「如果我不關掉電腦的話，我會喪失我的基本權力兩天」。

語言能力不足或是沒有語言能力的孩童，在檢視多重階段的活動時會遭遇困難，這時候，照片就會變得非常有用，這種孩童可以按照順序排放照片，不需要很多語言，就可以做出絕佳的檢視、預習和評估工作。

活動 75 同步韻律遊戲

第二級，第七階段

活動重點

★迅速修正以便保持協調。

★適應持續性的變化。

摘要

在這項活動中，我們要合作使用電子鍵盤，以整合孩童所學習的技巧。學徒和教練不可以停下來，要流暢地改變速度、音量、旋律模式，學徒將第一次嘗到迅速修正以保持協調的感覺。

參與者

教練和孩童。

準備工作

學徒必須完成先前的鍵盤和旋律練習活動。

教練指導

這項練習共有兩個步驟：

步驟一

彈奏出一段簡單的旋律模式，教導孩童彈出與你相同的旋律，以便讓你們兩人能夠同時彈奏這段旋律，好似你們兩個人合而為一的樣子。在孩童準備好後，你們要在彈奏簡單旋律的時候，練習用同步的方式快速、慢速、大聲、小聲地彈奏，不要停頓下來，直接宣布並且進行改變。

步驟二

彈奏出一段簡單的二重奏，教導孩童以穩定的速度彈奏出一段簡單的旋律，要是你認為有幫助的話，可以使用節拍器來協助維持孩童的節拍。讓孩童先開始彈奏他的旋律，然後你再加入，彈奏出相配的重複旋律。你要確定孩童維持在自己的旋律模式裡，沒有轉換到你的旋律模式。當你們在演奏的時候，可以一起改變大小聲的程度。

變化

試著錄下你們的音樂，讓孩童可以在事後好好享受，並與他人分享。

難題及良機

記得要根據孩童的運動神經能力，改變你的速度和複雜度。

活動 76

狡猾的同伴

第二級，第七階段

活動重點

★享受與無法預測行動的同伴同步進行動作所帶來的挑戰。

摘要

現在我們已經準備好要專注於同步化的主要要素，你要依據同伴突然做的改變，小心仔細觀察並且迅速調整適應你自己的動作。在這項活動中，我們創造出一個「狡猾的同伴」，他可能會用你預料之外的方式移動或是做動作。

參與者

教練和孩童。

準備工作

孩童必須精通一同移動和一同倒落在懶骨頭上，他們應該也要熟練同步化的走路方式。

教練指導

你不可以事先宣布你要做什麼，每次進行的時候，你要向孩童解釋說你會變得很狡猾，而且不管你做什麼事，孩童都要待在你身旁，與你並肩，到底你會數完數字就「走」還是數完數字就原地不動，你要隨時改變。此外，你也要改變到底走到結束線的時候要「停止」還是要「倒落」，要是這樣能成功的話，你和孩童可以交換角色，告訴孩童輪到他成為「狡猾」的同伴了，而你則要跟上他的步伐。在你們行走的時候，你也可以突然改變你移動的速度。當你們可以成功進行「狡猾的移動」時，可以繼續進行「狡猾的擊鼓同伴」。我們在下面提供了兩個「狡猾的同伴」變化，可以讓你們嘗試。

變化

有一個重要的變化，可以教導孩童對自己的協調動作更加敏感，那就是「出錯遊戲」，在這項活動中，我們要練習故意做出小規模和大規模的不協調動作，舉例來說，我們可能會練習一起移動和一起倒落在懶骨頭上，但是指令是孩童要在教練倒落之前先倒落，而不是一起倒落下去，同樣地，我們再練習擊鼓的時候，可以讓孩童打得稍微大聲一點，或是速度稍微快一點，而沒有與你同步進行。

難題及良機

這些活動非常重要，不可以因為它們看起來很簡單就跳過去。到了下一階段，當我們讓孩童接觸同儕雙人組的時候，他們會遭遇更多無法預料的變化，而且同伴並不會負起相同程度的責任來讓動作保持協調，這項活動可以讓孩童獲得所需要的練習，讓他們能迅速察覺並且適應缺乏協調動作的情況。

狡猾的同伴變化

跑步倒落在懶骨頭上：

- 數到三，假裝要移動，但是停留在開始線上。
- 數「一、二」，然後嘴巴和身體要假裝你要說「三」的樣子，但是仍然保持安靜。
- 與學徒並肩跑步，但是要突然停下來，少了「倒落」的那一部分。

狡猾的擊鼓同伴：

- 高高舉起你的手，好像你要很用力擊鼓的樣子，但是卻輕輕落下。
- 指揮停止和開始的動作。在你宣布了停止而且兩人都暫停擊鼓之後，你要用非常誇張的方式接著說：「我們再……停一會兒！」而不是說：「開始。」
- 當你們擊鼓的時候，用很大的聲音說出「小聲點」，和用很小的聲音說出「大聲點」。

活動 77

第二級，第七階段

同步角色扮演遊戲

活動重點

★協調同步的角色行動。

★檢查社交同伴的準備情形。
★溝通以協調行動。

摘要

那些一直跟著我們腳步進行活動的人會注意到，這是我們第一次有兩位孩童出現在參與者裡，你們在下個部分會看到，我並不提倡利用這種方法來讓孩童互相認識，我們認為還是要稍微倒退一點點，讓新組成的兩個人先進行已經學過的活動。這項活動同時也帶給孩童一種不一樣的轉變。直到目前為止，孩童參與的都是我們稱之為「對稱」的角色扮演活動，意思就是，他們都要試著去配合他們同伴的行動，在這項活動中，我們將著重於讓你在互補的活動中協調你的行動。在此活動中，每個人都有不同的角色，每個人都要同時扮演自己的角色，才能達到聯合的成果。我們一開始先進行兩個簡單的練習，一個是互補的角色扮演遊戲，一個是簡單的動作活動。

參與者

教練和兩個孩童。

準備工作

在房間的一個角落擺設六至八個懶骨頭，為了安全起見，要小心放置這些懶骨頭，這些懶骨頭要離牆壁夠遠，才不會讓進行遊戲的人意外撞倒牆壁，或是掉落在懶骨頭與牆壁之間的地面。

活動一 角色扮演

教導孩童一部簡單的劇本，以從事基本的角色扮演，我們喜歡使用好幾個不同的場景，我們提供你一個範例：

獸醫診所

寵物的主人或是動物自己來到獸醫診所看病或是治療傷口。在這個階段，你們要使用道具來協助角色劇的進行，你們可以用一些適合學徒年齡的「醫療」玩具或器材，使用塑膠或填充玩具，玩具上要有可供辨識的傷口或病痛（我們傾向於使用四肢受傷的恐龍）。

在本階段，我們並不要求有所變化，孩童也不需要加入變化。你要確定劇本和兩個角色的行動都在教練的掌控之下，我們會在稍後的階段加入相互的即興創作，你要確保孩童們有交換角色。

活動二 推落遊戲

向孩童們解釋他們要進行一個推落遊戲，你要讓他們了解，這個遊戲要安全進行，而且只有在教練做為「看護者」的監督之下才可以進行。孩童們要面對面，其中一個要朝著懶骨頭的方向，另一個要背對懶骨頭，你要確保當「推手」的那位孩童在扮演他的角色之前，會先使用「檢查就緒狀況」這個技巧。剛開始，讓孩童們用言語來檢查準備就緒情形，然後再讓第二位孩童練習做贊成和反對的回應，你要教導「推手」，要等「倒落者」說：「好，推！」的時候才可以推。你要記得教孩童在落下的時候，做出誇大的臉部表情和音效，每次練習時要交換角色。為了讓活動變得更加有趣，你可以購買那福（Nerf）公司製造的長條「麵條棒」，兩個人可以在推和倒落的時候，分別握住其中一端。

變化

記得要練習許多種不同的角色扮演遊戲。對於年紀較小的孩童，「媽媽和爸爸」角色劇非常有效。

難題及良機

我們在加入「倒落遊戲」的時候，可以明顯感到不安，當孩童在進行這個遊戲的時候，很容易變得衝動，一個孩童有可能會跑到某個人那裡說：「推我！」然後卻試著將那個人推倒。在那種狀況下的樂趣，絕對不是來自於同步互動和共享的歡笑，而是因為孩童在遊戲中陶醉自我、獨自進行遊戲，這個遊戲的規則非常重要，一定要再三強調，你應該要留意孩童是否會推得過於大力，你可以用這個機會來練習補救的行動，舉例來說，你可以說：「那樣太用力了，要是你推得太大力，沒有人會想玩。」或是：「你沒有問他準備好了嗎，要是你沒有問他，他就不會想玩。」孩童通常會說「對不起」以便能夠繼續進行遊戲，因為「對不起」通常都被當作工具來利用，這樣說的話就可以繼續進行遊戲，所以你就需要再多建立一個步驟，你要問孩童：「你會不會再用力推？」這一點對於孩童的發展很重要，許多孩童會因為這個問題而感覺憤怒，因為他們已經學會假如他們說對不起的話，就會得到一個標準的回應。

活動 78

第二級，第七階段

同步幽默遊戲

活動重點

★小組行動以傳達笑話。

★體會合作說笑話的加強樂趣。

摘要

與先前的幽默活動一樣，我們要再次強調，必須同步化的關鍵要素是參與者的樂趣，而不是某個笑話的「腳本」，笑話是用來帶來歡笑的，而不是用來讓人背得一字不漏的。在這項活動中，我們會開始發展作為「笑話小組」一員的技巧，參與者要合作進行一個笑話或一個簡單的笑話程序，這項活動的關鍵就是要將你的時間和同伴的時間同步化，不管你的同伴是聽眾，或是你的笑話小組成員都一樣。

參與者

教練和兩個孩童。

準備工作

幽默是任何會讓同伴笑的事物，而非與任何特定的腳本有關，學徒應該要已經熟悉這個概念。

教練指導

告訴學徒他們要學習如何組成一個「笑話小組」，你們要經歷以下三個步驟：

步驟一 說笑者和助笑者

告訴孩童們四、五個簡單的笑話，接著這兩個孩童則要練習告訴對方笑話，兩人要流暢地輪流扮演「說笑者」和「助笑者」，你要留意兩個孩童的「時間掌握」方式，以及他們在笑話結束後分享「笑到肚子痛」的能力，「說笑者」必須等候「助笑者」與他溝通，表達出他不知道答案，「助笑者」的工作是傳遞並強調他感到困惑的訊息，不知道答案到底是什麼，你要確定在公布了笑點之後，「說笑者」和「助笑者」兩人有共同分享他們的歡笑和樂趣。在你們練習了之前學會的笑話之後，可以轉為練習「捏造」的笑話，這個時候「說笑者」要說出教練所提供的笑點，這句話要與原本的那句笑點不同，只要能夠讓兩個孩童笑的話，不管這句話有沒有意義都沒有關係，事實上，我們並不希望笑話有任何腳本。

步驟二 笑話同伴

這個步驟讓孩童練習以小組的方式說笑話，他們兩個人要並肩站在一起，當他們在說笑話的時候要朝對方看，一個有兩句話的笑話由其中一個人說出第一句，另外一個人說出第二句，在這項練習活動中沒有「助笑者」，在說完笑點之後，兩個人要分享歡笑，記得要練習學過的笑話以及捏造的變化版本。在第一步驟和第二步驟中，要是孩童們無法想出別的，教練應該要提供新的變化。

步驟三 固定笑話程序

現在同伴們要練習成為一支「說不停」笑話小組，你們要把許多簡單的笑話組合在一起，愈多愈好，形成一個順序固定的喜劇表演，孩童要以同步的方式一起說笑話。當你覺得他們已經熟練了這個固定程序，你可以開始找人來當聽眾，欣賞他們的表演，其中一個同伴說完第一句話之後，第二個同伴必須先等一下，讓聽眾猜猜看或是表明不知道答案，之後才可以說出笑點。每當他們說完笑話，兩個人都需要先等候聽眾的回應，然後再繼續進行程序中的下個笑話，我們在下面提供了一些簡單的笑話，你也可以自行創造許多自己的笑話。

變化

我們希望能夠先讓孩童有心理準備，有些聽眾不會欣賞他們的幽默。你們可以先用角色扮演的方式說個笑話，在劇中聽眾要明顯表現出他覺得笑話不好笑，孩童可以用簡短的道歉來做回應，然後再問聽眾是否要聽另外一個不一樣的笑話。

難題及良機

非常重要的一點就是，要迅速替孩童學會的原版笑話提供變化，要是孩童過度傾向於想把笑話說得「一字不差」，你要馬上將該笑話撤掉。有些孩童可能會需要練習開懷大笑，這一點可能會讓你感到驚訝，記得不要跳過這個步驟！

範例笑話：

誰殺了牛奶？

綠豆，因為綠豆沙（殺）牛奶。

黑熊、灰熊、白熊，哪隻熊最厲害？

灰熊，因為灰熊厲害（台語：非常厲害）。

猴子最討厭什麼線？

平行線，因為沒有相交（香蕉）。

麒麟飛到北極會變成什麼？

冰淇淋（冰麒麟）。

誰殺了便當？

值日生，因為值日生抬（台語：殺）便當。

有隻狼來到了北極，不小心掉進冰海中，被撈起來時變成了什麼？

檳榔（冰狼）。

鉛筆姓什麼？

蕭，因為削（蕭）鉛筆。

茉莉花、太陽花、玫瑰花，哪一朵花最沒力？

茉莉花，因為「好一朵美麗（沒力）的茉莉花」。

象皮、老虎皮、獅子皮哪一個比較不好？

象皮，因為橡皮擦（象皮差）。

紅豆是哪裡人？

嘉義人，因為紅豆加薏仁（嘉義人）。

哪一個英文字母會下跪？

D，因為D會跪（豬血糕的台語）。

活動 79

對話框架

第二級，第七階段

活動重點

★介紹雙向互動的對話。

摘要

在這個活動中，學徒會學習三個有組織的簡單框架以便進行簡短的雙向對話。在這個初級的階段，我們最主要是將重心放在孩童是否能體會到，對話需要兩個同伴保持專注在相似的主題上，我們提供了三個簡單的框架，孩童可以用來進行「說話、說話」、「問問題、說話」、「說話、問問題」。

參與者

教練和兩個孩童。

準備工作

孩童要完成先前的對話就緒程度的練習。

教練指導

孩童們在進行這項練習時要面對面，他們要成為彼此的注意力中心，而不是將注意力集中在教練身上。

步驟一 說話、說話

兩位同伴分別告訴對方一件關於共同主題範圍的事情，教練要提供主題。

主題：你昨天做了什麼？

學徒一：「我昨天去動物園。」

學徒二：「我去看電影。」

主題：你喜歡去的餐廳。

學徒一：「我喜歡去星期五餐廳。」

學徒二：「我喜歡麥當勞。」

學徒一：「我也喜歡麥當勞。」

學徒二：「我喜歡牛排館。」

步驟二 說話、問問題

現在同伴們要練習先做一段敘述，也就是「說話」，然後再依據同樣的主題問同伴「問題」。

學徒一：「我昨天去動物園，你昨天做了什麼？」
學徒二：「我昨天去看電影。」

步驟三 問問題、說話

孩童們以雙向互動的方式表達對彼此的好奇。

學徒二：「你昨天做了什麼？」
學徒一：「我去動物園。」
學徒一：「你昨天做了什麼？」
學徒二：「我去看電影。」

步驟四 將三個變化流暢地組合起來

當孩童對這些簡單的對話變得更熟練的時候，你要開始將它們串連起來。

步驟五 一邊說話、一邊問問題

最後，試著將這三種變化以更加自然的方式組合在一起。

變化

這是一個好機會，你們可以趁機練習偏離主題，以便讓孩童了解其不同之處。你們在練習這三個框架的時候，要讓孩童故意大膽地偏離主題，過了一陣子之後，你們還可以讓孩童在遊戲進行中試著扮演「狡猾的同伴」，故意偏離主題，看看它們的同伴是否辨識得出來。

難題及良機

有些孩童可能會在創造出自己的主題或回應這方面有困難，在這個階段，還是可以讓教練提供材料，沒有什麼不妥當的，然而，為了要能進展到第三級，孩童還是必須學會加入自己的變化。

活動 80

預期遊戲

第二級，第七階段

活動重點

★學習去期待你同伴的行動。
★取決於你所期待的同伴行動，調整你的行動。

摘要

當我（史帝夫）在寫這個活動的時候，我腦海裡不斷出現一首老歌的歌詞：「期待，讓我等待。」而且，不知怎麼回事，我一直在幻想番茄醬的罐子，算了，這個練習其實並不是要讓人等待的，相反地，而是要讓人能夠稍微探視一下未來，推算出你同伴的下一步要到哪裡去。現在，孩童們要學習去協調他們自己與社交同伴接下來、尚未發生的行動，我們能想出的最好範例，就是「傳球遊戲」，我們都相當熟悉像是橄欖球、足球、籃球等運動的概念，但是對於棒球來說，其原理也是一樣的，當有一個人在壘上，他的隊友打出一個高飛球，於是外野手和跑壘者就要進行預期的行為，他們要基於自己對他人下一步行動的假設，試著估計他們的行動。當我們結束第七階段的時候，必須要特別強調預期能力這個關鍵技巧，因為當我們進入第八階段的時候，同儕伙伴將會引入大量的變化和不可預知性。

參與者

教練和兩個孩童。

準備工作

你所需要的是合適的球、兩具鼓、一些彩色膠帶。

教練指導

共有兩個涉及動作和音樂的活動。記得要讓孩童在兩個活動裡扮演每一個角色。

活動一　預期動作

為了要練習這個活動，我們一開始都會先進行簡單的來回接球遊戲（或是來回滾球），用膠帶貼出一條長四英呎的線（年幼的孩童要再短一點），在線的兩端分別貼一個方框，其中一個孩童要在這兩個方框之間來回走動，另外一個孩童要站在好幾呎之外，他必須將球丟到他同伴前往的那個方框裡，而且球必須在他同伴抵達目的地的時候剛好到，當兩個人都熟練了之後，他們可以練習一個更加流暢的版本，在這個版本中，移動中的孩童要練習在方框間來回移動，並且在到達方框的時候接球。當孩童變得更加精通這個技巧之後，你可以先把線移除，然後再移除框框，孩童們必須學會先把球丟出去，球才會在同伴到達的時候同時抵達。

活動二 預期音樂

教練在鼓上拍五下，擊出簡單的節奏，然後繼續擊出相同的節奏好幾次，直到你確定孩童已經學起來了，當你們準備好的時候，你就開始打節奏，但是你要打完第三下就停下來，兩位學徒應該要學習將這個節奏打完，他們要一起打出第四拍和第五拍。

變化

看看你們可以設計出多複雜的節奏。

難題及良機

不需要我們多說，你應該要根據孩童的運動神經技巧、手眼協調度、年齡去調整這項活動，記得要使用錄影重播和自我指導的方式，來幫助你們練習以及讓技巧更加完美。在稍後的階段，我們會練習「二對二足球」遊戲和其他小組活動的預期訓練。

第八階段

雙人遊戲

階段目標

你可能從名字就可以得知，這一個階段是我們在課程中引進同儕配對的典型時機。當我們引進同儕的時候，要格外小心，一開始要先進行較簡單的活動，而不是進行在成人的引導下已經熟練的活動，不管你多麼的努力試著模擬同儕的經驗，你絕對不會展現出與同儕般相同程度的挑戰性和不可預知性，所以當我們在這階段介紹同儕的時候，一般來說，我們會回到以前進行過的活動，先進行相同的遊戲之後，再繼續進行下去。

活動重點

在第八階段，我們會讓學徒在同伴關係、主動協商、規則、角色，以及他們行動的協調上負起更多的責任，他們同時也要負責參照和評估同伴的享樂程度。在第六階段，我們以有系統的方式介紹可預測的人際協調挫敗，而現在的挫敗則是無法預測的，到了第八階段，學徒應該已經很老練了，可以處理接連不斷的挫敗情形，他們應該知道人際關係的場合就像一艘破舊的老船一樣，如果要能保持浮在水面上的話，船員就需要努力修補船身以及將水舀出船裡，社交場合會不停產生脫線的情形，而且當你剛補完最後一個破洞的時候，還是會無可避免地「迸出新的裂縫」，需要無時無刻地修補，但是現在同伴們變得比較有耐心，而且也學會了持續不懈的毅力，他們不會因為不順遂就打退堂鼓，他們已經有記憶可以幫助他們，讓他們了解，通常只要有足夠的努力和共同的協商，一切都有可能水到渠成。

這個階段的一開始，要同儕伙伴們複習他們之前已經熟練的主要活動，但是他們現在需要學習與另外一個孩童一起進行活動。每當我們要在孩童的世界引入新的複雜程度時，我們總是會先倒帶，讓孩童先複習一下，然後我們接著進行的活動，則會教導兩位學徒僅使用非語言訊號來完成活動，舉例來說，向同伴要求一塊所需要的拼圖。接下來的一連串活動，會強調與同儕伙伴保持聯繫的價值和樂趣。緊接著我們會進行另外一個對話練習，這個練習的目標是要教導同儕，讓他們知道在對話中保持同伴的好奇心的重要

關鍵提示

- 記得在同伴們熟悉適應彼此之前，先進行較簡單的活動。
- 要讓學徒有足夠的時間，學習去練習觀察他們的共同互動，以便讓他們可以調整和進行補救，不需要你的幫助。
- 你要記得你已經不再是注意力中心，注意力中心是學徒。
- 不要讓你過於引起注意，有時候你要移開你的目光，以便讓孩童們彼此參照，而不是參照你。
- 當學徒們遭遇到一點挫折的時候，不要太快進行干涉，讓他們有一點時間可以自行處理。
- 要是你有探險家和伙伴級的孩童，可以讓他們擔任「助理教練」的工作。

性。最後，我們會介紹「球和網子」遊戲，這是一個可以將孩童引入下個階段「合作」的活動，球和網子這個遊戲，需要一個小組共同合作，讓球在網子裡不停跳動，除非這支小組想讓球掉下去，不然絕不可以讓球掉到地上去。

活動 81 複習雙人遊戲

第二級，第八階段

活動重點
★同伴團體的初始活動。

摘要

我們在上個階段的最後，開始描述針對兩個同儕伙伴的活動，然而，我們並不會使用那些活動來開始我們的同伴雙人組和小團體活動，我們則是精挑細選，挑出學徒先前與成人一起進行並熟練的活動，將它們再利用，如此一來可以讓同伴們在適應彼此的時候感到自在一點。

參與者

教練和兩個孩童。

準備工作

兩位學徒要適當配對，而且兩個人都要事先熟練之前的活動。

教練指導

孩童們要一起練習以下的活動：

- 建造山脈
- 押韻遊戲
- 太遠而不能說悄悄話，太近而不能大叫
- 冰淇淋的快樂程度
- 雙球丟球遊戲
- 撞車遊戲
- 活動轉化遊戲
- 規則改變遊戲
- 出乎意料的笑話
- 角色逆轉遊戲
- 韻律轉化遊戲

難題及良機

你要確保不會跳過這個步驟，孩童們需要時間去認識對方，並且同時覺得自在，這些他們已經學會的活動，可以讓他們有空間去專注在對方身上，而不是致力於學習新的活動。

活動 82 來找我

第二級，第八階段

活動重點

★同儕伙伴可以獨自學會的協調遊戲。

摘要

這項活動利用黑暗這個手法來放大其刺激的程度，搜尋者並不只是走開而已，而且還要使用他的聲音和光線來找尋躲起來的人，躲起來的人有可能會大聲叫喊以便讓人找到。在這個遊戲中，補救是很重要的，而且兩位同伴們都必須努力以搭起彼此間的橋樑。

參與者

教練和兩個孩童。

準備工作

你需要一支手電筒、十個懶骨頭、以及一個沒有燈光的室內空間。

教練指導

活動要在房間裡開始，你們要一起將懶骨頭在房間內到處亂丟，製造出混亂的景象。當「躲藏者」的孩童要用手電筒找一個躲藏點，而另外一個孩童要在外面等候，並且數到二十，當數到二十的時候，「搜尋者」要進入房間，並且大叫：「你在哪裡？」而「躲藏者」則要回應：「來找我。」就照著這個模式繼續進行遊戲，「搜尋者」要在黑暗中移動，一直到他找到朋友為止，這時候他們要慶祝找到了，接著「躲藏者」要把手電筒交給「搜尋者」，然後角色互換。

變化

如果有需要的話，你也可以讓「搜尋者」使用一支小型的細手電筒。我們很幸運，因為我們有地方可以讓我們布置得相當黑暗，許多人並沒有這種地方可以使用，要是利用紙袋的話，也可以製造出類似的小心戒慎感，你只要把紙袋或是枕頭套放在孩童的頭上就行了，你必須確定孩童仍然可以呼吸，但是看不到，也無法將遊戲重複一次，把圍巾綁在孩童的頭上蓋住眼睛，也一樣有效。

難題及良機

這是一次很棒的機會，可以讓雙人組的孩童們一起負責，維持他們正在進行的遊戲，現在他們即使當另外一個人沒有在視線範圍內時，仍然可以想到這個人。對於怕黑的孩童來說，這個遊戲可能會讓孩童產生強烈的恐懼感，因而讓你覺得為遊戲所做的努力有點不值得，但是，要不要努力這一點就要讓你自己去決定。我們訓練孩童的方式，就是要讓孩童去面對自己的恐懼，進而變得更加勇敢，而不是要變得有勇無謀，完全毫無戒慎之心。

活動 83 擊鼓二重奏

第二級，第八階段

活動重點

★合作的韻律。

★加強與同儕伙伴聯繫的感覺。

摘要

音樂是用來鞏固團結感以及與新同儕伙伴聯繫感的最佳方法。在這個階段，我們可以在每次見面的時候，先開始進行一段短暫的同步擊鼓遊戲。

參與者

教練和兩個孩童。

準備工作

孩童們應該要有豐富的擊鼓經驗。

教練指導

這項活動共有三個步驟：

步驟一

一開始你要先擊出簡單的旋律（長、長、短、短），然後要求孩童們擊出相同的旋律，當孩童們都成功了之後，你要向孩童展示出一種簡單的變化，並且要求其中一個孩童小心地在原本的旋律中加入變化（長、長、短、短、短），你們三個人這時要擊出這個新的旋律，現在你要教導另外一位孩童第三種旋律（長、短、短、長、短、短），三個人都要奏出這個新旋律，你們要繼續練習這個步驟，一直到你們都知道自己與他人不同的旋律，而且可以不需要幫忙就能夠演奏。

步驟二 現在，你們要輪流奏出自己的旋律變化，另外兩個同伴要配合他彈出一樣的旋律，你們的旋律要一個接著一個進行，你們要用點頭的方式，來讓孩童知道已經輪到他開始擊出他的變化了。

步驟三 現在，你要逐漸退出遊戲的互動，並且教導孩童自行改變他們的旋律。

變化

你們可以利用鼓來演奏出這項練習活動的許多變化。

難題及良機

你們可能會有強烈的衝動，想要讓孩童自行創造變化，使這個活動成為一個「即興演奏會」，你要試著抗拒這個衝動，等孩童們熟練了剛開始的練習，並且已經準備好要進入第三級的時候，就可以讓他們這麼做，因為第三級教的正是即興創作，但是，第三級的即興創作是以一種仔細、有系統的方式進行。

活動 84

第二級，第八階段

我們有連結嗎？

活動重點

★把行動的協調當作一個單位來做評估。

★觀察你自己的協調程度。

摘要

在這個活動中，學徒將學會評估他們的行動，並且將協調度當作一個單位來做評判。我們鼓勵學徒們一起進行修改他們行動的工作，並且以一種更為同步的單位來進行行動。因為我們想教導學徒們，讓他們對自身的協調行動更有察覺心，所以我們會讓他們稍微練習一下不協調的行動，然後再做修正。

參與者

教練和兩個孩童。

準備工作

你需要一部攝影機和顯示器。

教練指導

這項活動共有兩個步驟：

步驟一

孩童們要在進行活動的時候，故意做出與彼此不搭調的行動，舉例來說，你們可以練習並肩走路，在走了幾步之後，你要向孩童打信號，叫他開始走在另外一個人的前面或後面，你們要繼續進行這個活動，而且孩童要故意走在同伴的後面或前面。你也可以進行接球遊戲，孩童一開始要小心翼翼地丟球，以便讓他們的同伴能夠接到球，過了一陣子之後，你要向孩童打信號，叫他將球丟得過高或過低，你要記得用攝影機將過程錄下來。

步驟二

現在，你們要放這片錄影帶來看，一旦發現他們在影片中出現不協調的時候，你要叫孩童馬上按暫停，然後你要詢問他們，讓他們告訴你該怎麼做才能變得更加協調。

變化

如果僅僅使用聲音來進行類似的活動的話，也是很有趣的。你可以讓孩童聽錄音機，而且你要教導他們，如何發現並且指出自己開始脫離他人的節奏來說話的時候。

難題及良機

進行這項活動時，最重要的就是不可以匆促，當孩童發展出一種「眼光」，可以看見他們與同伴行動不協調的時刻，他們就可以負起更多的責任，以便調整社交的場合，你會發現他們在自信及穩定度方面都有相當顯著的成長。

活動 85

拼圖大雜燴

第二級，第八階段

活動重點

★使用非語言信號來解決問題。
★在任務與社交同伴之間轉移注意力。
★與同伴合作，以達到一個共同期望的目標。

摘要

在這項活動中，孩童們必須協調他們的非語言信號，以便完成他們的活動，這是另外一個很棒的活動，你可以在活動中降低語言的重要性，同時加強視覺參照力所扮演的角色，除此之外，這項活動也可以讓孩童練習在溝通與任務行動之間轉移注意力。

參與者

教練和兩個孩童。

準備工作

你要確定學徒們熟練地以點頭、握手、指點做為溝通方式。你需要兩幅拼圖，每幅拼圖最多不超過十二塊。

教練指導

把兩幅拼圖混在一起，並分成兩堆，你要確保每幅拼圖都要有一半在另外一堆，將這兩堆拼圖分別放在桌子相對的兩端，在同伴們可能「抓得到」的距離之外，然後，你要讓孩童們分別坐在一幅拼圖的旁邊，把拼圖框分別放在他們的前面。你要向他們解釋說，這裡共有兩幅不同的拼圖，但是這些拼圖塊都混在一起了，所以在他們的拼圖堆裡都有另外一幅拼圖的拼圖塊，他們必須完成他們的拼圖，但是不准與對方交談，而且也不可以站起來到對方的拼圖堆裡拿任何拼圖。

變化

有很多工作都可以利用這種方式來進行，你們可以嘗試一起挖洞或是在花園裡種花，但是不可以說話。

難題及良機

對於過度愛說話的孩童來說，這是一個很棒的活動。這項活動也有可能刺激你，讓你嘗試更多其他協力合作的計畫，而且不需要一字一句就可以完成。

活動 86 同伴扮演遊戲

第二級，第八階段

活動重點

★象徵性的扮演遊戲。

摘要

扮演遊戲現在已經進展到孩童可以使用代表性玩偶來彼此互動，角色會小心仔細地受到調整，而且人物傾向於保持在固定框架裡。許多孩童到後來，心理就會開始預期任何會帶來困惑的事物出現，於是會在這些事物出現之前避開它們。在遊戲中儘管是「玩偶」互相說話，我們還是希望孩童們可以持續觀察他們同伴的臉部表情，以便獲得隨著遊戲而來的滿足感，滿足感是進行遊戲時最基本的條件，儘管語言在這個時候變得比較重要，不過孩童並不需要有流暢的語言能力來獲得成功，只要能夠依照當時的情形說話並且帶著一股熱忱，一些重要的詞彙或句子就足夠。參與者需要依賴詞彙來讓他們的扮演玩偶擁有人物個性，同時也可以維持遊戲主題和遊戲框架。建造一個動物園對孩童來說是個有趣的活動，而且也可以讓孩童有機會練習到預料之外的言語。孩童們先建造一座動物園，但是稍後卻變成其他的角色，坐在接駁火車裡，於動物園的設施之間移動。

參與者

教練和兩個孩童。

準備工作

你需要一個白板或是類似的大型平面，你也需要一箱玩具動物、一箱積木，和一輛小火車。把白板平放在地上，教練和孩童們要面對面坐在白板兩側，坐在那一側的人就有那一側的使用權。他們要在白板上設計一張地圖，也就是動物園的建築設計圖，之後他們將一起建造這座動物園。

教練指導

孩童分別選擇五隻動物，並且將動物平均放置在白板的上面，你們要輪流使用奇異筆在動物四周畫線，積木要放置在白板的中間，孩童要將積木放在他們畫的線上方，以便建造籠子。一旦動物都安全被關在籠子裡之後，孩童們要一起在白板上畫出軌道，以便讓動物園列車行駛，要把火車放在軌道上，把小玩偶放在火車上，孩童要按先後順序，在軌道上移動火車，每個人都要負責替自己的角色設計對動物園的意見，舉例來說，你可以用低沉像父親的聲音說：「寶貝，你看！那是一隻大象，我相信那是從印度來的。」然後可以模仿孩童較高的音調說：「爸爸，我可以拍拍大象嗎？」然後再用低沉的聲音說：「不可以啊，寶貝！大象是野生動物，我們必須尊重牠們的生活空間，那就是牠們在動物園的原因。」

變化

當其中一位孩童在白板的周圍移動火車時，另外一位孩童可以坐在白板上，假裝他是「動物家庭」的一份子，他到這裡來參觀移動式動物園（動物園列車），而另外一位孩童則是在移動式動物園上面「展示」的動物，舉例來說，大象媽媽可以對她的孩子說：「寶貝，你看！他們又來了，總是在同一輛車子裡，總是在那裡轉圈圈。」大象寶寶可以說：「媽媽，他們怎麼不會暈？」媽媽可以回答：「我也不知道啊，寶貝！我想他們跟我們不一樣吧。」

難題及良機

這次的活動機會，可以讓孩童從不一樣的觀點，對相同的刺激物發表意見，不同的角色會有不同的音調，以及不同的意見。

活動 87 同伴角色扮演遊戲

第二級，第八階段

活動重點

★協調更加複雜的角色扮演。
★從個人活動轉化到社交活動。
★在短暫分開後，重新與同儕做連結。

摘要

現在我們要進行共享的角色扮演遊戲，這個遊戲具有全新程度的複雜度，角色將更有血有肉，人物會有自己明顯不同的活動，也就是除了在他們共有的「場景」之外，還會有他們自己分別的專心範圍。在這個角色扮演遊戲中，人物們都會有離開的時候，然後他們必須重新加入劇中，與其他人重新進行情感上與行為上的連結。

參與者

教練和兩個孩童。

準備工作

孩童們必須已經熟練我們在先前活動中較簡單的角色扮演遊戲。

教練指導

這項活動共有六個步驟。我們在活動敘述的最後提供了「父母與小孩」角色扮演遊戲的範例劇本。你可以盡情創造你自己的劇本，而且要依照孩童們的年紀和興趣做修改。

步驟一

替孩童們分派角色，依據性別的不同，其中一個孩童要扮演爸爸或媽媽的角色，另外一個要扮演兒子或女兒的角色。

步驟二 孩童們要在一起進行活動前，先與你練習過他們簡單有組織的劇本。當演員們在排練他們的角色時，你要確定他們有使用自言自語的「現在式」形式，大聲敘述他們自己的行動。

步驟三 現在你們要將角色扮演劇分成好幾個小部分來練習。你要確定你們在熟練了一個部分之後，才可以繼續進行下一個部分。

步驟四 在你們排練整齣劇之前，先將一些部分組合在一起練習，你要特別留意當孩童需要從單獨的活動中轉化到其他部分的情形，例如原本在辦公室工作，轉換到一項聯合的活動，例如一起吃晚餐。

步驟五 現在練習整齣角色扮演劇，你們要繼續練習，一直到孩童們可以流暢地演出這齣劇。

變化

你可以在基本的場景裡加入變化，例如：「孩童覺得不舒服，到辦公室打電話給父母，叫父母來接他。」你們可以嘗試好幾種不同的場景。當孩童已經熟練了整齣劇之後，可以用攝影機拍下來，這會很有趣，除了孩童會得到樂趣之外，還可以展示給其他人看。

難題及良機

要是孩童們堅持加入過多的「真實生活」題材，活動將無法成功進行，他們必須同意扮演虛構且簡單的角色扮演版本，而不是扮演他們每日都會遇到的真實情況。這項活動也可以讓程度稍好一點的同儕「教練」有機會去協助孩童，幫他們成功地進行活動。「助理」教練可以是正在第五級接受訓練的「探險家」，最重要的條件就是要有耐心，能仔細緩慢地練習，還要有知識並且能體認到，讓孩童自行探索如何進行活動，比教練的過度幫助孩童還要重要。助理教練需要學習的重要技巧之一就是，當他已經知道解決方法的時候，還是要等候學徒，讓學徒有時間去掙扎、甚至是受到挫折也一樣。

角色扮演的範例劇本

父母起床說：「該起床了！」然後到小孩的房間去，叫孩童起床。

小孩起床。

父母叫小孩穿衣服，並且說：「我要去廚房做早餐。」

父母去廚房做早餐，小孩假裝穿衣服。

小孩走到廚房去，與父母一同坐在桌子旁，他們一起吃早餐。

然後他們到車上去，父母載小孩到學校去。

小孩下車以後，父母開車去上班。

小孩要假裝待在學校並照著稿子表演一段活動，而父母則假裝在上班，也一樣表演一段事先安排好的活動。

父母接到暗號之後，就看看手錶，並且說：「去學校接小孩的時間到了。」父母假裝到他的車上，開車到學校去，接小孩，帶小孩回家。在車上，他們要談論他們今天做的事情，要用「說話和問問題」的方式。

這項活動可以在當他們到家的時候結束，兩個人互相問：「你等一下要做什麼？」或是可以繼續進行到上床睡覺的時間到了。

活動 88

好奇的對話

第二級，第八階段

活動重點

★學習從事好奇的對話。

★維持在一個共享的對話主題。

摘要

我們要在這個活動中重新練習雙向互動的對話要素。一個讓對話順利進行的成分，就是你可以察覺另外一個人真的對於你所說的話感到好奇。在這個活動中，孩童們會學習到從事好奇的對話的意義。

參與者

教練和兩個孩童。

準備工作

你需要一箱火柴盒小汽車，或是類似的小物品。其中每二到三輛汽車要有相似的顏色，也就是要有三輛不同樣式的紅色汽車，三輛不同樣式的藍色汽車，以此類推。你也需要兩張椅子和一張桌子，你可以自行決定要不要用到軟管。

教練指導

這項活動共有六個步驟：

步驟一 幫孩童回想起之前所練習的對話活動，並且練習一些像是「說話、問問題」的基本格式。現在，你要向孩童們解釋，我們會用我們心裡所想的圖畫，來進行一段對話，而且我們會停留在相同的主題上。

步驟二

你要一次跟一位孩童練習。你拿一輛汽車出來，但是不要讓孩童看到，你要先確定孩童的目光在你身上，然後說：「我喜歡紅色吉普車，你知道我說的是哪一輛車嗎？」把紅色吉普車放在桌上，教練接著問：「這是你認為我喜歡的那輛車子嗎？」現在輪到孩童做一樣的事情，他要從箱子中拿車一輛汽車，不可以讓你看到，並且告訴你：「我喜歡藍色吉普車，你知道我指的是哪一輛嗎？」

步驟三

現在你要逐漸讓兩位孩童一起加入活動中。當他們看起來已經很熟練了，你要脫離這個遊戲，讓他們自行繼續進行。

步驟四

隨著活動的進展，你要記得有時候要故意「誤解」孩童，當你被問到：「這是你認為我喜歡的汽車嗎？」你可以回答：「不是，我還以為你剛才說的是藍色喜美汽車。」

步驟五

活動的下個階段著重在一套類似的腳本，但是卻缺乏重要的訊息和具體的細節，每個同伴的工作就是要對重要的細節感到好奇。從籃子中拿出一輛汽車，將車子握在桌子下面並且說：「我喜歡黃色的車子（注意：不需指出品牌和樣式）你知道我指的是哪輛車嗎？」要是孩童做出正確的猜測，你要回答：「沒錯，我想的就是黃色的跑車。」要是猜測錯誤，你要回答：「不對，我不喜歡賓士的車子，因為太大了，我喜歡的車子跑得非常快。」要是孩童猜校車，你要回應：「不對，我不想要有小孩在我的車上，我喜歡的車子跑得非常快。」要是孩童仍然猜錯，你就把車子拿出來，要是一直猜下去，只會讓孩童更加氣餒而已。現在讓孩童們與對方練習相同的遊戲框架。

變化

看看是否可以不需要具體的物品，就能以雙向互動的方式進行活動。

難題及良機

要是孩童過於專注於物品，也就是汽車，而忽略了他們的同伴，就會造成一個明顯的障礙，要是發生這種情形，你要記得使用比較不會引起注意力的物品來取代。要是孩童不了解這項活動的目的是要幫助同伴做正確的猜測，而不是為難他們的話，也是會產生問題，這是一段對話，而不是一個「有贏有輸」的活動。

第三級
挑戰者

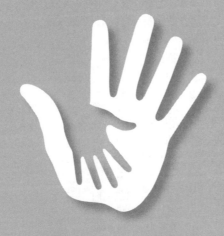

序言

簡介

挑戰者最主要是處於兩人的團體中，就跟年紀相當小的孩童一樣，他們在較大的團體中仍然有開創人際關係與維持人際關係的困難，而且會被其他人干擾。與能力不相上下的同伴組成雙人的人際關係，似乎可以為人際關係創造出發展的空間。要是可以成功地進行第三級，那就表示可以熟練地在「共同調控」與「共同變化」之間取得平衡。人際關係是舒適自在與刺激趣味的混合體，要是愈舒服自在的話，就可以更安心地加入更多的刺激趣味。

在這個階段，孩童們會學習如何一邊與同儕伙伴保持協調，一邊加入變化，形式化的活動會演進成為自動自發的行動，建立起共同的活動框架，加入新的活動要素。同伴們現在可以改變先前的規則，甚至是違反規則、攪亂預期中的事物、並且將事物用在原本不會用到的地方。

參與者

現在我們的同儕伙伴要負起更多的責任。而成人真的要變成教練，坐在一旁，讓孩童們彼此製造出只有他們自己才製造得出的獨特刺激感，兩位同伴在一開始就要有系統地加入變化。

環境

第九階段最主要還是在訓練肢體動作和行動的安排，然而，這種肢體動作的安排會隨著進入第三級後半段變得較不重要。我們仍然要防止其他人介入活動中，所以我們要到初始階段之後才會在團體中進行這些練習活動。我們仍然要確保那些會影響孩童互動的明顯誘因不會出現，像是物品和活動之類的誘因，才不會干擾挑戰者的行動。

語言

在第三級，挑戰者利用語言做為最主要的互動加強工具，我們時常會聽到一些有趣的變化，像是字彙和句子、揑造的字詞和名字、即興創作的「可笑」對話、歌曲和諺語。語言在這個時候也被用來當作調控社交場合手段，我們利用語言來清楚地引入變化，除此之外，我們也使用語言來達成協議，並且檢查社交同伴的接受狀況與賞識程度。因為同儕們都不斷注入新奇度和變化，所以非常有可能會產生困惑和衝突，這時候，我們就要立刻使用語言來進行協商、檢查了解情況、溝通困惑情形，並且達成妥協。最後，我們也使用語言來進行「執行功能」，也就是在反省、計畫，和行動的評估上加以協助。

教練要點

★每次挑戰者完成共同創作，記得要慶祝一下。
★用日記或照片紀錄共同創作的作品。
★你仍然需要提供挑戰者協商的結構和複雜決策的結構。
★留意那些無論如何「一定要贏」的情況，因為這會妨害合作。
★你要記得，活動步調和進度仍然在你的掌控之中。
★有些物品仍然會讓挑戰者分心，或讓他們停止參照自己的同伴，所以你要仔細限制會引起孩童注意力的物品。

第九階段

協力合作

階段目標

第九階段正式讓同儕們成為互動的同伴。儘管你身為教練，還是要留在孩童們身旁，但是你的角色真的就只是一名教練而已，不再是主要的互動同伴，更確切地說，你扮演的是一位導師、一位裁判、一位替孩童們畫清界線、限制行為的人。挑戰者會遇到的「挑戰」，就是要根據他們同儕伙伴的反應調整自己的行動，這麼做的原因，是要維持可預測性和創造性的平衡，這也是人際關係場合的特徵。

活動簡介

本階段的一開始，孩童們要學習在各式各樣的活動中，以一支協調的小組來行動。挑戰者能學習同心協力的力量，可以將物品從一地搬移至另一地，可以面對黑暗，可以克服障礙，可以相互支持打氣，可以擊敗困境，並且達成共同的目標。我們在本階段大約一半的地方會稍微偏離主題一下，我們要練習一種更加高級的自言自語技巧，叫做自我指導。接下來，他們將要練習反省和做計畫。到了本階段結束的時候，我們會介紹競爭性的小組活動，挑戰者必須決定，他到底是要以勝利為目的？還是要當一個良好的隊員？能不能在維持隊友間的情誼外，同時還保有競爭性？

活動 89

第三級，第九階段

球和網子

活動重點

★為共同的成果採取合作的行動。
★協調你們的行動以便一同進行工作。

摘要

「球和網子」可以被視為一種影射對話的隱喻，也就是要將球保持在空中，並且分攤做這個動作的責任感，孩童們都喜歡這個活動，因為這個活動很有趣。本活動需要小組行動，而且這場遊戲的每位參與者都必須在活動中，展現出技巧和注意力。

關鍵提示

- 這個階段是介紹反省和做計畫的關鍵時機。
- 協力合作是為了要加強樂趣和「眾志成城」。
- 對於依賴語言的孩童來說，要持續強調非語言性溝通。
- 記得要持續不斷地評估孩童是否適合本階段，要是本階段對即興創作的要求挑戰過大，隨時可以回到第二級。
- 記得要強調為同伴打氣和「歡呼」的重要性。

參與者

教練和三個孩童。

準備工作

在「球與網子」活動中，你需要一張大約四呎乘四呎的網子，網子的每一角都要有手把可以讓人握住網子，你還需要三顆充氣的小球。

球和網子教練指導

教練和學徒們站在房間的中心，基於這個活動的程度以及顧慮有可能會損壞物品，所以房間裡最好不要有散亂的物品。雖然這項活動的目標，是要增加將球保持在空中的挑戰度，但是孩童們通常會喜歡在進行了一段時間之後，就將球弄掉，不過，這也替遊戲提供了一個很方便的結束點，我們也把這一點加在我們的基本規則裡。每個人用兩隻手將網子的一角握住，把一顆球放在網子的中心，你們要達成一個合理的成功條件，像是讓球彈跳五次，不可以讓球掉出來。所以同伴要一起說：「就位、預備、開始！」然後就開始把網子提高和降低，讓球在空中跳動，要是球掉在地上，撿起來再重新開始。一旦達成了你們的協定的目標，就把球扔得愈高愈好，上方不可以有易損壞的物品，然後讓球隨意落下。

變化

你也可以使用氣球、不同大小的球，或是其他物品在網子裡彈跳。一旦能力夠了，孩童也可以學習讓球輕輕跳、強有力地跳、或是逐漸愈來愈有力，也可以讓球從一邊滾到另外一邊。當球在跳動的時候，同伴們可以一邊走路或一邊跳躍。

難題及良機

「球和網子」這個遊戲，會隨著遊戲的進行變得愈來愈有挑戰性，但是，你要在心裡記著，成功是這場遊戲最大的誘因。當遊戲進行得不順利的時候，就會很快獲得「不順利」這個訊息；當遊戲變得既刺激又有活力的時候，進行遊戲的策略就會跟著快速發展。

活動 90

抬起來搬

第三級，第九階段

活動重點

★練習朝著一個共同的目標合作。

★加強對共有力量的察覺力。

摘要

一起小心搬運重物是一項簡單的日常活動，其複雜的程度常常讓人看不清，尤其是當你一旦停止協助孩童的行動，並且要求他們將自己的行動保持同步化的時候，其複雜的情形更不在話下。

參與者

教練和兩個孩童。

準備工作

記得要使用單獨一位學徒搬不動的物品，而且這項物品在搬運的時候，需要一點靈巧的動作，例如，你可以用一個放滿小積木的淺托盤。

教練指導

說明要直截了當，你要向孩童解釋為何要小心地將物品從一個房間或地點搬運至另外一個房間或地點，你可以說因為這些物品都很易碎，而你則是搬運監工，你要確定沒有東西破掉或掉下來。你要向孩童展示如何從不同邊緊緊抓牢該物品。你要確定他們學會協調他們抬物品的動作，一旦他們將物品抬起來，一個孩童要走在前面，另外一個則跟在後面。

變化

要是你想在「抬起來搬」遊戲中加入額外的解決問題要素，你可以讓孩童練習從衣櫃或梳妝台中拿走抽屜或架子，然後再搬運至另外一個房間。你也可以在加入變化的時候，要求孩童將某樣笨重的物品移至另外一個房間，這就需要先將門打開才行。

難題及良機

當同伴們到達困難的地方時，像是關上的門、需要轉彎的大廳、擋在路上的家具，就會產生一些小型的困境，你要在一開始的時候，先將那些障礙去除，但是當孩童們變得比較熟練時，你要給他們時間，看看他們能不能自行解決問題。另外一項主要的障礙有可能是當物品掉下去的時候，同伴們會傾向於責怪對方，你要在開始之前，先跟兩位孩童講好，這是個不准責怪對方的遊戲，要是出了問題，絕對不是任何一個人的錯。你要記得在真正進行活動之前，先讓孩童練習發生意外時需要做的應對。

活動 91

第三級，第九階段

眞暗！

活動重點

★一起面對挑戰。
★藉由與同儕伙伴的互動克服恐懼。
★為共同的目標協力合作。

摘要

這項活動是根據先前的「找我」遊戲所設計，兩個孩童現在要面對未知的挑戰，而他們所能依靠的只有對彼此的安全感。這個遊戲一直是孩童的最愛，因為這個遊戲讓孩童感受陣陣的焦慮感和恐懼，也因此讓刺激度發揮至極限，而且事實上，我們要這麼努力訓練人際關係的一個原因，就是因為人際關係需要我們獨自去面對世界上出其不意的可怕事物。這項活動的結構讓同伴們一定會一同移動，他們利用彼此的情緒反應和肢體反應，來引導他們保持協調的能力，在練習活動中，音調甚至也會改變，此外，言語表達方式包括了悄悄話和尖叫。

參與者

教練和兩個孩童。你也可以將四個孩童分成兩組來進行，但是這兩組必須要能耐心等候，輪流進行遊戲。

準備工作

要進行這項活動的話，你需要一間可以布置得黑漆漆的房間，這間房間必須要安全，才不會有受傷的顧慮，當然你也需要確定該房間夠黑，遊戲才會刺激，除此之外，你還需要兩支手電筒和一些懶骨頭。

教練指導

開始遊戲前，你要先在開燈的時候一個人到房間去，確定房間沒有危險，然後在牆壁上好幾個不同的地方用膠帶貼上「線索」，線索可以是圖片或文字，用來提示孩童你在何處藏了一些小寶藏，你要在牆上至少放置四個線索，你要根據孩童的年齡和能力，增加數目字，像是一、二、三、四等，數字必須蓋住線索，才能讓孩童在閱讀線索前先將數字拿起來。每一個隊伍都必須以正確的順序收集所有線索，才能解決這個謎題，我們偏好的「線索」是拼圖塊，因為可以將這些線索拼在一起，然後就可以得知寶藏的所在地。你要在房間的不同地方放置五個懶骨頭，將手電筒放在其中一個懶骨頭的下面，然後你要走到門邊，把電燈關掉，孩童們要在外面等候，你要向他們解釋，這場遊戲的目的是要在黑暗的房間裡找到手電筒，然後用手電筒找尋線索，牆壁上有特殊的線索，但是要看線索之前，一定要先找到手電筒。進行這項遊戲的時候，兩位孩童一定要待在一起，當他們在黑暗的房間裡時，從頭到尾都要手牽手，只有當其中一個人需要閱讀線索時，才可以把手放開。你有可能需要向孩童展示這個遊戲好幾次，才能讓孩童有充分的了解，能夠進行遊戲。

讓孩童們手牽手，你要站在他們的後面，做他們的「看護者」和引導，你要將你的手分別放在他們的肩膀上，輕輕壓著。接著一起走進黑暗的房間裡，你要確定孩童們可以緩慢、小心地走路，而且走路時沒有把膝蓋提起來。要是你認為這麼做的話可以增進刺激感，你可以一邊走路，一邊說你會感到很害怕，並且非常想要找到手電筒。你要確定孩童們在走路時，會小心地用他們的腳去「探測」物體，當孩童到了懶骨頭旁邊時，你要指導他們，讓他們停下來去尋找手電筒，一旦找到手電筒，他們就要開始去發掘線索，這時候兩個人要分別扮演不同的角色，持手電筒的是「照明者」，另外一個人是線索的「發現者」，「照明者」要用手電筒探照房間，一直到他們找到第一線索，一旦找到線索，「發現者」要走到線索那裡，將數字拿起來，取走線索，然後回到同伴身旁。當同伴們都回來後，你要拿走手電筒，站到他們的後面，再次扮演看護者的角色，你要把手電筒關掉，這支隊伍現在則必須回到門那裡，並且到外面去。一旦他們到了外頭，他們就可以將所有找到的拼圖塊放在桌上，並且組合起來，接著，他們就可以準備好，再次踏入黑暗的房間裡進行下一次的冒險。當孩童們變得熟練後，你可以讓他們有更多移動的自由，你可以僅僅站在他們後面，不需要觸摸他們，當他們找到所有的線索後，這些線索則會指示他們神祕的藏寶地點。你要確保孩童們隨時都有扮演好自己的角色，除非輪到交換角色的時候，要不然「照明者」不應該變成「發現者」。

變化

對於年紀較大的孩童，可以把遊戲移到戶外，並且在晚上的時候進行，這個時候，負責尋找的兩位孩童仍然必須手牽手，以便找到另外兩位躲起來的孩童，躲起來的這兩位孩童也要手牽手。這個遊戲就是過去大家最愛的捉迷藏，這個遊戲原本就可訓練戒慎心。當找到孩童之後，躲起來的兩位孩童要跳出來，試著去嚇嚇搜尋者。

難題及良機

孩童們在活動進行中有可能會忘記牽手，要是發生這種情形，你要先讓他們練習牽手，然後再回到房間裡進行遊戲。這項練習活動替剛認識的孩童提供了一次很棒的機會，可以讓他們建立起情感上的聯繫。

活動 92

棒球遊戲

第三級，第九階段

活動重點

★合作的小組遊戲。

★為其他人歡呼並加油打氣。

摘要

有一年，與孩童在夏令營的時候，我們發現有些參加營隊的小朋友們不會打棒球，而棒球遊戲我們在前一年就進行過了，所以，我們發展了以下這個遊戲，也因為此遊戲變成了孩童們的最愛，所以我們也將這個遊戲加入我們接下來營隊的正規活動中。這項活動可以幫助孩童，讓他們知道要往哪裡看，要如何與朋友保持協調，以及扮演好任何與遊戲相關的角色。

參與者

教練、助理教練、六個孩童。

準備工作

你需要有一個小型的棒球場，這個球場可以是一個臨時球場，如果你喜歡的話，還可以把方形地毯當作壘包來用，你也需要兩個小鼓和一些鼓槌。

教練指導

遊戲的一開始，兩個孩童要待在「投手丘」上，兩個孩童在「本壘板」，兩個孩童坐在本壘板後方，負責從事啦啦隊的工作。開始進行遊戲後，投手丘上的「擊鼓手」要拿著自己的鼓和鼓槌，擊鼓手要對本壘板上的跑者喊：「你準備好了嗎？」然後他們要開始打鼓，在本壘板上的孩童們要手牽手跑到一壘，當他們抵達一壘，鼓聲就要停止，當他們在跑的時候，啦啦隊要大喊：「加油，大家加油，跑到一壘去！」當跑者要從一壘跑到二壘的時候，擊鼓手需要先用視覺確認跑者已經準備好了，然後再開始擊鼓，並且眼睛要一直盯著跑者，直到他們抵達二壘，接著停止擊鼓，啦啦隊要持續大喊大叫，一直到跑者回到本壘。要讓孩童們輪流扮演不同的角色，直到每個人都有機會扮演每一個角色。

變化

要是孩童們在這項遊戲中表現傑出，我們通常會緊接著教他們踢球遊戲，這時候啦啦隊就要身兼二職，他們要把球放在踢球者前面，而擊鼓者和踢球者的工作則和之前敘述的一樣，遊戲也以之前描寫的方式進行。

難題及良機

最困難的角色應該是啦啦隊小組，他們要盯著遊戲看，卻沒有任何實際收穫，我們發現，比起其他的角色，我們必須花費更多的時間來發展這個角色，孩童可以因為這個遊戲而成為一個很棒的觀察者，他們可以學會追蹤遊戲的進行、動作、開始、和停止，而跑者則學會去聆聽和觀看，並且在自己和壘包之間轉移目光。

活動 93

第三級，第九階段

停車場

活動重點

★向孩童介紹協力合作的遊戲。

★一起經營一個停車場和洗車廠。

摘要

「停車場」這個遊戲可以說是一個過渡的遊戲，讓孩童進入一個稍微無法預期的遊戲，第二個活動「洗車廠」，是接續「停車場」的遊戲，這個遊戲非常有趣，因為在這個遊戲中，孩童們可以玩水並且弄得一團亂。使用你們隨手找得到的物品和之前用過的材料，孩童可以學會在物品的使用範圍之外去運用這項物品，同時也能體會遊戲有無所不在的潛力。在我們有結構的想像框架之下，孩童也能探索創造力的世界。

參與者

教練和三個孩童。

準備工作

你需要三個紙箱、一條軟管、火柴盒小汽車、玩具錢、小盒子、大型的字母巧拼地板、一盆水、若干毛巾。這些物品要放在房間的一個角落。

停車場教練指導

孩童們要分別拿起一個紙箱，到一個他們想建造停車場的地方，然後他們要將紙箱疊起來，形成四層的車庫（最高箱子的上層要做為車庫的「屋頂」層），接下來，用字母巧拼地板搭出四座坡道，一層要有一個坡道，要將坡道下面撐起來，接著孩童們要一起用積木建造一條道路，把軟管的一端靠在「車庫」結構體上，另外一端則放在「積木」道路旁邊，火柴盒小汽車則要排在道路上離停車場最遠那一端。

一個孩童要扮演「駕駛」，把第一台火柴盒小汽車開到停車場那裡，並且跟「停車管理員」說他要停車，管理員問：「哪一層？」駕駛則要回應：「第三層。」停車管理員則說：「可以，請給我一塊錢。」他把錢收下後，放在小盒子裡，這時候，第三位孩童要扮演泊車小弟，他要把車子開到恰當的坡道上，把車子停在駕駛要求的樓層。駕駛至少要再把另外三輛車開到停車場去，依照上述的方式要求停車管理員把車停起來。在所有車子都停好後，駕駛要回到停車場去，他要對管理員說：「停車管理員，你可不可以把我的藍色吉普車開下來？」管理員要問：「哪一層？」駕駛則回答：「第二層。」管理員接著說：「馬上來。」停車管理員要呼叫泊車小弟，跟他說他需要哪輛車，泊車小弟要把該輛車放入軟管裡，停車管理員要在軟管的末端把車子接起來，並且把車子交還給駕駛。繼續進行這個動作，一直到所有車子都回到遊戲一開始的地方。孩童們都要有機會輪流扮演這三種角色。

洗車廠教練指導

洗車廠要設置在到達車庫的那條道路上，駕駛要選擇一輛汽車，並將該車沿著道路推到洗車廠那裡，當他到達的時候，洗車管理員要攔住他並且問：「停下來，你想做什麼？」駕駛要回答：「我的車子需要洗一洗。」管理員接著說：「好，請付給我錢。」不太骯髒的汽車需要一塊錢，相當骯髒的車子則要二十元。然後洗車員就把車子洗一洗，管理員和洗車員一起用毛巾把車子擦乾，一旦擦乾車子，洗車管理員要搖身一變，成為停車管理員，並且詢問駕駛他想不想停車，這時候，他們就要接著進行停車場遊戲。

變化

我們最喜歡的變化中，有一個是用動物來取代汽車，這個遊戲不同的地方相當少，不過還是要把將停車管理員換成「動物園管理員」，而要求的並不是停車位，而是一個籠子。當離開動物園區域之後，動物通常會想回到叢林中或是馬戲團裡。你也可以指示駕駛在遊戲中做一些細微的變化，舉例來說，駕駛可能選擇只把三輛車子開回家，而基於某種幽默的原因把第四輛車子留著，例如，駕駛可以說：「我今晚不打算把另外那輛車子開回去，我的貓大概會晚一點來開回去。」

難題及良機

有些孩童會比較偏好某一個角色，要是你想避免造成孩童發脾氣的話，你通常可以最後再將孩童偏好的角色指派給他，你也可以利用視覺的方式來建構這個遊戲的順序，我們發現「便利貼」便條紙非常有用，我會在便利貼上寫下每一個角色，要是有一個孩童特別喜歡「洗車員」這個角色，他最喜歡的角色就會擺在便利貼上第三行的位置，如此一來，他就可以在便條紙上清楚參照，並且讓自己安心，因為他絕對會扮演到他自己最喜歡的角色。

活動 94

第三級，第九階段

外環快速道遊戲

活動重點

★向孩童介紹協力合作的遊戲。
★在建築的活動中合作。
★一起進行活動，以便在同伴間建立起象徵性的連結。
★為聯合注意力活動做準備。

摘要

在這項活動中，孩童們要一起建造一條高速公路，也就是一條外環快速道路，將他們生命中重要的地點串連起來，讓他們在這些點之間旅行。假如要將汽車開得很快和很慢，同時也會有停頓的時候，讓孩童們有時間思考和做計畫。

參與者

教練和最多三個孩童。

準備工作

你需要積木、與積木大小相合的汽車、玩具電話、玩具房屋、一些樹和類似的物體。孩童要坐在地板上，活動的一開始，這些物品要放置在地板上靠近你的地方。

教練指導

這項活動共有四個步驟：

步驟一

向孩童解釋，他們要一起建造一條道路，而這條道路跟你們那個地區的高速公路相似，都將重要的地點連結起來，我們把我們這條高速公路叫做「外環快速道」，因為它的形狀就像一個環一樣。環狀快速道讓我們能夠在生日宴會時、野餐時，或只是想一起玩耍的時候，相互拜訪。

步驟二

現在孩童們要輪流選擇積木，並且在你的督導之下，建立一條環狀的高速公路，其寬度要能夠讓兩輛汽車一起並肩「行駛」。當道路完成之後，每個人都要選擇一間模型房屋來代表自己的家，這些房屋要放在環狀道路旁邊，分別在不同一端，房屋與環狀道路之間只有用一條約兩個積木寬的車道連結起來，每個人都可以放置一些樹木和類似的物體，但是不可以放太多，以免讓房屋和庭院變成注意力的中心，把每位孩童選擇的車子放在先前設計好的車道上，在每間房屋旁邊放置一具玩具電話，最後，在房子與房子之間用建築物設置一些中途的場所，這些地方可以做為孩童們碰面的地方，替這些建築物取名字，貼上標籤，像是「加油站」或是「主要街道」，在外環快速道上放置一至兩個結構體，做為孩童可以前往的目的地，也替它們標上名字，像是「購物中心」或「電影院」。

步驟三

現在，一位孩童要打電話給其他人，他們決定要見面，以便能夠一起在外環道上開車，他們要選擇一個設計好的地標當作見面的地點，接著就把車子開到外環快速道上，直到他們抵達預定的見面地，他們要駛離外環快速道，進入見面點的車道，然後互相打招呼。

步驟四

在最後一個階段，他們要決定開車到哪裡去拜訪，然後就開始一起開車。一開始，要先限制可以做的選擇，可以先到其中一個人的家裡，參加特殊事件，像是生日宴會或是度假，你也可以到某個尚未拜訪的「目的地」建築裡，例如冰淇淋店、電影院、或是購物中心，還有另外一個選擇，就是一起去「兜兜風」，在外環快速道上並肩開車，互相指出他們在路上看到的標誌，「兜兜風」唯一的規則，就是同伴們在開車的時候，必須保持在彼此的身旁。當遊戲有所進展的時候，你可以替同伴們在遊戲中加入更多的娛樂消遣和停留的地點，讓他們可以開車前往。

變化

想當然，一旦教導孩童這種遊戲後，可以進行的變化就會受孩童能力的限制，諸如他們有沒有能力一邊處理不斷變化的道具，一邊又要將注意力保持在人際關係上，並且將想到的點子維持在協議的遊戲框架裡。

難題及良機

這項遊戲對於同儕互動來說，是項很好的準備活動，同時語言病理學家也使用這種遊戲來進行團體語言治療的工作。這一個遊戲是在早期階段，我們用來讓孩童脫離與教練的互動，並且轉化成與好幾個同儕伙伴進行互動遊戲的方法。

活動 95

第三級，第九階段

自我指導遊戲

活動重點

★利用自我指導來調整行動。

★利用自我指導來檢視和修改行動。

★利用自我指導來計畫行動。

摘要

在複雜的社交環境中，想要保持同步的關鍵，就是要能隨著情況的需要，同時做一個仔細的觀察者和一個迅速的適應者。自我指導是一種特殊的自言自語技巧，對於指揮自己採取適應性行動來說非常重要。在這項活動中，我們會教導學徒使用自我指導的技巧。

參與者

教練和兩個孩童。

準備工作

孩童應該要精通先前活動中的自言自語技巧。

教練指導

我們再次強調，你要使用已經練習過的活動，你可以使用鼓、移動和倒落，或是任何簡單的活動。這項活動共有三項步驟：

步驟一 利用自我指導來做準備，這個步驟需要孩童將你對接下來行動所做的指示轉換成他自己的話語，舉例來說，如果你說：「這一次我們要跑步跑到一半的地方，然後再慢慢走到終點。而孩童則要將其轉換成：「我必須跑到一半的地方，然後慢下來。」孩童說的話應該還要包括：「我必須待在（教練）的旁邊。」

步驟二 利用自我指導來進行快速的適應行動，當你改變遊戲框架的要素時，學徒會學會使用自言自語將改變轉換為他自己的話，例如：「現在我們要走慢一點。」或是：「現在我們要等一下，數到四再開始。」

步驟三 利用自我指導來進行修正。學徒要接受你給他的回饋，並且將其轉換為自我指導，內容則針對要如何做改進，例如：「我剛才跑太快，我必須慢一點。」

變化

我們喜歡在進入任何新的情況，或是在任何孩童先前曾遭遇困難的場合之前，先使用自我指導來進行排演，孩童要排演可能遭遇的困難，並且練習使用他可以運用的其他行為策略。結束之後，他則要回顧一下排演的成功。

難題及良機

自我指導是發展執行功能的關鍵要素，這項技巧開啟了一道門，這道門可以通往有效的反省、自我評估、做準備和計畫的能力。在你做示範的時候，記得大聲說出你的自我指導。

活動 96 重播遊戲

第三級，第九階段

活動重點

★檢視已經完成的活動。

★發現進行矯正性行動的需要。

摘要

在上一個活動中，孩童們練習利用自我指導的方式，將教練的回饋轉換成自己的話，以便讓他們能修改自己的行動。在這個活動中，孩童們將學會依據自己的觀察和評估，以便產生對自己的回饋來引導未來將採取的行動。

參與者

教練和兩個孩童。

準備工作

你需要一台攝影機以及一個顯示器來播放拍攝的影像。你要記得設定攝影機，才能讓你在錄影的時候，補捉到活動中的關鍵要素。

教練指導

這是一個簡單的活動，你要先確定攝影機有在運轉，然後就開始進行活動，經過幾次的練習之後，你要停下來，然後播放拍攝的片段，在關鍵的地方要將影片暫停，以便讓孩童們觀察他們自己脫離「同步節奏」的情況。當孩童需要採取行動，像是降低速度、靠近一點，或是一同數數字的時候，你們要練習使用「我們」這個人稱來說話，記得要將先前活動中學得的自我指導技巧整合在本活動中，由影片帶來的回饋和自我指導所構成的組合，會成為發展「執行功能」技巧的強力方法。為了要練習這個活動，你們要回到先前練習過的三個行動活動，我們非常容易在這些活動中做觀察，進行矯正性行動，以便讓行動更加協調：

- 雙球丟球遊戲。

- 一起移動和一起倒落。
- 撞車遊戲。

變化

如果你喜歡的話，你可以開始在我們許多的活動中，拍攝影片來對孩童們產生回饋，這可以成為活動中例行的慣例。

難題及良機

對於追求完美主義的孩童來說，要他們在看影片時沒有任何情緒反應，會是一件很困難的事，你要試著將這個問題侷限在矯正性行動上面，而不是在問題本身。

活動 97

第三級，第九階段

音樂變化遊戲

活動重點

★學習在加入變化時，仍然與活動保持聯繫。

★在一連串的變化當中，回顧一項最終產品的演進過程。

★為了取悅社交同伴而創造活動變化。

摘要

在先前的音樂性活動中，你要付出大多數的責任，在活動中引入變化，以及架構音樂曲調的框架，在本活動中，孩童要開始負責去製作音樂曲調。活動的刺激感來自於孩童們以小組行動的能力，以及來自於製作音樂曲調愈來愈高的複雜程度。要是孩童們有親密感及團結一致的感覺，就表示活動有所進展。這項活動所帶來的練習，是要孩童們學習以適當的方式影響他人，同時也學習去接受他人的影響。

參與者

教練和兩個孩童。

準備工作

每個人都要有一具鼓，一個容器，裡面裝了另外一種樂器，以及一個錄音機。參與者要面對面坐在方形地毯上，每位孩童在開始遊戲的時候，都要使用他所選擇的鼓。整個活動的過程都要錄下來，以供未來使用。

教練指導

步驟一

在鼓上擊出簡單的六拍節奏：「強／慢、強／慢、強／慢、弱／快、弱／快、弱／快。」在你擊鼓的時候，要敘述出你的節奏，你要重複擊出這個節奏四次。向孩童指示說，不可以改變這個節奏的基本六拍旋律，而孩童將進行的動作，就是在這六拍所構成的框架裡，一起創造變化。

步驟二

現在你要教導好幾個可供選擇的變化，讓孩童們可以從中做選擇。我們在下面列出可供選擇的變化：

- 弱／慢、弱／慢、強／快、強／快、強／快、強／快。
- 強／慢、強／慢、弱／快、弱／快、弱／快、弱／快。
- 弱／快、弱／快、弱／快、弱／快、強／慢、強／慢。

步驟三

在學會了演奏這些變化之後，孩童們要輪流選擇一種變化，然後進行演奏，當孩童們對這三種變化愈來愈熟練之後，他們擊鼓也會逐漸變得愈來愈流暢。你要繼續在輪到你的時候演奏相同的基本旋律，不需要變化，一切的變化都要讓孩童來進行。

步驟四

要是孩童們能夠精通步驟三的話，你可以讓他們在不超出六拍旋律這個遊戲框架的前提之下，加入自己的變化。

變化

你也可以使用其他樂器，我們也喜歡使用鈴，我們覺得鈴通常可以跟鼓形成良好的搭配。

難題及良機

對於一些孩童來說，要記得這個遊戲的基本框架並且保持在這個框架裡，可能是一件很困難的事，這種組織上的問題可能就需要額外的練習，要是你可以提供視覺上的遊戲結構協助，例如用符號來表示不同的節奏組合，可能會對孩童有所助益。當孩童的適應力變得更加良好，而且更能欣賞其他人的意見時，就會有更多的機會，讓他們參與許多有創意的同儕活動。

活動 98

第三級，第九階段

協力走路遊戲

活動重點……………………………………………………

★小心且同步的行動。
★發展合作性協商和溝通。

摘要

「協力走路」遊戲所帶來的挑戰，就是兩個人要一前一後走路，以便到達共同的目標，這個遊戲非常困難但是很有趣。你必須隨時注意彼此的情緒狀況，並且做出反應，情緒狀況可以從輕微的挫折感到高度的挫折感都有可能，但是精通這項遊戲後所能得到的那種興高采烈、歡欣鼓舞的感受，更是不在話下。

參與者

教練和兩個孩童。

準備工作

協力走路板由兩塊木製滑雪板組成，每塊滑雪板上都有兩根繩子，一條綁在滑雪板的前面，另一條綁在滑雪板中間的位置。滑雪板要平行放置，站在前面的同伴要將左腳放在其中一塊協力走路板上，另外一隻腳放在另外一塊，位在後方的同伴也要將他的腳分別放在與前面同伴相同的協力走路板上面。一旦同伴們都站到協力走路板上之後，他們要將繩子拿起來，然後就要想辦法一起移動，以便到達他們的目標。

教練指導

這項任務可能會讓你驚聲連連，不斷干預他們，提供指導，但是這項活動的價值，就在於孩童們有能力自行去協商出同步的行動，你幫助的程度要降得愈低愈好。對於某些孩童來說，他們有可能需要花上超過十五分鐘的時間，試著協調他們的第一步，在這段期間，孩童們會出現很多種情緒變化，活動的一開始，可能會充滿爭執和責怪，然而，就如同其他艱難的任務一樣，最後的成果會有令人振奮歡愉的效果，孩童們顯然完成了一項艱難的目標。你們可以用跳起來擊掌並大叫「我們做到了」的方式來結束這項活動。

變化

「協力走路遊戲」進行的時候，也可以讓同伴們面對面，就是其中一個人要背對前進方向，另外一個人面對前進方向，儘管這種方式顯然比較困難，但是也讓孩童擁有更多面對面接觸的機會，如此也會急遽增加他們準確的社交參照能力。

難題及良機

「想贏」或是到達目的地的慾望，可能會輕易掩蓋了小組行動所帶來的樂趣，要是活動變得過於著重於目標，你要隨時準備停止活動。但是在另外一方面來說，只要孩童們能夠避免用責怪或者態度激烈的話語，去解決在過程中遇到的無可避免的問題，我們也希望同伴們能夠發展一起合作的慾望，以達到他們的目標。

活動 99

接力賽遊戲

第三級，第九階段

活動重點

★在競爭性活動中，與同儕伙伴合作。

★仍然將共享的樂趣視為比勝利還重要。

摘要

這項接力賽遊戲非常容易教，也很有趣，而且同時又可以讓好幾個孩童或是在團體裡進行遊戲。這項活動可以教導孩童，讓他們知道要朝那裡看，以及要如何使用他們的腳。當孩童從一處跑到另外一處的時候，他一定要不斷觀看他的同伴，以便得知他要到那裡去以及他會遇到什麼。在這項活動中會有勝利者的產生，所以這也是一個很好的機會，讓孩童們學習，在失敗的時候，相互支持是非常重要的，以及良好的運動家精神。當勝利的時候，要跳起來擊掌，並且興高采烈地大喊：「恭喜你，你真棒。」

參與者

每隊有兩個孩童。一旦學會了，就可以在較大的團體裡進行遊戲，不過雙人組仍是最主要的單位。

準備工作

每隊參加遊戲的雙人組都要有四個塑膠容器、一個籃子、一個面紙盒、一個方形地毯、紅色、黃色、藍色、綠色的色紙、十二色的方形積木，其中要三個紅色、三個黃色、三個綠色、三個藍色。每位「傳播者」的方形地毯要放置在一道牆壁的旁邊，籃子要裝著「尋找者」的物品，放在每塊方形地毯的旁邊，四個塑膠容器要隨意放置在房間內，每個容器都要裝三張六吋乘兩吋的色紙，舉例來說，要是只有一隊雙人組，第一個容器裡要裝三張紅色紙，要是有四隊雙人組參加遊戲，就要放十二張紅色紙，第二個容器要裝三張綠色紙，第三個容器要裝三張藍色紙，第四個容器要裝三張黃色紙，面紙盒要放在方形地毯的前面，面紙盒裡放了十二塊積木，三塊紅色、三塊藍色、三塊黃色、三塊綠色。

教練指導

每隊的尋找者要面對傳播者，相距幾呎，當你發出訊息表示比賽開始，傳播者要把手伸進面紙盒裡，拿出一塊積木（我們選擇面紙盒是因為其結構讓傳播者不易看到裡面的積木），他要將該積木舉在空中，而尋找者要迅速跑到裝有相同顏色紙的容器那裡，選擇一張色紙，然後再快速跑回傳播者那裡，傳播者要將積木交給他，尋找者就要跑回他開始遊戲的地方，把積木和色紙放進小隊的籃子裡，這時候尋找者要等候傳播者再去抽出下一塊積木，然後遊戲繼續進行。遊戲到了一半的時候，你要讓他們做短暫的休息，並且宣布傳播者和尋找者的角色交換。首先完成的隊伍要站到方形地毯上，並且大叫：「我們做到了，我們做到了！」這時候遊戲馬上結束，其他的隊伍要大喊：「恭喜你們。」然後轉向隊友，對他們說：「我喜歡跟你一起玩。」

變化

有許多變化可以讓這個遊戲變得更加刺激。傳播者可以在面紙盒裡裝滿許多物品，讓他的隊友在遊戲場所裡尋找。你也可以不要僅有一位尋找者，孩童們可以「搭檔」進行活動，跑遍整間屋子或鄰近地區尋找物品的下落，這個遊戲可以做為一個很棒的生日舞會遊戲。用物品取代顏色會替遊戲增加許多變化；把物品藏在房間裡或廣場裡，而不使用透明的塑膠容器，會讓遊戲更具有冒險的滋味；用臉部表情取代言語，可以降低命令他人的感覺，並且確保孩童使用視覺參照。

難題及良機

我們之所以要馬上結束遊戲，而不繼續進行比賽，分出第二名、第三名是因為許多孩童在進行這個遊戲時都會遇到一個難題，我們這個遊戲的目的是要在一個遊戲框架底下，讓他們享受小組活動的樂趣，而不是要讓他們覺得無能為力，除此之外，他們還可以學會如何處理勝利和失敗的情況。在進行遊戲的時候，喜歡命令他人的問題、缺乏組織能力、視覺參照問題、無法坦然面對勝利和失敗的問題都會浮現成為障礙，每一項障礙你都要向孩童提醒，但是不可以念念不忘，舉例來說，要是只有一支隊伍有組織能力的問題，你要私底下協助該隊伍面臨這個問題，然而，要是每個人都有這方面的問題，你可能就要對整個團體進行組織技巧的訓練，對於喜歡命令他人這方面的問題，你要針對孩童的不同點做分析，而且每個人的缺點都要分別指出來訓練。坦然面對勝利和失敗則需要用團體的力量來解決，並且還可以回顧一下他們對於遊戲所懷有的期待。

活動 100

第三級，第九階段

鯊魚和漁夫

活動重點

★一起行動以克服共同的恐懼感。

★以同盟的方式進行活動。

摘要

「鯊魚和漁夫」是一個刺激的活動，孩童們要團結在一起，抵抗剛好在地毯上徘徊的「吃小孩」鯊魚，並且拯救其他漁船上的「船員」，讓他們脫離鯊魚之災。孩童們會相互依靠，形成可靠的同盟，他們會一起確保沒有任何人會遭受鯊魚的侵害。

參與者

教練和最多四個孩童。

準備工作

你需要大約八到十個懶骨頭，以及一個講台，這個講台必須能讓孩童輕易且安全地到達。在地板上隨意放置懶骨頭，但是你要確保有一個懶骨頭與講台的距離夠近，才能讓孩童們從懶骨頭爬上講台。

教練指導

向孩童解釋這個遊戲，你是鯊魚，而且你會在地板上四處徘徊，尋找吃的東西，懶骨頭是島嶼，要是你站在島嶼上的話，鯊魚就看不見你，不過要是你冒險離開島嶼的話，你就有可能被吃掉。除了一個孩童之外，其他的孩童在開始遊戲時都要站在距離講台最遠的島嶼上，這位例外的孩童要扮演漁船的船長，遊戲開始的時候要待在講台上，其他孩童則是漁船的船員，這些船員落船，而這位船長正試著在鯊魚將他們吃掉之前，將他們接回船上，船長可以向不同的船員打信號，暗示說已經安全了，可以移到下一座島嶼，當船員抵達離講台最近的島嶼上，船長要幫助他登上船。現在你們可以開始遊戲，你要到處徘徊，不斷聲名你是一隻飢餓的鯊魚，而且當孩童們在懶骨頭間跳來跳去時，你要「差一點」就抓住他們，船員們一個接一個得救，安全回到船上，你要記得做一些可怕的「千鈞一髮」時刻。接著輪流扮演船長的角色。孩童們通常都會想扮演鯊魚的角色，只要他們能適當地扮演這個角色的話，讓他們演也沒問題。

變化

也可以用魚來取代漁夫，要在鯊魚吃魚之前，先抓到魚，將魚救起來。

難題及良機

船長一般來說會需要大量的訓練，以便讓他有能力協調船員們的跳躍，讓他們避免被吃掉。要是進行方式妥當的話，這項活動會建立起小組的團結感。

活動 101

第三級，第九階段

怪獸又來了

活動重點

★學習相互支持的力量。

★一起戰勝困境。

摘要

在進入這項活動時，有一件很重要的事需要記住，當我們獨自一個人的時候，會有一種脆弱感，但也是這種脆弱感迫使我們努力，希望能受到團體的接納，也希望獲得人際關係。當我們在設計這個活動時，我們同時也在探索一個基本的事實，透過友情我們會學到，寂寞和焦慮所構成的「怪獸」，最好是經由有意義且支持自己的人際關係來應付，才能成功。

參與者

教練、助理教練、三個孩童。

準備工作

你需要大概八個懶骨頭、一張大桌子、兩塊桌巾、一隻塑膠叉子、一支塑膠湯匙、一小袋的滑石粉。房間或是活動場所的設置應該要模仿露營場地，一個懶骨頭要放在房間的正中央，假裝這是營火，桌子要橫向放置，將布展開放在桌子上，假裝這是帳棚，如果你喜歡的話，也可以使用真正的小型帳棚，第二塊布要用來把教練罩住，讓教練變成一隻怪獸，怪獸一隻手要拿叉子，另外一隻手拿湯匙，他甚至還可以攜帶一罐芥末醬，以便為食物加點調味料。剩下來的懶骨頭可以用來建造躲藏處，讓大家躲起來。

教練指導

這項活動共有五個步驟：

步驟一

一開始，助理教練要召開團體集會。集會中他要告訴孩童們說，他曾經聽說有隻怪獸住在他們那個區域：「這隻怪獸只會吃那些脫隊的人，從來不會吃聚在一起的人或是集體對抗他的人。當你聽到他擊鼓的時候，你就可以知道怪獸就在附近，當鼓聲一響起的時候，你們就必須一起擊退怪獸，要是你們沒有一起行動，怪獸就會擊敗你們，並且把你們通通吃掉。」

步驟二

現在就開始假裝你們外出露營，助理教練要開始說這個怪獸的故事，故事內容大致是：「從前有一隻怪獸，他喜歡吃那些容易抓到的人，因為這種人不知道好朋友是重要的，這隻怪獸就住在這附近，而且他隨時隨地都在觀察，有沒有人離開隊伍而落單。」助理教練要繼續把故事說完：「這隻怪獸絕對不會住在你家，或住在任何大樓裡，他只住在這裡，他非常龐大，而且身上披著某種布料，他隨身帶著一隻叉子和一隻湯匙以便能享用豐盛的『小孩』大餐。只有一種方法才能把怪獸嚇跑，要是三位孩童可以躲在一個隱藏的地點，不可以讓怪獸看到，並且唸出一段特殊的歌曲，怪獸就會跑掉。」

步驟三

現在要描述不同的角色，一位孩童要當站哨者，他要傾聽並且注意怪獸來了沒有，站哨者要待在門的外頭，或是相當靠近門的地方；除此之外，還要有一個躲藏處，而且其中一個孩童要負責建造此躲藏處，當站哨者聽到怪獸來的聲音，大家都要跑進躲藏處，他們要一起喊出那首歌曲來擊退怪獸。最後，還要有人不斷唸出這首特殊的歌曲，以便讓每個人都能夠記得，這首歌曲可以像這樣：「哦嘎布嘎，怪獸人，回到怪獸國土去。」這首歌曲要夠複雜才會有挑戰性，但是同時也要夠容易，才能讓三個孩童真的記得住並且背出來。現在每個孩童都要分派一個角色，以準備迎接怪獸的到來，站哨者應該要有某種的信號裝備，像是鑼或鈴之類的，建築者應該要開始建造躲藏處，歌曲「背誦者」要開始在營火附近跳舞，一次又一次不斷重複歌曲，以便讓其他人記住。孩童們每隔一段時間要進行一次「防怪獸演習」，以便可以讓大家練習這套既定程序，也就是迅速跑到躲藏處，然後一同唸出這首歌曲。

步驟四

現在可以輪到怪獸登場了，怪獸一開始要輕輕擊鼓，就像是在遠方一樣，當怪獸接近的時候，鼓聲就要愈來愈大聲，站哨者看見怪獸，就要敲打警示鈴，在最好的情況下，就是三位孩童都有辦法完美地按照既定程序進行，要是沒有這樣做，怪獸就會咆哮，並且將其中一位孩童抓起來，大聲說：「我餓了，我要吃這一個。」要是發生這種情形，助理教練可以拉住被抓到的孩童並且大喊：「我們要救救他，要是我們一起拉的話，就可以救他。」當另外兩個孩童加入幫忙的行列後，他們只需要輕輕一拉，就可以救走受困的同伴，這時候孩童們都自由了，但是怪獸已經看見他們了，助理教練要迅速拿出一些滑石粉，並且將滑石粉吹向怪獸，怪獸要痛苦大叫，並且退出孩童的視線之外，回到他的獸穴，這時候助理教練要向孩童解釋說，他們很幸運，因為他隨身攜帶一種神奇的粉末，可以將怪獸驅走，然而不幸的是，這種粉末只能使用一次而已，當怪獸下次來的時候，他們就要確保沒有人被抓到，整個團隊需要一同奮鬥，才能擊退怪獸。

步驟五

隊友們再次聚集在營火的周圍，互相訴說他們最近的冒險故事，然後，其中兩個人要假裝回他們的帳棚睡覺，而其中一個人要回到站哨的崗位上，接著這齣戲就要像之前一樣再次繼續下去。

變化

要是孩童們對於怪獸這個概念感到相當心煩意亂，你也可以使用其他的人物來進行遊戲，舉例來說，孩童們可以假裝是羊群，而羊群必須要一起努力，擊退想吃羊的野狼。你也可以試著找尋某種大家共同的假想敵人，而且只有當大家一同努力的時候，才有可能擊退敵人。

難題及良機

建立團體意識在自然的環境中也是以這種方式產生，要是你去觀察遊樂場裡的孩童，你就會看到孩童們組隊擊退假想的威脅，或是面對其他同儕團體帶來的挑戰。孩童通常都會知道怪獸就是教練，但是因為遊戲中充滿刺激和恐怖的氣氛，所以孩童仍然相信怪獸是真的，你不要因此而感到意外。

活動 102

第三級，第九階段

地圖偵察遊戲

活動重點

★簡易的合力解決問題。

★體驗小組活動的力量。
★練習聯合注意力的技巧。

摘要

閱讀地圖和「尋寶」形式的活動，似乎對於學習協力的小組活動很有幫助。在這項活動中，孩童們要一起努力以便抵達他們的目的地，他們要在地圖上找到標記點，並且尋找下一個標記點，直到他們到達「藏寶處」。一個孩童要當「讀圖者」，他要拿著地圖並且「讀」地圖；其外一個孩童則為「偵察者」，負責尋找標記，並且將標記帶回來。

參與者

教練、兩個或四個孩童（一組或兩組）。

準備工作

所需的材料包括一幅手繪地圖，內容為某個指定的區域，地圖要根據孩童的年紀和理解地圖的能力去製作。需要用有顏色的標記來指示孩童們已經到達某個特定區域。你要小心製作這張地圖，根據孩童理解地圖的能力，該地圖可以是簡單的也可以是複雜的。

教練指導

這項活動共有四個步驟：

步驟一 首先孩童可能需要先學會如何使用地圖，將地圖視為物體空間在實際區域中的對照，這是一種非常重要的組織技巧，你要花足夠的時間教導孩童這項技巧。

步驟二 一旦孩童們有足夠的讀圖能力後，你要給他們一張地圖，上面有彩色的標點，每一點都代表著一個彩色的標記，都是你在沿途放置的，你要確定孩童能夠理解使用地圖的方法，並且將所有的標記都拿回來。

步驟三 指派這兩個角色並且教導這兩個角色的工作，一個孩童要負責讀地圖，而且只有他可以讀地圖而已，另外一位要當偵察者，他要接受讀圖者所下的指示，而且只有他才可以將標記拿下來。

步驟四 可以讓孩童練習一套固定的遊戲結構格式，讓他們比較能夠應付他們這一段共同的旅程。當他們到達一個新地點，並且將標記取下來之後，偵察者要問：「我們接下來要去哪裡？」然後他要等候讀圖者利用言語和手勢替他指示方向。在偵察者進入下一階段的任務之前，讀圖者和偵察者必須先確定兩個人彼此理解，當偵察者在偵察的時候，讀圖者要留在先前的位置，當偵察者看到下一個標記時，他要大叫：「我看到了！」然後讀圖者才能移動，加入偵察者的行列。

變化

當孩童變得愈來愈熟練這項活動後，要准許他們能一起從一個標記走到下一個標記的位置，你也可以增加標記之間的距離。標記可以是「地標」，像是某種家具，上面貼著一塊線索，這樣會讓尋寶更加貼近真實。孩童也可以學習一起去散步，並且在他們走路的時候，一起製作一張地圖，然後他們就可以使用這張地圖和標記來設計一段尋寶之旅，讓其他人進行遊戲。最後，可以讓孩童一起自行製作某一塊區域的地圖，然後才開始進行遊戲。

難題及良機

有一點很重要，需要向孩童強調的是，這項活動的目標不在贏得勝利或是到達藏寶處。就像我們許多的活動一樣，這項活動也有可能變成過程比目標還要重要，因為孩童有可能會專注在正確閱讀地圖身上，而不是一起以小組方式來進行遊戲。

第十階段

共同創作

階段目標

到了第十階段，挑戰者會體驗在創造性活動中扮演同伴所帶來的刺激，挑戰者會一起創造出只有當他們同心協力時才會有的結果。同儕伙伴們會在他們以小組完成的事物中，體驗強烈的自豪感，他們會想要頻繁回想他們的傑作，並且替他們新的創造作品照相和做紀錄。他們創造的作品僅供他們自己享受而已，並沒有其他外在的用途，他們並不會特別在意其他人是否也能欣賞他們的作品。

活動簡介

第十階段一開始的活動，會讓孩童們逐漸熟悉共同創造的刺激感，孩童可以做的選擇仍然受到教練的規範和限制。一開始的創作是簡單的旋律和歌曲，在「花車遊戲」活動中，挑戰者會第一次嘗到具體的聯合創作，而且還可以向其他人展示，讓他們欣賞；在「共同創作遊戲」中，同伴們會替一個遊戲創造出生動的新版本，這或許也讓他們獲得第一次機會去教導同儕一些新的東西；「我們的歌」則會讓孩童接觸到，當我們擁有自己特別的「校歌」時所感受到的團結感；

共同創作接下來的活動，會隨著挑戰者使用不同的媒介練習共同創作，而進展到語言、角色扮演、笑話、建築，教練仍然要確保這項活動不會受任何一位同伴的控制。

活動 103

韻律創作

第三級，第十階段

活動重點

★ 聯合創作獨特的韻律樣式。

★ 增加團結的感覺。

摘要

我們在這個階段的第一項活動，表現了我們所有共同創作活動中特有的要素，一開始先呈現出一個基本的活動框架，孩童們要從數量有限的選擇中挑出他們自己與別人不同的變化，這些選擇在你的協助之下（你的協助要愈少愈好），會整合成一種獨特的新版本，孩童要替他們

關鍵提示

- 記得要記錄同伴們的創作。
- 利用你想得到的任何媒介來練習，愈多愈好。
- 你要仔細觀察，確定同儕之間的伙伴關係是對等的。
- 不要親自介入活動的成果，最重要的是同儕伙伴們能夠享受活動。

的創作取名字，並且慶祝一番，每隔一段時間就要回來進行這個創作品，以便記得它。

參與者

教練和兩個或三個孩童。

準備工作

要是孩童願意的話，可以攜帶自己的鼓。

教練指導

這項活動共有六個步驟：

步驟一 每位孩童要擊鼓並且選擇自己喜歡的旋律，你要確保每位孩童選擇的旋律是不同的而且也要夠簡單。你要記得把每種旋律錄下來，以便讓你記得住。

步驟二 在孩童們選擇完自己的旋律之後，讓他們一個接一個擊出自己的旋律，就像一支獨立的曲子一樣，也可以讓他們試著一起演奏他們自己的旋律。

步驟三 現在他們要一起決定出一段最終的旋律，要用這段旋律來做這支曲子的結尾，我們要再次強調，你要將旋律錄下來，以便能重複播放。

步驟四 你應該要加點簡單的連接節奏，以便將這支曲子結合起來。

步驟五 孩童們要練習演奏他們簡單的曲子，直到他們能重複演出，他們要再做最後一次的錄音。

步驟六 在最後一個階段，他們要替這支曲子取一個清楚的名字，然後把這支曲子保存下來，以便做日後的參照。在替曲子取完名字之後，你要帶領孩童為他們的成果做一段簡短的慶祝活動。記得每隔一段時間要播放這支曲子，以便讓他們能回想這次的成就。

變化

一旦孩童抓到這項共同創作的訣竅之後，你要讓他們有機會去創造許多不同的旋律，可以加入他們的「專輯」裡。除此之外，一旦他們有了經驗之後，就可以讓他們選擇並組合愈來愈長的旋律。你要試著逐漸除去你的角色，看看他們有沒有辦法靠自己的能力將一支曲子串連起來。記得要讓他們掙扎一下，同時你也要記得每隔一段時間要播放他們的「老歌」，以便讓他們回味一下。

難題及良機

儘管這個階段叫做「共同創作」，我們仍然無法讓孩童能無限制地自行創作。這個階段的關鍵就是要學會與同伴分享一次創造的經驗，你要確保活動不會受孩童創造慾望的調整，或是讓孩童的創造慾望成為注意力焦點，關鍵就在於，孩童都不可以對創造某種東西或是創造「正確」的東西感到興趣，相反地，他們都要迫不及待地期待最後的驚奇，因為他們終於發現他們共同努力所產生的創作作品是什麼。

活動 104

花車遊戲

第三級，第十階段

活動重點

★團隊創作的絕佳體驗。
★創造團隊的自豪感。

摘要

每年在國際休士頓慶典的時候，都會有花車遊行，這場花車遊行同時也是這個為期兩週的慶典的高潮，花車遊行非常精采，有很多怪異的「破車」，由盡心盡力的美術小組所製作，他們要耗上好幾個月的時間做苦工，才能有成品出來，每輛車都有其獨特的主題和風格，最近有個參賽作品是由我們辦公室附近的一家子所完工，我們的孩童們經常會在戶外教學時去看看這輛花車，那是一輛小型的車子，它的名字取得很巧妙，叫做「蟲」，這輛車全身上下都蓋滿了塑膠蟲、小恐龍、和彩色的珠子。

參與者

教練和最多四個孩童。

準備工作

你購買的玩具車至少要一呎長，再根據孩童的年紀和能力，選擇所需要的材料。這支隊伍可以隨著自己的喜好合力裝飾玩具車。

教練指導

每次都要合力裝飾一輛車。這項活動共有六個步驟：

步驟一

首先這支隊伍要先在好幾種款式的車子中，選擇他們要使用的車子類型，你要提供好幾種選擇，但是不要過多，記得不要選擇任何一輛會讓孩童分心的車子，這項活動本身非常重要，因為孩童將學會如何協商和妥協。

步驟二

一旦選了車子後，孩童就可以開始挑選他們想替車子裝扮的主題，你要讓他們在好幾種簡單的主題中選一個出來，以下是一些例子：

- 「文具花車」：你可以用文具來裝飾車子，像是鋼筆、鉛筆、紙張、橡皮擦等。
- 「電腦花車」：你可以使用鍵盤、顯示器、硬碟等東西來裝飾車子（你要記得，這些東西不一定要真的。）
- 「棒球花車」：使用與棒球相關的物品來裝飾車子。

步驟三

在裝飾車子的時候，你要確保孩童們有相等的同伴地位。

步驟四

當花車完成後，孩童們要一起替車子取一個名字。

步驟五

現在替孩童和車子一起照幾張相。

步驟六

現在則是慶祝的時候，創造一個假想的遊行，在遊行中孩童可以向尖叫的群眾們展示他們的花車，你要用攝影機拍下這個遊行，以花車為影片的主要重心，最後，將花車放在某種特殊的展示區域。你們想創造幾輛花車都可以，要是花車愈多，遊行就會愈精采，也可以把這些車子變成遊行列隊花車，如果你喜歡的話，可以在上面加入玩具人或是其他相關的物品，以便讓遊行吸引更多的「讚嘆聲」。

變化

你們也可以創造「花飛機」、「花船」、「花屋」，在休士頓有兩棟房子是觀光景點，其中一棟上面幾乎蓋滿了與橘子相關的產品，另外一棟則蓋滿了鋁罐。現在，你有沒有更多有創意的點子呢？

難題及良機

你要隨時留意，孩童是否想要讓車子裝扮成某種獨特樣式，只要有一位孩童有強烈的完美慾望，就會糟蹋了大家進行遊戲的樂趣。

活動 105

歌曲創造遊戲

第三級，第十階段

活動重點

★創造你自己的新奇歌曲。

★利用熟悉的歌詞來整合大家的貢獻。

摘要

從遠古時代開始，人們就會編造出屬於自己獨特版本的流行歌曲，這是一種很好的方法，可以孕育同伴之情感。在這項活動中，孩童們會從熟悉的歌曲中拿出一些要素出來，並且運用這些要素來共同創造出一首全新的版本。

參與者

教練和最多四個孩童。

準備工作

在你讓孩童嘗試這項活動之前，你要先自己練習看看。你要記得事先挑選出好幾首孩童們熟悉的歌曲。

教練指導

這項活動共有六個步驟：

步驟一

準備好幾首簡單的「標準」歌曲，讓孩童選出他最喜歡的那一首，你要確定歌曲很簡單，而且不是一首流行暢銷金曲。

步驟二

每一位孩童都要從自己的歌曲中挑出一句歌詞出來。你的工作就是幫助同伴們挑出一句不會太困難的歌詞，以便能整合在最後的版本當中。

步驟三

孩童們要重複做選擇的動作三次，一直到每個人都在三首歌中各挑出一句歌詞。

步驟四

現在，將這些歌詞輸入電腦裡，讓孩童們一起將彼此的歌詞配在一起，以形成一首歌，讓孩童們有改變韻文的權力，可以自行改變字詞，把歌詞變得可笑，以及依照自己意思做更動，只要每個人都很快樂，而且遊戲沒有受任何人掌控就可以。當有絕對必要的時候，你可以幫助他們刪除或是修改某一個字詞。

步驟五

現在提供孩童們二到三種旋律供選擇，這幾種旋律都不可以來自之前所選擇過的歌曲。孩童們這時候要共同決定某一段旋律，並且將這段旋律套用在他們新創造的歌詞。

步驟六

最後的工作則是將歌詞套入歌曲的旋律中，一般來說，這就表示你需要做點編輯的工作，一次將一段音樂和一具歌詞湊在一起，當孩童對於某一句詞很滿意，你應該要錄下來，當六句歌詞都完成之後，你要讓整支隊伍唱這首歌，同時也要錄下來。

範例：

這是將兩首美國老歌混在一起的例子：《她會從山邊來》和《原野上的家》，然後是用《德州的黃玫瑰》的曲調演唱：

她會在原野上的家。
她會在，她會在原野上的家，當她來的時候，當她來的時候。
她會從山邊來，山邊有鹿和羚羊在玩耍。
山邊不常有沮喪的話語，她會騎著六隻白馬來。
她會在，她會在原野上的家，當她來的時候，當她來的時候。
她會在，她會在原野上的家，當她來的時候，當她來的時候。

變化

有一種最顯著但是困難度也較高的變化，就是讓孩童每個人從一首歌曲中挑出一段旋律，再將這些旋律組合起來，然後利用第三首歌的歌詞來演唱，你可以讓孩童們試試，看會發生什麼情況。

難題及良機

就像所有這種類型的練習活動一樣，你只會在練習過很多次的歌曲共同創作之後，才會看見真正的收穫，儘管你必須付出某種程度的協助，但是不要執著於創造出優良的歌曲，反而讓你變成歌曲創作的中心人物，要是孩童們無法將這首歌曲視為他們共同的創作，就表示你已經糟蹋了這項活動的目的。

活動106 我們的歌

第三級，第十階段

活動重點

★創造一首團隊／部落的歌曲。

★發展群體團結感。

摘要

如今孩童已經有創造歌曲的經驗，他們已經可以創造自己的主題曲。當孩童們在發展團結感的時候，吟唱、歌曲、共同的體驗都會變成人際關係的膠水，把孩童們黏在一起，「團體意識」與「自我意識」開始有對等的地位，社歌的創作就表示我們正往這個方向更進一步。

參與者

教練和三或四個孩童。

準備工作

你需要CD隨身聽，以及當地大學或高中的校歌。

教練指導

這項活動共有五個步驟：

步驟一

孩童們要替他們自己的社團取一個名字，名字可以取決於參與者共有的興趣，舉例來說，要是孩童們都喜歡模型車，而且也都喜愛「花車遊戲」，則可以把社團取為「駕駛社」。

步驟二

每一位孩童選擇一個特殊的「社團名字」，只有其他的社友才可以使用這個名字。在「駕駛社」裡，每一個孩童要選擇一輛汽車。

步驟三

在你的協助之下，孩童們開始進行遊戲，替他們的歌曲選擇詞彙，歌曲的中心主題要來自於社團名字和每位社員的綽號。

舉例來說，「駕駛社」有三個成員，他們的綽號分別是法拉利、福特、喜美，他們的歌可以如下面例子一樣：

山姆以前是賓士，現在他是法拉利。
雪倫以前是三菱，現在他是福特。
詹姆斯以前是雷諾，現在他是喜美。

步驟四

在最主要的歌詞段落之後，永遠是一段簡短的副歌，副歌應該要緩慢、感人，而且應該要由簡單的文字構成，描述團隊裡的成員們對彼此的感覺：

我是你的朋友，你是我的朋友。
我們一同駛進人生大道。

步驟五 現在要加入音樂，你要播放幾首當地高中或大學的校歌，孩童們則從中選出一條，做為他們歌曲的旋律。

變化

試試看團隊裡有沒有辦法發展出簡單的「暗號」，而且只有他們自己才懂，如此一來，絕對會鞏固他們對彼此的親密感。

難題及良機

團隊歌曲的創造，會替未來加入「社團」的成員們提供立即的識別方式，一個新成員也會影響或是改變一支隊伍的活動方式。隨著成員的退出或加入，歌曲也可以涵蓋這種訊息，例如「現在他進大學了」，如此一來就可以替團隊接下來的歷史留下記錄。團隊的識別名字也是有可能會從「駕駛社」改變為「迪克西三人組」，這不像其他校歌一樣，我們的社歌是一首內容沒有固定、活生生的歌曲。

活動107 句子創造遊戲

第三級，第十階段

活動重點
★有創意地使用語言。
★創造團結感和共享秘密感。

摘要

在早先的一個活動中，我們練習了將押韻的字做可笑的組合，現在我們要揑造一些無意義的詞彙，並且玩弄這些詞彙，將它們組合到荒謬的句子裡。

參與者

教練和最多四個孩童，分成兩組，一組兩個人。要進行這項活動的話，孩童們必須有能力閱讀和寫字。

準備工作

你需要一組押韻的詞彙，和先前活動中用的類似，你也需要一些小型的空白索引卡、麥克筆，以及一組大小相同的方形或長方形積木，最後，你也需要準備幾張卡片，上面事先寫了沒有意義的詞彙。我們在下面提供了一些無意義的詞彙。

教練指導

孩童們應該要輪流放置一塊積木，每次他們放下一塊積木，就要在積木上放置一張押韻詞彙卡，在孩童將積木排放在桌上或地板上時，你要確保積木是以成對的方式放置，當所有詞彙都用光了，要回到第一組詞彙去，孩童們可以挑出一個無意義的詞，或是自行創造一個詞，以取代其中一個詞彙，然後移動到下一組詞彙去，讓另外一位孩童也做同樣的事情，當你們全部都完成之後，要再次回到第一組詞彙那裡，這一次要將第二個「真正的」詞彙移走，並且以無意義的詞彙取代，繼續進行這個動作，接著你們應該會有好幾組沒有意義的詞彙，而且唸起來也很可笑，你們要繼續把這些詞彙大聲唸出來，並且逐漸將好幾個無意義的詞彙組合在一起，形成無意義的句子，到了最後，這個句子要成為一句「密碼句」，大家都不可以說出去。

變化

另外一種變化就是猜猜看遊戲，你可以用任何一個字開始進行遊戲，而且要能輕易利用這個字造出一個詞彙，像是「洋」或「蕃」，現在每個孩童要輪流從袋子裡抽出一個字出來，然後說：「我這個字所形成的詞彙，你可以加在熱狗上面。」這個遊戲有分數，但是分數要加給整支隊伍，要是有一個孩童提供了一個非常好的線索，而且其他孩童都能適切做回應，他們要大聲歡呼，然後這支隊伍就得一分。通常來說，你可以編造一個世界記錄，來讓孩童們去打破紀錄，也可以讓他們去打破前一次進行遊戲所創下的紀錄。

難題及良機

對於某些孩童來說，無法監控歡笑的情況會構成障礙，他們喜歡大笑的程度會讓他們把歡笑從聯合創作中脫離出來，好似兩者完全無關，在這種情況下，這些孩童往往會笑得過久、過大聲，完全無視於他們同儕的享樂情況，我們經常會讓孩童們將他們的意見輸入電腦裡，而不是直接說出來，如此一來，他們就會有多一點的時間去思考，而且經過我們的觀察之後，這種方法也不會降低他們的享樂程度。

無意義詞彙範例

這些無意義的詞彙，透過兩位七歲的孩童，聯合將這些詞彙變成一首歌曲，一開始的八個詞彙要以同樣的節奏快速的重複，最後兩個字要很用力地慢慢說出來。

- 埃西
- 布布
- 木力
- 德拉背布
- 好太
- 羅碰
- 普普
- 波特
- 派騎
- 布落期

活動 108

遊戲創造活動

第三級，第十階段

活動重點

★聯合創造新奇的遊戲。

★藉由創造力讓自己愈來愈受歡迎。

參與者

教練和兩個孩童。

準備工作

你需要選擇某種特別的遊戲種類，以便開始進行這個遊戲。要做好心理準備，因為你會用許多其他不同種類的活動來進行這個活動。

教練指導

這項活動共有七個基本步驟：

步驟一 每個孩童要在某個特殊的種類裡，分別挑選出自己喜歡的遊戲。剛開始你應該要選擇種類，再讓他們從該種類中做選擇，像是紙牌遊戲、下棋遊戲，或是簡單的棋盤遊戲。

步驟二 每位孩童必須告訴你或是寫下來，他們選擇的遊戲中三個重要的要素。

步驟三 孩童們要輪流展示他們遊戲中的一個要素，直到六個要素都展示完畢，每一個遊戲都提供了三個要素。你應該要將這些要素紀錄成一張表格。

步驟四 現在，你們要聯合創造一個遊戲，這個遊戲要涵蓋你們所選擇的六個要素，要是某個要素會讓這個遊戲無法進行或是過於複雜，你們要做點修改。

步驟五 現在孩童們要替這個遊戲取一個名字，這個名字一般來說都是舊有遊戲名字的組合，舉例來說，西洋棋和跳棋可以變成「西跳棋」。

步驟六 孩童們進行該遊戲，如果有需要的話，可以修改遊戲，以便讓遊戲有趣。

步驟七

在最後一個步驟中，你要協助孩童製作簡短的「紀錄片」，片中要展示進行遊戲的各種方法。

變化

你可以利用行動性的活動來試試看相同的練習，例如足球、籃球、棒球、捉迷藏、捉人遊戲、躲避球等。要不要玩一下「乒乓游泳池」的遊戲？

難題及良機

要是其中有一位孩童選擇了一項他認為他能力高超的遊戲的話，就有可能需要將這個遊戲剔除在外，不要改變它，你所選擇的遊戲，盡量都不要是參與者曾經苦練過的遊戲。這項活動最棒的一點就是，要是孩童們能夠成功，而且你協助他們創造出一個真的很有趣的遊戲的話，他們就可以將這個混合遊戲教給不同的同儕朋友，他們也可以因此而創造出一股流行風潮，獲得其他人的尊敬。

活動 109

第三級，第十階段

角色扮演創造遊戲

活動重點

★ 練習創造獨特的角色扮演遊戲。

★與隊友從事創造性的合作。

摘要

現在我們即將要把我們的共同創作的新手轉化為初出茅廬的劇作家。

參與者

教練和最多四個孩童。

準備工作

孩童們必須熟悉從事角色扮演遊戲中的人物，並且能夠協調自己的行動，來讓角色扮演劇順利進行。

教練指導

這項活動共有六個步驟：

步驟一

練習好幾齣簡單的角色扮演劇，像是「媽媽和爸爸」、「醫生和病人」、「老師和學生」，每齣角色扮演劇裡都要有兩個鮮明的角色，這兩個角色不可以出現在其他的劇裡，如此一來，就有六個角色可供選擇。

步驟二 每位孩童在先前的角色扮演劇中選擇一個角色，他要在新的劇中扮演這個角色，你要確保這些角色都來自於不同的劇，例如媽媽和老師。

步驟三 現在替這齣劇選擇一段劇本，劇本可以來自沒有人選擇劇中角色的那齣戲，就像是「媽媽和老師去看醫生」。

步驟四 替新劇寫一段劇本，你要適量修改所選擇的原始劇本，以便讓新的角色能夠融入該劇中，你可以加入一些滑稽、漫畫式的要素，來讓這齣戲更加生動。記得要叫孩童們替這齣劇取一個劇名。

步驟五 現在要練習演出這齣劇，記得要用攝影機拍下最後的版本。

步驟六 將這齣劇拍攝下來，並且提供「參賽帶」給朋友和心愛的人觀賞。

變化

在不會產生過多的混亂和衝突的前提之下，可以讓孩童試試看能不能在劇中加入全新的角色。

難題及良機

這又是一個會受到孩童對於「正確無誤」的執著所干擾的活動，除了會影響進行活動時的樂趣外，也會影響這項活動的目的。我們完全不會在意這齣戲是用哪一種技巧或是哪一種高科技的方式演出，只要能夠讓孩童們開懷大笑就行了。

活動 110

笑話工廠

第三級，第十階段

活動重點

★ 聯合創造幽默。

★ 享受古怪的即興創作。

摘要

在這項活動中，我們決定要提供孩童一間簡單的「笑話工廠」，孩童們可以組成隊伍好好利用這間工廠，以創造全新的幽默點子。每個人都要從供選擇的列表中挑出自己喜歡的，然後再把他們的選擇組合成一個完全沒有任何意義的笑話，我們要再強調一次，笑話的目的是歡笑和共享古怪程度，而不是將笑話說得「正確無誤」。

參與者

教練和最多四個孩童，兩人一組。

準備工作

先確認孩童們曾經在之前的活動中，體驗過荒謬無意義卻很有趣的笑話。

教練指導

告訴孩童們你要他們幫你發展一間「笑話工廠」，這間工廠會是一套電腦程式，它會產生無窮無盡的笑話。孩童們會利用三個基本的笑話格式，來對這間工廠做試驗：

- 為什麼——？
- 當你把——與——混在一起時，你會得到什麼？
- 你要怎麼讓——？你要——。

我們在活動的最後替每個格式提供了一些例子。一個孩童要練習第一句，另外一個孩童要練習第二句，然後他們要用協調的方式一起練習說笑話。記得要笑得東倒西歪。

變化

你可以用這種方式設計出無窮無盡的笑話結構，試試看你可以想出幾種不一樣的笑話結構。

難題及良機

在孩童們練習完這項活動之後，他們會學會變得相當有創意而且很有趣。這項活動所提供的遊戲架構，能夠讓孩童覺得安全有把握，他們也可以因此去探索他們創造性的一面。

笑話工廠遊戲結構

1. 為什麼（動物的名字）＋（行動的名稱）————？
   - 大象
   - 犀牛
   - 螞蟻
   - 臭鼬
   - 異形
   - 恐龍

（行動的名稱）

- 過馬路
- 去採藍梅
- 單腳跳
- 繞著圓圈跑
- 在頭上戴著高麗菜
- 在義大利麵裡游泳
- 穿浴袍
- 游仰式

因為他（加入原因）＿＿＿＿＿＿＿＿。

- 剛洗完澡
- 肚子很餓
- 想吃東西
- 這在打折
- 想要回家
- 必須擤鼻涕
- 必須抓抓腳趾

2. 當你把（動物）＿＿＿＿＿與（動物）＿＿＿＿＿混在一起時，你會得到什麼？
- 大象
- 犀牛
- 螞蟻
- 臭鼬
- 異形
- 恐龍

你會得到＿＿＿＿＿。
- 混亂生物
- 誰曉得是什麼怪東西
- 頭痛
- 一團糟
- （自行想像）

3. 你要怎麼讓（動物）＿＿＿＿＿＋（行動）＿＿＿＿＿？
（動物）
- 大象

- 犀牛
- 螞蟻
- 臭鼬
- 異形
- 恐龍

（行動）
- 游仰式
- 過馬路
- 吃番薯
- 去睡覺
- （自行想像）

你要（行動）——。
- 在他頭上放高麗菜
- 數到三閉上眼睛
- 將他轉一轉，希望有好事發生
- 告訴他街上有一家麥當勞

活動 111

建築物創造遊戲

第三級，第十階段

活動重點

★同心協力創造新的建築物。

★參與團體創造性過程。

摘要

將你們對事物的觀察融合在一起，創造出一種煥然一新的東西，這就是友情發展早期階段中一項令人為之興奮不已的特色。我們如今會要求孩童們一起工作，創造出一種全新的建築物，以反映出他們對成品一起付出的貢獻。

參與者

四個孩童可以兩兩一組參與此活動。

準備工作

你所需要的是足夠的建築積木材料。

教練指導

這項活動共有三個簡單的步驟：

步驟一 你要提供每組一套建築積木材料，並且跟他們說他們將一起以團隊方式進行活動，每一支隊伍都要一起建造一種東西。首先他們要先決定建造什麼東西，剛開始的時候，將他們可以做的選擇限制在房屋、學校，或是警察局。

步驟二 讓每支隊伍都有幾分鐘的時間做決定，在他們做完決定之後，讓他們選擇一種他們將一起建造的策略方式，他們可以從下列三種策略中選出一種出來：他們可以輪流加入一塊材料；他們可以分別組裝不同的部分；或是一個人當建築師，一個人當設計師。你要確定每位孩童都了解他們所選擇的角色的意義。

步驟三 讓隊伍開始進行活動。當他們完成之後，記得要讓每一支隊伍替他們的建築取一個獨特的名字，除此之外，他們還要替完成的作品照一張相，將照片放在「同伴日記」裡，並且加入一段描寫創作過程和成品的文章。

變化

當每組都完成他們的建築物之後，你可以要求這兩支隊伍將他們的建築物「融合」成一個單一的建築，雖然說如此會需要一些重新建造的工作和額外的行動，但是，這會是一項很刺激的活動，因為這樣可以強化孩童的靈活思考，以及鞏固同伴們察覺自己在一支既團結又成功的隊伍裡的能力。

難題及良機

我們有許多活動都是以雙人組配對單位來進行，要是你有辦法將這兩個人保持在同一組，可以強化他們情感上的聯繫，你也可以幫助他們撰寫「隊伍日誌」，裡面則記載著共同的工作和勝利事件。

活動 112

第三級，第十階段

雕塑創造遊戲

活動重點

★學習如何從事有樂趣的變化。

★向彼此傳達你這個行動的理由。
★面對無法預期的變化時，仍然保持協調。
★接受並且表現出你對同伴貢獻的欣賞。

摘要

儘管從表面上看起來，這可能像個輪流的活動，但是事實上，這項活動最主要的重心，是要你一邊維持與社交同伴的聯繫，一邊學習如何加入變化，這項活動還有另外一個重點，就是學習去承認並且欣賞其他人所做的貢獻。

參與者

教練和最多四個孩童。

準備工作

你需要一組大型的自然木製建築積木，這組積木要有很多種形狀，如果你想的話，你也可以用其他建築材料取代。製作一小副卡片，有一半的卡片上要寫著「連貫」，另外一半要寫「變化」。你也需要一個白板和麥克筆，在白板上你要寫出四種保持連貫的方法和四種可以接受的變化。孩童們要圍坐成一個圈圈，積木要放在圈圈中間的容器裡，但是這個容器要靠近你。

教練指導

這項活動共有三個步驟：

步驟一

告訴孩童他們將利用積木製作一個雕塑品，他們將輪流抽出一張卡片，卡片會告訴他們到底要做「連貫」的動作，還是做「變化」的動作，然後他們就要挑選一塊積木，將它加進他們的計畫品中。要是他們抽出「連貫」卡，他們要確保自己的點子和其他同伴的點子有連貫，保持一貫的作風，但是，要是他們抽到「變化」卡，他們就必須在建築體上加入新的東西，他們必須加入變化。孩童們必須利用下列選擇中的一種來進行連貫和變化，這些選擇應該要寫在白板上面，以便讓同伴們隨時參照。

保持連貫的方法：

1. 我使用形狀相同的積木。
2. 我使用大小一樣的積木。
3. 我（朝著相同的方向）繼續進行。
4. 我把我的積木放在你的積木旁。

變化的方法：

1. 我想將它變大一點。

2. 我想將它變高一點。
3. 我想將它變寬一點。
4. 我想將它變堅固一點。

步驟二

將裝了積木的籃子在孩童們之間裡傳遞，每個孩童抽一張卡，確定他能了解該卡片，然後就從籃子裡拿一塊積木出來，做出自己的貢獻。在每位孩童把積木裝上去之後，他必須解釋他是用四種方法中的哪一種，以便能與先前的行動保持連貫或是改變建築結構，當他需要解釋他所做的貢獻時，他可以說：「這就是我想出的點子，而我的點子跟你的點子相連貫的方法是——。」或是說：「我想到的點子之所以能改變雕塑結構是因為——。」不可以接受任何沒有列在以上選項中的變化。

步驟三

我們鼓勵其他孩童對每次的貢獻做一些補充的話語，他們可以表明他們了解這個雕塑品是如何保持連貫，或是表明他們了解這個雕塑品以一種正面的方式改變。在進行這項活動頭幾次的時候，你應該也要參與，輪流進行，以便示範活動過程。

變化

你可以在禮品店或玩具店買到顏色豐富美麗的硬紙板雕塑玩具組，你們可以用這個玩具組來共同創作雕塑品。

難題及良機

在進行活動的部分過程中有些孩童就是無法接受他們的想法受到改變，我們曾經有一些孩童因為某個主意受到改變就嚎啕大哭，安慰也沒用。儘管這項活動對於這種孩童們來說很困難，可是他們顯然是最需要這種技巧的人。

第十一階段

即興創作

階段目標

在我們的環境中，一切事物都無時無刻在轉化，而現在挑戰者已經準備好，要以同伴們的身分在這種環境裡行動，這種環境跟真實生活的場合相當接近。這個階段讓挑戰者接觸同儕遊戲和對話所需要的條件，在同儕遊戲和對話中，話題、中心思想、行動都有可能在一瞬間改變。挑戰者在這個時候已經變成這些「高速」改變的主要貢獻者，在產生這些改變的時候，也不會停下來討論或協商，於是迅速的參照能力、調整能力、和補救技巧就變得不可或缺。

活動簡介

這個階段一開始的活動，目的是在幫助孩童們準備，讓他們能夠以協調的方式迅速在活動中加入自己的想法，孩童會學到靈活的思考、迅速的適應力，以及其他使用熟悉材料和行動的方法。即興創作的練習可以橫跨好幾個領域，包含了韻律、音樂、歌曲、動作。孩童們學習去強調聯合活動的樂趣，而不是強調到達某個特定終點的概念。當同伴們都能即興創造出他們自己的角色扮演劇、笑話和詩句的時候，就表示這個階段的聯合創造力已經到達開花結果的時刻。

活動
113

第三級，第十一階段

即興創造的活動

活動重點

★學習即興創作的樂趣。

★靈活性思考。

★快速適應他人的意見。

摘要

在這項活動中，我們將全力專注於即興創作的領域。我們會給予孩童們一些基本的材料，他們要利用這些材料一起即興創作以形成新的活動。這些孩童會很成功，因為到這個時候他們會有一卡車的活動點子，而且可以把許多他們已經熟練的活動要素拿來重新組合。

參與者

如果你想要的話，你可以讓好幾對的孩童進行這個活動。

關鍵提示

- 記得要繼續使用簡單的材料。
- 要是挑戰者無法想出自己可以做的貢獻，你必須分別與他們單獨練習。
- 在每個活動開始的時候，要提供一個簡單的活動框架，以做為稍後即興創作的基礎。
- 我們再次強調，記得不要過於強調即興創作品的品質和意義，重要的是同儕伙伴們的樂趣，而不是要他們創造出你認為有價值的東西。

準備工作

你所選擇的材料必須夠簡單，孩童也要有足夠的熟悉度，才不會讓這些材料成為活動的焦點。我們一開始喜歡使用我們「長老級」的材料，像是懶骨頭、氣球、球、和積木，一般來說，我們的孩童們可以僅僅使用這幾種材料，就創造出各式各樣的活動。

教練指導

這項活動共有三個步驟：

步驟一
將同伴們即將使用的材料排開來，告訴他們你要他們利用這些材料來創作他們自己的遊戲，只要他們都同意而且覺得很有趣的話，他們可以創造任何他們喜歡的遊戲。

步驟二
為了讓他們有來源可以參照，你可以向他們展示出許多他們已經精通的活動名字和照片，通常來說，這種回顧的行為就足以讓隊伍開始進行活動，要是不行的話，你可以讓他們進行好幾個活動，然後再挑選出他們想在新的創作中使用的部分。

步驟三
要是你看到他們踟躕不前，想不出任何點子的時候，你可以拿起其中一項材料並且說：

「我看看，這裡有一些懶骨頭，你們想用哪些方法來使用這些懶骨頭？有沒有其中一個方法現在是可行的？」如果同伴們仍然有困難，你可以列出一張表，上面有他們可以使用每項材料的許多種不同方法，舉例來說，積木可以當作保齡球瓶、障礙、房屋、堡壘，或道路。

變化

我們來練習一種非常不一樣的即興創作格式。你告訴同伴們你要他們進行某個活動，但是不要給他們平常需要的材料，相反地，你必須要求他們使用一些在正常情況下不會使用的材料來即興創作，舉例來說，你可以告訴他們創造一場網球遊戲，但是你不要給他們球拍和網子，你反而要給他們好幾個硬紙桶、一堆懶骨頭、一些透明膠帶、好幾個塑膠盤子，和一些紙張。將這種方式套用在任何你想得到的活動中，愈多愈好，你會驚訝地發現，孩童發展靈活多元思考的技巧是非常快速的。

難題及良機

「我行我素」是這項活動中最大的障礙，另外一項障礙可能是缺乏想像力，我們有一些孩童也會表現出這種情形，不過這兩種情況都是繼續練習這項活動的好理由。

活動
114

第三級，第十一階段

即興創造的建築

活動重點

★靈活思考。

★快速即興創作。

摘要

在一般典型孩童的遊戲中，主題會相當頻繁地突然改變，而且事先都沒有任何的徵兆。兩個孩童扮演太空戰士對抗異形的場景，會突然變成兩個醫生替一頭受傷的獅子開刀，這種轉化只需要其中一個同伴做出簡短的提議就能觸發。在這項活動中，我們會以一種更為漸進的方式，練習這種類型的主題式即興創作，孩童們會輪流在他們共同創造的建築裡加入新的特徵，他們會每隔一段時間抽一張卡片，這張卡片能讓他們將整個建築結構轉變為另外一種。

參與者

可以讓好幾支雙人的隊伍跟你一起進行活動。

準備工作

你可以使用任何你喜歡的建築材料，我們比較喜歡使用簡單的建築積木。你要提供好幾種「道具」，這些道具要與不同類型的建築物相關，像是機場、消防局、學校、車庫、購物中心等。你也需要製作一副卡片，這副卡片有兩種牌，一種上面寫著「保持相同的建物結構」，另外一種寫著「改變建物結構」，在這副牌中，每兩張「保持相同的建物結構」的牌，就要有一張「改變建物結構」的牌。

教練指導

向孩童解釋這兩種類型的卡片，他們則會輪流在基本的建物結構上加入額外的東西。每當輪到他的時候，他要從牌堆中抽出一張牌，要是抽到「保持相同的建物結構」的牌，加入的額外東西就不可以改變建物結構，舉例來說，要是你正在建造一間房子，你可以加入一扇窗戶、一個煙囪，或是房子的其他部分，不過，如果你抽到的是「改變建物結構」，這就表示你必須將這個建物變成另外一種東西，要是你正在建造一間房子，那麼你就應該加入一點道具，將房子變成車庫，或是機場的航廈。你要替孩童們選擇一開始的建築主題，這個主題必須要簡單，例如一間房子。這個活動還有一個規則，就是當你抽到「改變建物結構」的牌，而且需要做改變的時候，你必須與同伴做確認的工作，看看他們是否喜歡這個改變，如果他們不喜歡這個改變，你就必須嘗試別種改變，直到你的同伴喜歡為止。你要提供足夠的「改變建物結構」選項，以便讓那些無法自行想出變化的孩童有東西可以選擇。

變化

這項活動的必然結果就是會將某樣道具轉變為另外一種道具，而不用改變你們正在建造的物體的基本結構，舉例來說，如果你們正在建造一間房子，而且你抽到「改變」的卡片，你可以拿起煙囪，把煙囪轉變為一個衛星接收小耳朵。記得要同伴們在完成自己那一輪之前，先確認一下彼此都樂在其中。

難題及良機

在這項活動中，具體且缺乏想像力的思考會構成一種障礙，但是這也表示這個活動是一個很棒的機會，可以讓他們改善認知上的靈活程度。

活動 115 即興創作的規則

第三級，第十一階段

活動重點

★ 增進靈活性。

★隨著需求去適應規則的能力。

摘要

我們的孩童通常都蠻依賴規則的，他們不會把規則變化和改變視為刺激的新奇事物，而會將其視為一種破壞。這項活動強調的是，當我們一起改變規則的時候，我們可以感受潛在的刺激感，因為我們永遠不會知道接下來會發生什麼事。在這項活動中，孩童們將進行一個棋盤遊戲，遊戲進行中，同伴們必須改變其中一條規則，以便能移動他們的棋子。

參與者

好幾隊雙人組可以參加活動。

準備工作

利用像是「糖果王國」的簡單棋盤遊戲，你們要輪流從卡片堆中抽一張卡片出來，卡片上會畫有一個有顏色的格子、兩個顏色相同的格子、或是棋盤上一個特殊地點的圖示（例如冰淇淋山），你要沿著「道路」移動你的棋子，直至你到達跟你抽出的卡片上的顏色或符號相對應的格子（舉例來說，要是你抽到兩個紅色的格子，你就向前移到第二個紅格子），首先從棋盤的一邊到達另外一邊的人勝利。

教練指導

向孩童解釋說，你們要用一種嶄新的方式來進行一項熟悉的遊戲，孩童們要輪流行動，他們會擲骰子或是抽一張牌，然後就移動自己的棋子，就像他們一貫的做法一樣，不過，有一個很大的不同，那就是輪到你的時候，你必須先改變其中一條遊戲規則，然後才能去抽一張牌，你所做的改變不可以讓你佔優勢，相反地，改變必須讓遊戲變得更加有趣，在這段敘述的最後，我們以「糖果王國」做範例，提供了一些供你們參考的改變。要是同伴們沒有辦法自行想出變化，你可以提供一個可能的改變列表，來讓他們使用。

變化

想當然，你可以在任何遊戲或肢體活動中進行這項活動。

難題及良機

這又是一次很好的機會，可以讓孩童們學習靈活思考和快速的適應力，這也是一個很好的辦法，可以幫助孩童們專注於他們一同進行遊戲的隊友，而不是一心想贏得勝利。

「糖果王國」可能做的改變：

- 你必須倒退走。

- 你必須略過第二格。
- 擲骰子而不是抽卡片來決定你要移動幾格。
- 每位同伴替另外一個人抽卡片。
- 在你移動之前，你必須先旋轉三圈，再將你的名字倒過來唸。

活動 116

第三級，第十一階段

即興創作的韻律

活動重點

★從一連串的變化中，回顧最終產物的演進過程。

★創造出活動變化，以娛樂社交同伴。

摘要

這項活動是關於如何影響他人並且接受他人的影響。在先前的音樂性活動中，你都負起了大部分的責任，向孩童介紹變化和製作音樂的框架。在這項活動中，挑戰者會開始負起製作音樂的責任，刺激感則來自於他們以團隊行動的能力，以及來自於製作音樂的高複雜度。

參與者

最多四位孩童。

準備工作

每個挑戰者需要一具鼓、一個容器，裡面裝了另一種樂器、方形地毯、一台攝影機、一台錄音機。

教練指導

這項活動共有五個步驟：

步驟一

在鼓上擊出一個簡單的五拍節奏：「強／慢、強／慢、弱／快、弱／快、弱／快。」當你擊鼓的時候，要敘述出這個節奏，如果需要的話，可以重複愈多次愈好，以便讓孩童能學會並且跟你一起擊鼓。

步驟二

提供孩童一些變化的選擇，他們可以隨意從中做選擇，我們在下面列出一些供參考的選擇：

- 弱／慢、弱／慢、強／快、強／快、強／快。

- 強／慢、強／慢、強／快、強／快、強／快。
- 弱／慢、弱／慢、若／快、弱／快、弱／快。

步驟三 在孩童們學會演奏這些變化選擇之後，他們要輪流選擇一個變化並演奏這個變化，你應該要繼續與孩童一起輪流進行遊戲，演奏基本的節奏，不要有變化，這些變化要由孩童來進行。

步驟四 當所有孩童都熟練了步驟三之後，允許他們加入自己的變化，只要他們能維持在五拍節奏的框架裡就行了。

變化

你也可以使用其他樂器，我們也喜歡使用鈴，我們覺得鈴通常可以跟鼓形成良好的搭配。當參與者更加精通這項活動之後，你應該允許他們更多的自由，讓他們加入自己的韻律，並且開始脫離這種輪流的形式，轉化為一種更加流暢、更加「自然」的方式。

難題及良機

對於一些孩童來說，要記得這個遊戲的基本框架並且保持在這個框架裡，可能是一件很困難的事，這種組織上的問題可能就需要額外的練習，要是你可以提供視覺上的遊戲結構協助，例如用符號來表示不同的節奏組合，可能會對孩童有所助益。當孩童的適應力變得更加良好，而且更能欣賞其他人的意見時，就會有更多的機會，讓他們參與許多有創意的同儕活動。

活動 117

即興創造的音樂

第三級，第十一階段

活動重點

★創造你自己與他人共享的音樂貢獻。
★迅速適應並且享受同伴的改變。

摘要

利用樂器的活動已經進展到讓孩童自由表達自我，同時也可以跟其他參與者保持同步，這一點當然對於造詣高深的音樂家來說會很困難，因為沒有樂譜的話，一首協奏曲永遠也無法開始。利用上一個活動引進的不同主題，以及用先前在樂器上的互動做骨架，參與者現在有能力以一種更加即興的方式演奏。他們除了在肢體上和情緒上皆學會了自我調整以外，也會讓其他參與者有貢獻的空間。如果不希望音樂支離破碎，成為一團亂的噪音的話，就極度需要做視覺上的確認。我們使用非語言性訊號來暗示單獨的活動，並且也為了這麼做而創造了所需空間，每次練習時所錄的音可以讓參與者對他們一起做的音樂品頭論足，並且從中尋求改進之道。

參與者

教練和最多三個孩童。

準備工作

孩童們要輪流演奏鼓、鍵盤，以及一組鈴。製作一套圖片卡，上面要畫著簡單的場景，像是花上的蝴蝶、暴風雨，或野餐。

教練指導

給予每位參與者一種樂器，你一開始要演奏鍵盤，而其他成員則演奏簡單的打擊樂器。首先從盒子裡抽出一張卡片，為了方便解說，我們假裝抽到「蝴蝶和花」，這時候你就開始演奏鍵盤，先發出單調無趣的聲音，接著再彈出較輕柔，富有旋律的曲調，接下來要進行一段簡短的討論，以決定哪一種聲音比較像蝴蝶，哪一種聲音比較像花，你再演奏一遍，但是這次仍然演奏蝴蝶和花這首曲調，向擊鼓者點點頭，要他加入你的演奏行列，接著邀請打鈴者加入，當他們一起演奏的時候，你應該要向擊鼓者點頭，要求他停止擊鼓，因為輪到打鈴者獨奏的時間到了，你要利用同樣的臉部表情，將每個人都帶回演奏的行列，並且演奏完該首音樂。現在把鍵盤交給能力最好的那位孩童，繼續即興創作，利用卡片來決定主題的框架，並且不斷交換樂器。你應該也要準備其他種類的樂器，不過你必須監控加入這些樂器後的情形，要是有太多樂器的話，可能會導致孩童們無法以協調的方式進行即興創作。

變化

一邊演奏其他樂曲，一邊做動作也會很有趣，將肢體動作和音樂演出整合在一起是個很棒的主意，但是這種方式必須小心的進行，因為會不斷遇到過度刺激和自我陶醉方面上的困難。

難題及良機

有音樂能力與缺乏音樂能力都會干擾協調性的即興創作，想要用音樂表達自我的慾望會導致單獨的演出，儘管這種情況本身並不是一件壞事，但是這項活動的目的，是要以團體的方式完成一種無法單獨表演的事物。已經精通某種樂器的孩童可能會沒有興致去接納別人對於音樂的看法。如果兒童有喜歡命令他人這方面的問題，我們可以叫那位孩童坐在一旁，學習觀賞他人的表演。

活動118

即興創造的歌曲

第三級，第十一階段

活動重點

★體驗聯合即興創作的樂趣。

★創造新歌曲。

摘要

人們總是會在熟悉的歌曲中即興加入新的字詞，讓這首歌曲變得更加可笑，即使這首歌的新版本對於其他人來說，根本毫無任何意義，新版本的原創者還是會樂在其中。現在我們的挑戰者已經準備好面對這種新型的創造力，我們會使用先前階段中熟悉的歌曲格式，但是會在其中加入即興創作要素，以便讓這種新的創作與先前唱過的歌曲不一樣。

參與者

教練和兩個孩童或是兩支雙人隊伍。

準備工作

當同伴們進行遊戲的時候，將作品錄音以及把歌詞打字出來會有所助益，以便讓孩童能夠為他們的創作做紀錄。

教練指導

這項活動共有三個步驟：

步驟一 遊戲開始前，你要先替孩童選出一些熟悉的旋律出來，在遊戲一開始的時候，要求孩童從中挑出一首。

步驟二 一旦選好旋律，你要提供孩童至少其他三首歌的歌詞，歌詞的格式要清晰容易閱讀，你要將歌詞以「一句一句」的形式列下來，以便讓同伴們能夠輕易挑選出他們喜歡的特定歌曲句子。

步驟三 現在告訴同伴們，他們的工作是替之前選擇的旋律創作新的歌詞，他們必須輪流從另外三首歌曲中挑出歌詞，加入他們的新歌中，這個遊戲的唯一規則就是，每次選完某一首歌的歌詞後，下一位同伴必須在另外兩首歌其中一首裡選出下一句歌詞。你要與孩童一起練習，直到你確定他們都了解，然後你就退出，讓他們開始這種創造性遊戲。在這個時候，你的工作就是確保同伴們遵守規則，並且幫助他們對所選的句子稍做改變，以便讓該句子更加配合旋律。

變化

當孩童們變得更加熟練之後，你可以允許他們更多空間，讓他們自由選擇自己的旋律和歌詞，只要不會構成過於困難的挑戰就行了。你也可以試著將過程顛倒過來，挑出其中一首歌曲的歌詞，然後讓孩童們把其他歌曲的旋律混進來，每個人輪流從不同的歌曲中擷取一段旋律出來，把他們組合在一起，這種方式會比原本的遊戲還更有趣。

難題及良機

要是最後的成品毫無意義的話，你不要感到驚訝，只要同伴們玩得很愉快，並且享受他們聯合即興創作的過程的話，這項活動的目的就達到了。要是孩童堅持歌詞一定要有意義的話，就表示他們還不適合進行這個活動，同樣地，要是有人試圖調整創造過程的話，他應該要先回到先前的活動，練習之前的協力合作活動。

活動 119

第三級，第十一階段

即興創造的動作

活動重點

★學習做動作的自由。
★增加對身體和動作的察覺力。

摘要

與他人同步移動以及我們身體在空間中的肢體表現，都是我們日常生活中，與其他人發生關聯的基本能力。在這項活動中，同伴們會開始輪流進行某種動作，一個人先行動，其他人接著進行。

參與者

你可以在一個小團體裡嘗試這個活動。

準備工作

應該要先讓孩童對於即興方式的移動感到自在。

教練指導

這項活動共有五個步驟：

步驟一

向孩童解釋說這場遊戲需要他們編造自己的動作，然後，當你舉出「改變」卡的時候，他們要迅速改變動作。每次都要有一個人處於領導的地位，而其他人要跟隨他的動作，當你舉出「改變」卡的時候，孩童們要改變領導者，除此之外，他們也必須改變動作，進行一種全新的動作。

步驟二

下一步是要所有的孩童都對即興動作感到自在。一開始先用非常緩慢的方式介紹動作，你應該使用附有不同主題的卡片，這些主題都是你希望孩童們只能用動作表現出來的，例如冒泡泡的肥皂、糖漿、蝴蝶、晚上的雲等。

步驟三

這個步驟的一開始，你要輕輕擊鼓，讓參與者在房間裡朝任何方向隨意移動，以反映出鼓聲所暗示的模式。一開始就擊出又強又大聲的鼓聲，先慢慢打然後再快速打，你要突然轉變為敲鈴的聲音，然後再使用雨聲棒。

步驟四

當孩童們開始即興創作他們的動作時，你可以用不同的方式來利用卡片，你可以將所有的卡片放進一個盒子裡，每位參與者要抽出一張卡，並且演出他自己的節奏，舉例來說，一位參與者可能會抽到寫著「糖漿」的卡片，另外一個人抽到「爆米花」，另外一個抽到「花園裡的蝴蝶」，隨者參與者的移動，並且觀察這些多采多姿的表達方式，他們會將許多不同的動作帶入他們的表演之中。

步驟五

現在你已經準備好讓同伴們接管這個遊戲，讓一位孩童開始進行一個即興動作，並且確定其他同伴們都跟著做動作，大約每三十秒的時間，你要舉起「改變」卡，上面寫著另外一位孩童的名字，這時候就輪到那位孩童來即興創造出一個動作，讓其他人跟著他做動作。繼續以這種方式進行這個活動，一直到你可以快速流暢地進行改變。

變化

在孩童完成了基本的活動之後，應該要求同伴們對於「動作表演」貢獻出一些自己的意見。剛開始的時候，這些貢獻可以是一些簡單的動作，像是「鐵路火車」、「暴風雨」，或「恐龍」，他們要逐漸與同伴們一起合作，以便一同貢獻出更加複雜的概念，像是「樂觀」和「勝利」等。

難題及良機

要是孩童拒絕在其他人面前做動作的話，這會是一項極大的障礙，一般來說，如果我們選擇不會讓參與者感覺尷尬的動作表演，就可以克服這個難題。我們並沒有一定要從事任何一種動作演出，所以你可以盡情修改這些動作，以增加進行活動的自在感和樂趣。

活動 120

第三級，第十一階段

即興創造的角色扮演

活動重點

★練習更加自然、流暢的角色扮演遊戲。

★快速靈活的思考和適應力。

摘要

一般典型孩童玩的遊戲完全是個即興事件，角色扮演很少會維持在同一個主題裡很久，情節也會相互交錯，角色會突然增加或去除，即使有人物留了下來，這個角色也會急遽改變。在這個活動中，同伴們會學習去挑選出故事人物、主題和事件，並且流暢地即興演出角色扮演劇。

參與者

兩個或更多的孩童。

準備工作

如果你是訓練四個孩童的話，將他們分成兩支兩人的隊伍，一隊當「觀眾」，然後兩隊輪流扮演觀眾和「演員」。你最主要的工作是替他們準備原料，讓參與者從中即興創造出他們的角色扮演劇。你要選擇許多不同人物，並且替每個人物提供簡短的人物敘述，每位人物都要有不同的道具，像是帽子、眼鏡、假鼻子、尿布、奶瓶、聽診器、警徽、郵差背包、電腦、電腦維修工具、外套、以及其他可以分辨出角色特徵的道具。下一步，列出一張簡單的劇情對白，這些對白的長度不可以超過一至兩個簡單的句子。最後，你要用錄音機錄下許多簡單的可笑聲音，你可以裝出誇大的高音、低音、鼻音等一些可笑的聲音。這項角色扮演劇有三套基本的道具組合。

1. 父母和孩子的道具：舉例來說，如果你有兩個男童的話，你可以準備裝扮用的衣物，將他們扮成父親和祖父。你還可以使用奶瓶、尿布、洋娃娃等其他道具。
2. 醫生和病人的道具：包含了白色長袍、洋娃娃、聽診器、繃帶、橡膠手套、玩具注射針頭。
3. 好人和壞人：我們會用到警察服裝，通常我們也會替壞人準備一套海盜裝備。

如果將三齣角色扮演劇的道具放在三個大型容器裡一次全部擺出來，孩童們大概都會對可供選擇的角色扮演劇和道具感到吃不消，所以教練要在開始的時候要將可以做的選擇和角色範圍縮小。當孩童變得比較熟練，更有能力以團隊的方式做選擇的時候，你就可以將三齣角色扮演劇的物品全部陳列出來。

教練指導

這項活動共有五個步驟：

步驟一 先與參與者練習，確定他們知道如何在「非即興」的形式下，扮演每個基本的角色，你們要檢視每一個角色，以及相關的劇情要素，以便讓參與者了解每個角色。回顧一下你們擁有的不同道具；回顧一下參與者可以使用的可笑和不一樣的聲音。

步驟二 現在開始進行簡單的角色扮演劇，要求每一位同伴選擇可以相互配合的角色，像是媽媽和爸爸，或老師和學生。

步驟三 當參與者稍微融入他們角色的時候，你要停止他們的行動，叫每個孩童重新選擇一個新的人物、新的聲音、新的道具，和新的情節對話。你要告訴他們，要他們確認新的角色和劇情可以相互配合。

步驟四 現在，你要更加頻繁地停止他們的行動，讓他們交換人物和情節對話，這一次你要確定除了有相互配合的人物和情節對話之外，孩童們也要選擇意料之外的聲音和道具，讓他們的角色變得非常可笑，例如一個聲音低沉的嬰兒，或是一個穿尿布的警察而且尿布上別著警徽。你要跟他們說，他們要用他們選擇的聲音和道具來讓彼此感到驚訝。你要很頻繁地將行動停下來，告訴他們交換聲音和道具，但是繼續扮演同一個人物和使用同一個情節對話，你要確認他們有持續辨明他們的角色身分，以避免混淆的情況。

步驟五 在最後一個活動中，同伴們不可以相互商量考慮，必須自行選擇人物、道具、聲音，以便讓彼此感到驚訝，然後他們要合力演出一段劇情，這段劇情將會讓他們樂不可支。

變化

其他來自生活中的角色扮演劇還包括了服務生和用餐、消防員和屋主、飛機駕駛員和乘客。一旦孩童們進行角色扮演和角色交換的能力足夠後，他們通常有能力可以利用不同的道具分飾兩角，通常來說，當孩童已經準備好可以用這種方式演出的話，分飾兩角的能力就會自己展現出來，要是孩童還沒準備好以這種方式演出，過早教導分飾兩角的能力會讓孩童吃不消。你要逐漸讓參與者引進自己的人物和劇情，他們隨時可以加入新的聲音和道具。

- 郵差
- 警察
- 電腦維修師
- 語音電腦
- 母親
- 父親
- 孩子
- 老師
- 學生
- 強盜
- 醫生
- 隱形病人
- 嬰兒
- 寵物狗
- 寵物貓

難題及良機

如果所有的參與者都能非常頻繁地笑得東倒西歪，你就可以知道你進行這項活動的方法是正確的。用攝影機將角色扮演拍攝下來可以大大提高樂趣，當你在播放這些有趣的影片時，你要留意孩童是否會相互參照共有的樂趣。有些孩童大部分的時間都花在電視、電腦、電動玩具上面，以致於他們無法流暢地用這些道具與他人互動，剛開始的時候，教練大概必須花點時間幫助他們想想每個人物做的事情是什麼，他們是怎麼說話的、怎麼走路的、外表是怎樣，這種幫助必須愈少愈好，而且每次的時間都要短，才有充裕的時間可以練習以及擴展個人意見。角色扮演的能力可以幫助孩童，讓他們與一般發展孩童的相處經驗變得自在。當我們之前有機會訓練相當年幼的孩童時，我們發現他們會開始走到教室裡的更衣間，而且在家裡時也會自己這麼做。當然，堂表兄弟姊妹和親手足們會與孩童玩得很盡興。較老的孩童，在經過這種訓練之後，會變得有能力去重新看待年幼時期的缺點，並且針對這些缺點做改善，他們同時也會得到額外的好處，也就是良好的計畫能力、照著計畫進行的能力、反省自己計畫的能力，他們還會學到繼續利用攝影機拍攝自己的劇，直到影片能以自己想要的方式呈現為止。

範例人物與劇情要素

- 我是一位郵差，我必須傳送一則很重要的訊息。

- 我待在家裡等候一則訊息，看看有沒有贏得樂透。
- 我試著抓強盜。
- 我是一位強盜，試著要搶銀行。
- 我試著修理一部電腦。
- 我是一部電腦，沒有餵我吃東西的話，我就不工作。
- 我是一位母親，我要叫我的孩子去睡覺。
- 我是一位孩子，我不想睡覺，到處鬼鬼祟祟。
- 我是一位母親，我要幫父親準備晚餐。
- 我是一個嬰兒，在嬰兒床裡哭。
- 我是一個醫生，我要試著檢查一位隱形病人。
- 我是一位隱形病人，我要讓醫生幫我檢查肚子痛。
- 我是一隻狗，我想要抓貓。
- 我是一隻貓，我想要嚇嚇狗，牠才不會一直煩我。

活動 121

第三級，第十一階段

即興創造的笑話

活動重點

★欣賞即興的幽默。

★強調共同的歡樂，而不是照稿念的笑話。

摘要

如同你已經可以看到的，我們喜歡在我們的活動中用到幽默。當孩童們發展出一股良好的即興幽默感，無論他們是共同創造者或是表達欣賞的聽眾，他們都能即刻吸引他們的同儕，不管他們身心方面是否有些障礙。我們都喜歡那些聽到我們笑話後能會心一笑的人，以及能夠想出更多荒唐可笑的主意的人。

參與者

兩個孩童或兩支雙人隊伍。

準備工作

你要幫助孩童回想他們在「笑話工廠」活動中利用的簡單笑話框架，記得要複習一下這個活動，讓他們恢復一下記憶。我們之前用到的三個基本笑話類型：

為什麼——？

當你把——與——混在一起時，你會得到什麼？

你要怎麼讓——？

教練指導

這項活動共有三個簡單步驟：

步驟一

教導孩童使用額外三個笑話框架。

- ——對——說了什麼？
- ——的首都是哪裡？
- ——（國家）最有名的——（食物、鳥類、獸類）是什麼？

你要替每個問題提供足夠的練習，以便讓所有的參與者都能熟練這些框架。

步驟二

現在真正的樂趣才要開始。讓參與者用你來我往的循環模式進行遊戲，他們要快速讓每位參與者輪流開始問一個問題，另外一位參與者要自願提供一個荒謬的答案。記得要跟他們強調說，不需要在乎這個笑話是否具有意義，只要每個人都開懷大笑就行了。你也可以參與這個循環遊戲，並且示範如何提供荒謬的答案，以便讓所有人在這個遊戲框架下都覺得自在，不會去擔心正確無誤的答案到底是什麼。

步驟三

你們要維持在同一個框架下一段時間，然後再換到另外一個，要是每個人都覺得很自在的話，你可以試著開始進行另一種更加流暢的活動過程，每個孩童都要挑選出一種活動框架，然後整個團體要利用這個框架來說笑話。你要試著逐漸退出活動，變成一位具有高度欣賞力的觀眾。

變化

你可以要求每一個參與者在每次你們碰面的時候，帶來一個新的笑話格式。你可以允許孩童提供一些格式的範例，然後再將這些範例整合到即興的混合活動中。

難題及良機

或許你也會注意到，這個活動的最大難題就是，孩童可能會不願意接受笑話毫無意義的本質，因為笑話會迅速改變，轉換成另一種全新的個體，若發生這種情形，就表示我們一定要退回之前的階段去練習，如同我們在摘要裡所說的，這種類型的練習會在同儕關係的世界裡，馬上收到立即的成效，之所以會如此的原因就是，這個活動強調幽默的關鍵在於玩得愉快以及讓你的同伴們也玩得愉快，而不是將笑話說得一字不差，這一點是最重要的事實。你只要去研究一下馬克斯兄弟的電影，電影裡都是即興而且通常毫無意義的幽默。要是你停下來去分析一下這些笑點，你會完全不清楚為什麼這些笑話有趣，但是即使如此，你仍然還是會笑得東倒西歪，笑到肚子痛。

第十二階段

同夥

階段目標

在這本書的最後一個階段，挑戰者會開始以一種更加自覺的方式去察覺他們的人際關係，孩童到了第三級結束的時候，會了解他們的一舉一動都需要能吸引同儕朋友，他們會知道其他的孩童不會容忍一位欺騙者或是一位輸不起的人，他們也不會想跟一個不肯妥協、不肯合作的人在一起，他們也會知道，如果想要留住這個朋友的話，他們就必須提供一些有意義的東西給朋友。到了這個階段，他們也知道溝通並不會永遠有效，他們要主動檢查是否有誤解的地方，並且尋求矯正之道。

活動簡介

這個階段的一開始，我們要探索情緒表達和他們內在情感狀況的關係。孩童們會學到他們的感覺是來自於他們自己內心，而不是來自於其他人。他們會學會如何準確「解讀」和「傳送」情緒表情。他們也會練習非語言「對話」，孩童在這裡會學習非語言性語言的不同成分，以及用一種更加謹慎的態度去處理情緒表達。孩童也會學習對他們的溝通環境更有察覺力，學習小心選擇他們的肢體空間，並且定期檢查準確度、了解度、及主題關聯性。隨著這個階段的進展，我們會教導好幾種重要的友誼技巧：學習成為一個優雅的輸家，以及在不打擾、不阻礙的前提下，參與同儕的活動。在這個階段的最後，我們會向挑戰者介紹第四級的訓練活動，也就是練習兩個簡單的聯合注意力活動，我們會在第二本書中涵蓋這個範圍。

活動 122

情緒遊戲

第三級，第十二階段

活動重點

★了解並適宜地使用基本情緒。

★學習情緒的表達是從內在感覺發出。

★辨別基本情緒的非語言表達方式。

★與社交同伴以有意義的方式分享情緒。

★把感覺與原因做連結。

關鍵提示

- 記得每個人都要參與挑戰者的行動，利用類似的情緒標籤來避免混淆。
- 要是我們每隔一段時間就大聲自言自語，學習進展會比較快。
- 記得要持續誇大你的情緒表達方式。
- 非語言性溝通一定要整天練習，練習要成為每日例行工作的一部分。

摘要

這個活動是我們第一次針對情緒的了解所做的直接訓練。我們一開始先訓練四種基本情緒：快樂、難過、生氣、害怕。在本活動中，情緒的表達被視為有意義地傳播你正在經歷的事情。如果你花上好幾個月的時間進行這項活動的變化，不要感到意外。更進一步的發展是相當重要的，因為可以將許多不同的情緒察覺力和情緒傳達力的要素做組合。

參與者

教練和最多四個孩童。

準備工作

在剛開始的階段，你會用到「情緒卡片」，上面有臉譜的線條畫，每一張都是一種基本情緒。接下來，除了鏡子以外，你就不可以用其他任何道具了。如果你有攝影機和顯示器的話，會非常有幫助。

教練指導

這項活動共有九個步驟：

步驟一 向孩童解釋說：「我們即將學習四種表情：快樂、難過、害怕、生氣。我們可以用我們的臉來表現出這些表情。」對孩童展示這四種表情，你可以用線條畫來做圖解，你們要在鏡子前面練習這些表情。

步驟二 對孩童解釋：「我們之所以會有表情，是因為某件事情發生，因而引起我們產生感覺，當我們有種感覺的時候，這種感覺會變成一種表情。」你們要移到鏡子前面，一邊說下面的話，一邊做出合適的表情：

「我有這種表情，因為我心裡很難過。」

「我有這種表情，因為我心裡很快樂。」

「我有這種表情，因為我心裡很害怕。」

「我有這種表情，因為我心裡很生氣。」

步驟三 現在孩童們要練習做出每一種表情，並且將這些表情與一種感覺做連結，就跟你剛才做的一樣。

步驟四 練習互相「傳遞」情緒。你們要圍坐成一個小圈圈，每個人輪流做出一個表情，並且分享那個感覺。當孩童做完一個表情，並且將該表情與一種情緒做連結之後，他要把手伸出去，輕輕碰一下左邊那位同伴的臉頰，這個行動暗示了他將同樣一個情緒「傳遞」給這位同伴，收到情緒的人要做出適當的表情，並且述說他擁有這種感覺。你要每隔一段時間發出訊號，表示該換表情了，然後就開始將新的情緒傳遞下去。

步驟五

一旦孩童們精通了傳遞基本情緒，我們就開始將情緒與一些造成這些感覺的簡單原因做連結。對孩童解釋說，我們之所以有這些感覺是因為有事情發生，你要說：「我們要練習產生一些感覺，並且談一下造成這些感覺的原因。」並在白板上寫出「一、原因」、「二、感覺」、「三、表情」，你要確定孩童了解這個因果鏈的關係，要盡可能向孩童展示這個因果關係，而且將這條「因果鏈」在團體裡傳下去，舉例來說，你可以說：「我跟我朋友玩，跟朋友玩讓我覺得快樂，當我快樂的時候，我會有這個表情。」繼續用這四種情緒進行活動。

步驟六

當活動變得更加流暢的時候，就可以讓孩童們選擇他們想要的情緒，並且解釋他們為什麼會有這種情緒。

步驟七

孩童們要根據他們隊友的臉部表情，猜測他們隊友的情緒。

步驟八

在他們猜完臉部表情和相關情緒之後，他們要練習用關心的方式做回應，可以在中間加入一些如下列的簡單對話：

- 孩童注意到難過的表情：「你很難過嗎？」（對方做肯定的答覆）「你為什麼會難過？」（對方答覆）「我可以做什麼事讓你高興一點嗎？」（對方答覆）
- 同伴注意到高興的表情：「你看起來真快樂！」（對方答覆）「見到你這麼快樂，我也感到很快樂。」
- 同伴注意到害怕的表情：「你看起來很害怕！」（對方答覆）「你在害怕什麼？」（對方答覆）「我有時候也會感到害怕。」

步驟九

繼續每隔一段時間在這項活動中加入新的情緒，直到你們擁有非常大的情緒資料庫。

變化

進行「傳遞情緒」遊戲的變化型，一個同伴挑一種情緒，並且解釋為什麼他會有這種情緒，然後將這個情緒傳給下一個人，下一個人必須解釋他為什麼會有這種情緒，他要使用不同但是同樣合理的原因，他們要繼續進行遊戲，一直到你指示說可以變換情緒才更換。

難題及良機

當孩童練習的時候，這是個很棒的機會，可以讓孩童親近的人一起以同樣的方式使用情緒標籤，要是這些人都能付出額外的心血，將他們的情緒和造成這種情緒的簡單原因大聲的闡述出來，這會對孩童有很大的幫助。鼓勵孩童利用這種新技巧向親近的人詢問他們的情緒表情也是非常重要的。你要注意，不要降低你的臉部表情程度，而說出像是「我很好，沒什麼大問題」之類的話，你可能會認為你在保護孩童，但是實際上，你有可能會讓他感到困惑。

活動 123

無言的對話

第三級，第十二階段

活動重點

★練習非語言溝通中不同的組成成分。

★學習進行非語言性「對話」。

摘要

在這活動中，我們將延續非語言溝通這個主題，現在我們要將「無言的說話」分成兩種主要領域，也就是「肢體語言」和「聲音語言」，我們會分別練習這兩種，然後再將它們整合在一起，成為更加複雜的非語言性「溝通」。

參與者

最多四個孩童。

準備工作

進行這項活動時，你需要一台攝影機以及顯示器或電視。在開始之前，你要先挑選一系列的非語言表達方式，這些表達方式都是你希望參與者練習的，記得要釐清「肢體」語言和「聲音」語言在特徵上的不同點。你要製作一段影片來說明每種表情，不要在影片中聲音的部分使用任何言語，只能使用非語言性的聽覺刺激。你也需要製作一部影片，片中有兩個人正在進行每一種非語言性「對話」。我們在這活動的最後會列出一些對話的範例，你也可以在我們的網站上看到影片範例。

教練指導

步驟一 學習解讀社交同伴的肢體語言

首先播放沒有聲音的影片，讓孩童們觀看不同片段的肢體語言，要是你們機器有慢動作功能的話，你可以慢速播放，並且將影片停在關鍵地方，以便讓你捕捉重要的肢體語言成分。你們每一回都要仔細觀察每一個片段，為了要測試每個參與者解讀肢體語言的能力，你可以不按照順序播放不同的影片片段，看看他們是否可以辨認得出所要傳達的意義。

步驟二

現在，要求每個參與者演出一種「肢體」語言，一次一種就好。當所有參與者都準確模仿出所有的基本動作之後，你要對他們做點小測驗，看看他們可不可以準確地辨認彼此的肢體語言，一次讓一支隊伍練習，另外一支隊伍則當「觀眾」。最後，讓每個參與者練習在沒有影片重播的輔助下，準確解讀肢體語言。

步驟三 學習解讀自己的肢體語言

重複進行上面的程序，不過這一次讓每個參與者觀看他們自己的影片片段，並且學習正確判斷他們自己的肢體語言，你要確定他們不只可以用視覺辨認他們的肢體語言，而且還可以用動作的感覺來辨認。回到每個影片片段，讓參與者在表演出不同反應的時候，辨認他們在臉上、手臂上、軀體上感覺到的變化。

步驟四 學習解讀社交同伴的「聲音」語言

重複步驟一的程序，不過，你要關掉影像，僅使用影片中聲音的部分。你要確認在錄音片段中沒有使用任何言語。

步驟五 學習解讀自己的「聲音」語言

重複步驟二，而且同樣地，你們僅能使用聲音的部分。

步驟六 僅使用肢體語言來進行對話

現在你要開始訓練雙向互動的表達方式，這些表達方式都是以「對稱」和「互補」的形式出現。讓參與者觀看影片，然後練習他們自己的簡單「肢體」對話，當他們準備好的時候，你就將他們的對話拍攝下來，讓他們去分析這段影片。當他們扮演出所有的對話之後，你要確定他們不需要任何提示，就可以辨認出每種對話。

步驟七

僅使用聲音語言進行對話。

步驟八

同時使用肢體語言和聲音語言來進行對話。

變化

可以進行非語言性對話的方式無窮無盡。你們可以觀賞最喜愛的電影，但是要關掉聲音，每隔一段時間就暫停影片，讓參與者猜測正在進行對話的內容。

難題及良機

對於非常喜歡說話的孩童來說，這是一個很棒的機會，讓他們學習不要過於依賴言語。每天都要固定一段時間來練習這種非語言性對話，將這種活動變成每日的例行慣例。

肢體語言和聲音語言的要素

- 難過
- 擔心
- 生氣
- 快樂
- 好奇
- 驚訝
- 自豪

非語言性對話範例

對稱型

- 我們都是同一支隊伍的隊員，我們剛贏得一場勝利。
- 我對你很生氣，你對我很生氣。
- 我們是兄弟，我們的寵物狗剛被車子輾過。

互補型

- 我很難過，你想知道發生了什麼事。
- 我很生氣，你不清楚你到底做了什麼讓我生氣的事。
- 我感到非常擔心，而你試著讓我心情好一點。

活動 124

第三級，第十二階段

你現在聽得到我的聲音嗎？

活動重點

★提高對個人空間的察覺性。

★學習肢體動作對於溝通效果的影響。

摘要

許多我們的孩童都會忘記他們肢體動作對他人的影響，這項活動會讓孩童察覺到，他們在空間中的肢體動作會影響到他們正在互動的人。在這項活動中，孩童們會練習「太遠」、「太近」、「太小聲」、「太大聲」等相對範圍。

參與者

你可以與一對孩童或三個孩童一起練習，要是有三個人的話，要輪流有一個人當「觀眾」。

準備工作

這項活動不需要使用材料。

教練指導

這項活動共有三個步驟：太遠和太近；一邊說話，一邊遠離；以及太大聲和太小聲。

步驟一 告訴孩童說：「這個活動會是一堂有關距離太遠和距離太近的課程，當你與別人說話的時候，你有可能會離他們太遠，以致於他們聽不到你的聲音，或者是離他們太近，以致於讓他們覺得不自在。」一開始先練習距離太遠，要求每個人站得離對方遠遠的，並且試著用正常的音量進行一段對話，談論他們看到的事物。告訴他們不斷向後退，以決定到了什麼時候他們就不能準確聽到對方說的話。

步驟二 現在告訴孩童他們要練習一邊走遠一邊說話，以便知道這樣會讓另外一個人無法聽到你說的話。叫兩個孩童一邊慢慢遠離對方一邊用正常的音量說話。叫其中一位孩童慢慢走出房間，並且繼續說話，而另外一位則留在房間裡。

步驟三 練習說話說得太大聲和太小聲。讓孩童練習非常小聲地說話，以致於他們無法聽到對方說的話，最後，讓他們練習在正常的對話距離之內，對彼此說話說得過於大聲。

變化

我們有一個非常棒的實際生活練習，那就是一起在一條相當吵鬧的街上走路，其中一個人要走得過於前頭或是過於後頭，而且要一邊談論某件真的需要討論的事情，這麼多溝通不良和誤解的情形應該會讓孩童們感到吃驚。你們還要比較一下當你們一邊並肩走路一邊談話時的情況，在這種情形之下溝通就會變得比較容易多了。

難題及良機

如同我們在變化裡說明的，這是一項很棒的活動，可以讓孩童接觸「溝通不良」的概念，以及針對準確度所做的持續監控需求。我們會在下一個活動和稍後的階段中繼續練習這個主題，但是本活動的確是一個相當有力的範例。

活動 125

傳話遊戲

第三級，第十二階段

活動重點

★了解溝通不良產生的頻率。

★針對溝通的準確度和了解度做例行的檢查。

摘要

如同我們在上個活動結束時所說過，大多數的孩童還無法了解在正常對話中出現溝通不良是很普通的事，於是他們很少會去查證別人是否了解他們說的話，或是他們是否準確無誤地聽到說話者說的話，當然，如此一來會導致更高頻率的溝通不良情形。這項活動是一個古老活動的變化型，活動的目標是要提供經驗，讓孩童們知道，即使我們正站在向我們傳達訊息的人身旁，溝通還是很容易發生不良的情況。

參與者

嘗試在一支四個孩童的隊伍裡進行這個活動。

準備工作

參與者應該要能察覺他們的肢體動作是如何影響溝通的接收情形。在本活動中，你需要一個白板和幾支白板筆，每個人都要面對白板並肩而坐。

教練指導

這項活動共有八個步驟：

步驟一

活動的一開始，你要寫下一句話，這句話到後來會讓每個人都知道。你要告訴參與者他們要玩一個叫做「傳話」的遊戲，在這個遊戲中，當你的同伴輕輕告訴你一句話之後，你要將這句話傳給行列裡的下一個人，行列裡的最後一個人要將這句話大聲說出來。參與者不准要求對方重述這句話，只能試著盡量將這句話記起來。

步驟二

現在開始進行遊戲，你要跟你旁邊的人悄悄說一句話，根據參與者的語言處理能力，你可以修改這句話來讓這句話的挑戰性升高或降低。這裡有一個例子：「強尼到麵包店幫他媽媽買一條全麥土司和四塊燕麥餅乾。」

步驟三

當最後一位參與者將這句話大聲說出來時，你要用一種顏色的筆將最初的句子寫在白板上，用另外一種顏色將最後的句子寫在最初的句子下方，讓隊伍成員比較這兩句話，還要記得要指出改變的多寡。用好幾句話來進行這個遊戲，你要記得增加複雜的程度，以便產生無可避免的溝通不良情況，但是也不要讓句子過於複雜，以致於孩童需要先停頓下來，確定自己了解這句話，讓這句話不可能成功地傳遞下去。

步驟四　現在要求每位參與者在聽到句子的時候，叫說話者慢慢重複一次，以確保他正確無誤地聽到那句話。記下你們的紀錄，讓隊伍分析一下他們改善的情況。

步驟五　接下來教導參與者不只要求對方重複，也要自己對說話者重複一次那句話，以確定他正確無誤地聽到那句話。再一次要求隊伍記錄下是否有任何改善的地方。

步驟六　現在再重新進行一次傳話遊戲，不可以有重複或是確認的動作，以便讓參與者注意到溝通又再次產生不良的狀況。

步驟七　利用這個活動開始替孩童建立溝通的「確認」習慣，向參與者解釋說：「在典型的對話裡，我們所有人隨時都在做『確認』的工作，要不然我們聽到的跟別人對我們說的話會不一樣。」為了做更進一步的說明，讓兩個孩童相互談論一個簡單的主題，像是你在他面前擺放的一個有趣物品，你要記得將他們的互動錄音下來，並且等你錄到一次溝通不良的狀況後，就叫他們停止對話，讓孩童們聽一下溝通不良的錄音片段，你要叫聽話者重複他認為說話者所說的話，重播錄音機裡的實際溝通片段，並且比較兩者的不同。

步驟八

現在讓參與者繼續進行簡單的對話，每次當他們不能完全確定他們正確聽到說話者說的話時，你要要求參與者停下來做確認的工作。進行相同的「停止行動」，並且與說話者比較一下聽話者的準確度。

變化

我們也必然會要你們試著用非語言性溝通的方式重新進行這個活動，讓參與者傳遞一個簡單的非語言訊息，並且對於訊息被扭曲的頻繁性這一點做說明，教導參與者從事頻繁的非語言「確認」工作。

難題及良機

這項活動是監控溝通很好的入門活動，然而我們僅僅強調說話內容的準確性，並沒有確認聽話者了解說話者的意圖或意義，這方面的問題要到稍後的階段才會進行訓練。

活動
126

第三級，第十二階段

無言圖畫遊戲

活動重點

★非語言性合作。

★創造性溝通以解決問題。

摘要

在這項活動中，我們會向孩童說明，非語言性溝通不只可以用來表達情緒，還可以用來達到一個共同的目標。這是一個很簡單的練習活動，我們只是做個開頭而已，你會發現更多不用說話就可以進行的活動。

參與者

好幾支由兩個孩童組成的隊伍。

準備工作

你需要一個白板、兩種不同顏色的白板筆，及一塊板擦，孩童們要面對白板並肩而站。將白板筆分別擺在白板的兩側，而板擦則放在中間的地方。

教練指導

告訴同伴們這次的任務，是要以小組的方式，用白板筆畫出一個兩人都喜歡的圖案，白板上只能有一個圖案而已，他們必須一起畫圖，但是不能說話，除此之外，他們一起畫圖的時候，必須玩得愈快樂愈好。

變化

這個世界充滿了利用非語言暗號的合作範例，你可以在職業運動的範疇裡找到例子，在職業棒球裡你可以看到一個相當有趣的實例，參賽者和教練使用一種高度複雜的非語言性語言來與對方溝通。你可以帶孩童們看一場棒球賽，看看他們是否可以學會「破解密碼」，並且了解那一套暗號系統。

難題及良機

如果我們將焦點放在如何使用非語言訊號來合作這方面的話，當孩童們觀察他們周遭的互動時，就可以替他們開啟一個全新的意義世界。如果你找得到擁擠的電梯或是捷運的影片，你就可以研究在這些場所裡使用的非語言訊息，這個非語言訊息的世界是非常引人入勝的。

活動 127

第三級，第十二階段

連貫的對話遊戲

活動重點

★練習將說的話維持在主題上。

★練習對話「補救」技巧。

摘要

我們在第一級的時候，向新手介紹過連結和非連結的概念，我們已經做了大量的練習，幫助孩童與他們的同儕朋友保持連結，要是沒有這些練習，本活動就會沒什麼價值。現在我們要進行一個比先前活動更加複雜精緻的版本，這一次，孩童們要編造自己要說的話和問題，並且以適當、相互連貫方法使用它們。

參與者

最多四個孩童一組。

準備工作

每位參與者都需要一張藍色卡、黃色卡、紅色卡，上面要寫著自己的名字，要在藍色卡上名字旁邊寫上「好主意」，同樣地，在黃色卡上的名字旁邊要寫「連貫」，而紅卡上的名字旁邊要寫「不連貫」。要在藍色卡和黃色卡上黏上一張便利貼。

教練指導

這項活動共有四個步驟：

步驟一

你要將所有的卡片控制在你手裡，並且要一邊展示一邊向孩童解釋卡片的意義，將你的藍色卡放在桌子的中央，並且說：「我有一個好主意。」你要選擇一個相當廣泛但是明確的主題類型，以便讓參與者都能清楚了解這個活動，舉例來說，你可以說：「我想要談談生日。」這時候你要將「生日」寫在你藍色卡的便利貼上，這是用視覺的方式來提醒主題。我們通常在一開始的時候會用簡單的主題，像是生日，因為如此一來，每個人都有話可以說。

步驟二

當每個人都以相連貫的方式回應生日這個議題時，要將他的連貫卡放到桌上，每次當一個參與者說出某個與主題連貫的意見時，要在他的連貫便利貼上畫一條線，下面的例子說明了不連貫發生的情形，一個孩童說：「我生日時要去麥當勞。」然後下一個孩童說：「我昨天晚餐吃義大利臘味香腸披薩。」這時候你要用非常誇大的方法拿出那位參與者的紅色卡，並且解釋說他

「不連貫」，所以他必須說「對不起」，然後再接著說一個與主題相關的意見。一旦該孩童表達出連貫的意見之後，要拿走紅色卡，並且在他的黃色卡便利貼上畫一條線。

步驟三 現在參與者必須提出「好主意」，一開始的時候，任何意見都可以接受。

步驟四 一旦孩童們都了解這個活動之後，要再加入最後一個活動成分。參與者所提出的意見必須先獲得其他人的同意之後，才能進行連貫和不連貫的活動，舉例來說，一位同伴有可能會說他的好主意是「火車汽笛」，然後問其他人：「你們要不要談談火車汽笛？」要是其他人不同意的話，他就需要再找另外一個主題，到了這個時候，教練的工作，僅僅是控制卡片而已。

變化

卡片應該只能在剛開始的說明階段時使用，你應該要迅速教導參與者如何做出臉部表情和解讀臉部表情，以暗示發生了不連貫的情況。

難題及良機

有些主題能夠導出一連串的連貫意見，這一點可能會讓你大吃一驚，有一個我們最喜歡提出來的範例，就是有個年輕人說他想要談談「火車汽笛」，我們認為與這個主題連貫的意見可能只會延續兩回而已，而且事實上我們當時認為我們可以利用這個機會，教導他們如何選擇其他人也感興趣的主題，不過到了最後，我們還必須要求他們停止討論這個主題，因為資訊的交流根本停不下來，這群亞斯伯格症的孩童不斷提出關於火車汽笛的意見。

活動 128

學習如何失敗

第三級，第十二階段

活動重點

★學習如何優雅地面對失敗。

★調整面對失敗的情緒反應。

★將人際關係看得比勝利還重要。

摘要

大家都討厭輸不起的人，這種人永遠都想要贏才能有好心情。學習交朋友也意味著要學習如何坦然面對失敗，而且不會糟蹋了同伴們的樂趣。

參與者

教練和最多四個孩童。

準備工作

你需要一種像是西洋棋的簡單遊戲，這個遊戲要有贏家和輸家，而且遊戲進行速度可以很快。

教練指導

這項活動共有四個步驟：

步驟一

你要告訴參與者：「每次當你們與朋友進行一項遊戲的時候，你們實際上是在進行兩項遊戲，一個遊戲就是你面前的那個遊戲，另外一個就是友情遊戲，哪一個遊戲比較重要呢？想當然是友情遊戲比較重要！當你們與朋友玩遊戲的時候，贏得友情比贏得遊戲來的重要多了，我們來試試看你們可不可以學會贏得友情，而輸掉不重要的遊戲。」

步驟二

孩童們要進行一項遊戲，而且要故意試著輸掉遊戲，你要說：「我要看看你們輸的速度可以多快，要是你輸得愈快，就得愈多分。」這是一個簡單又有樂趣的方法，讓輸不起的孩童們學習放鬆。

步驟三

告訴孩童們他們要進行一項簡單的遊戲，不過這一次你要加入一個新要素，你要告訴他們：「現在你們要同時進行兩個遊戲，一個是西洋棋（或是其他你們要進行的遊戲），另一個則是友情遊戲，我要看看你們是否可以贏得友情遊戲，如果你做了一件好朋友會做的事，你就得到友情分數。」共有五件孩童可以做的事會讓他們獲得分數：

1. 鼓勵他們的同伴，例如說：「你做得到的！」
2. 讚美同伴，例如說：「你做得真好。」
3. 分享良好的感覺，例如說：「這真有趣。」
4. 跟自己說說關於失敗的事情，例如：「朋友比贏得勝利還重要，我要贏得友情遊戲！」
5. 還有最後一項他們可以做的事情，就是當他們同伴贏的時候，可以恭喜他們。

步驟四

花點時間練習上面五個技巧，並且用角色扮演的方式練習，一旦所有的孩童都熟練了之後，就可以將這些技巧整合到遊戲中，告訴孩童們這一次當他們玩遊戲的時候，他們可以透過鼓勵他人、讚美他人、分享感覺來獲得友情分數，要是他們同伴贏的話，跟自己說說話和恭喜同伴可以獲得額外的分數。結束遊戲的時候，你要說：「我們來看看你們每個人分別獲得多少友情分數。」

變化

就像沒有人喜歡輸不起的人一樣，沒有人會喜歡總是想照自己方式行事的人，也沒有人會喜歡不在乎同伴興趣和需求的人。在變化當中，孩童要練習去從事他覺得根本沒有興趣的事情，他們之所以這麼做是因為這樣會讓他們的朋友快樂。

難題及良機

這項活動對於有嚴重情緒控制問題的孩童來說，會需要更多的練習，要是有任何孩童表現出任何苦惱的跡象，你要停止遊戲的進行，並且要求他們重新敘述一次他們真正的目標是什麼。

活動 129

眾志成城

第三級，第十二階段

活動重點

★體驗共同努力的力量。

★學習以團隊的方式行動，以克服困境。

摘要

在先前的活動中，教練曾經假扮過怪獸，成為虛構的敵人。在這個活動中，教練所扮演的敵人不需要再做裝扮，他要演出一個好嬉鬧的角色，他要在隊伍必經之地擺設障礙物，孩童們必須一起努力才能克服這些障礙物。我們不需要多說的是，你身為教練，目標是要讓隊伍去擊敗你，你只要記得不要讓活動過於簡單，要不然他們絕不會懂得欣賞這個挑戰。

參與者

教練和一組二到三個孩童的隊伍。

準備工作

先確認所有的孩童都能察覺，你要扮演一個「邪惡」教練的角色。你最好有限度地以這個角色出現在活動中，只有在適當的時機才會演出這個角色。

教練指導

這個活動的目標，是要這支隊伍透過他們齊心齊力的奮鬥，終於把你打敗。至於你要給予多少提示以便讓隊伍擊敗你，就取決於每個人的不同，剛開始的時候，你可能需要吟頌：「三個人才打得開門。」才能讓隊員們了解，他們只有一起合作時，才會到達他們的目標。我們一開始遊戲的時候，總是會先扮演通往他們共同目標的障礙，這就會成為一個要大量使用身體行動的活動，因為我們要堵在孩童的前面，不要讓他們接近他們想要的東西，或是不要讓他們走到他們想去的地方，所以他們就必須一起努力把我們的身體移開。過了一陣子之後，隊員們就可以開始興高采烈地做計畫，想辦法將你打敗，做計畫這件事會變成孩童進行良好「私下」對話的誘因，他們會不讓你加入他們。你有三種主要的方式，可以用來扮演一個「邪惡教練」：

扮演目標之路上的障礙：隊伍決定要到抽屜裡或是櫃子裡，拿出一個遊戲或是物品，你要擋住他們的去路並且說他們不准通過該處，該隊伍可以在不傷害你的前提之下，將你整個人移開，但是他們必須齊心協力地行動，而且要先奮鬥一陣子才可以。

向他們跳戰一項活動，並且試著擊敗他們：你要與二到三位孩童玩足球，讓他們知道，要是他們沒有以團隊的方式進行遊戲的話，你就會擊敗他們。不過，教練應該都要在最後一刻輸掉這場比賽。

干預一項活動：這是最後一種方法，可以用來扮演一位「邪惡教練」，不過這也是最難拿捏準確的一種。這支隊伍要進行一項遊戲，而你要偷偷摸摸奪走一樣對於遊戲來說很重要的物品，舉例來說，要是兩位孩童在下棋的話，你可以鬼鬼祟祟將所有棋子推倒，在這種狀況之下，要是這支隊伍可以找到一個地方，並且在該處設置一些阻礙你進入的東西的話，他們就算贏了，他們要逃離你對於活動的干涉，尋找或創造一個避難之處，然後就可以兩個人獨自在平靜的地點發展他們的人際關係。

變化

我們曾經碰過許多經驗，就是有兩個教練與一群孩童挑戰棒球或足球聯賽，我們與這支隊伍經過好幾週的比賽，其間有贏也有輸，我們這支小小球隊贏得冠軍和戰利品的機會受到威脅。隨著隊員們更加團結地抵抗他們的敵手，每場比賽的懸疑氣氛也節節升高，隊員之間也變得更加親密。正當孩童們看起來快要被打敗的時候，由於他們的同心協力，發生了某件不可思議的事，他們獲得了最終的勝利，躲過了慘敗的命運。

難題及良機

我們要再次強調，當我們轉變為「邪惡教練」角色的時候，我們總是會確認一下挑戰者們覺得有安全感，祕訣就在於，你要亦步亦趨，不可以驚嚇到他們，但是又要在同一時間創造出足夠的刺激感和未知數，以便讓擊敗教練這件事對這支隊伍來說更有實際意義。

活動 130

參與遊戲

第三級，第十二階段

活動重點

★學習參與活動的有效策略。

★學習成為他人優良的觀察者。

摘要

在這個活動中，孩童會練習參與活動的簡單策略，我們會教導孩童簡單的方法，讓他們可以試著去參與別人，同時也可以邀請別人來加入他們。我們在這裡練習的關鍵要素包括了觀察、描述同儕正在做的事、接近他人、嘗試參與。我們會在稍後的階段練習加入更複雜的參與技巧。

參與者

你可以與最多三個孩童一起進行這個活動，他們三人要輪流扮演參與者、觀察者，和演員。

準備工作

唯一需要的材料就是演員會使用的道具，例如一些簡單的積木。

教練指導

這個活動共有五個步驟：

步驟一

一開始，一個孩童要扮演演員的角色，另外一個是參與者，第三個則是觀察者，不過孩童們應該要常常交換角色。要給予演員一些積木或一些類似的簡單材料讓他玩，演員要做的事情很簡單。參與者必須練習四個步驟：準備就緒、描述、接近、參與。

步驟二 準備就緒

在剛開始的時候，演員要先等候參與者做出第一個動作。參與者要先練習移動到適合觀察的距離，距離要夠近，才看得到他的同儕朋友在做什麼，但是又不可以過近，以免打擾到他。參與者需要做一些練習來決定適合觀察的正確距離。演員要假裝對他的積木任務很感興趣，除非參與者靠得過近，要不然不可以注意到他的存在。

步驟三 敘述

一旦參與者找到一處適合觀察的地點後，他要停下來，並且開始簡短描述他的同伴正在做的事，他應該要從之前的活動中就學會這種描述的技巧。

步驟四 靠近

在敘述完之後，下一個步驟就是向前靠近，走到適合參與的距離。要練習如何做讓身體靠近，以便能夠表示出自己對於該活動有興趣，但是又不可以打擾到演員。

步驟五 參與

真正的「參與」行動，包含了四個簡單的步驟，首先，參與者要讚美演員一下，他可以說類似：「哇，你做的真是棒極了！」這種話，在讚美完之後，要緊接著一個表示好奇的簡單問題，例如：「那是什麼？」你要教導演員用中立的態度做出精確的回答，但是還不可以邀請參與者加入他，然後參與者要再進行第三個步驟，他必須要求加入，同時他要說：「我可以幫忙嗎？」在這個初始的簡單版本，演員要接受他的要求，讓參與者加入。當這種方式成功之後，我們會再加入第四個步驟，在參與者要求加入之前，他要先問：「我可以先看看嗎？」當演員同意之後，參與者要坐在靠近演員的地方，但是不可以過於靠近，以致於干涉到他的行動，參與者要在這裡待上好幾分鐘，他應該要練習製造一些非語言性意見，以便表現出他的興趣以及敬佩「演員」的努力，只有在進行完這個步驟之後，他才可以問：「我可以幫忙嗎？」

變化

這項活動的第二種變化型，則需要演員用一種更加吸引人的方式行動。活動以相同的方式開始展開，不過當參與者移動到適合參與的距離後，演員要簡短敘述他當時正在做的事情，並且說出類似：「嘿，我正在建造——，你要不要跟我一起玩？」的話，以邀請參與者一起來進行遊戲。

難題及良機

我們在這裡會遇到一個無可避免的問題，那就是：「要是被拒絕怎麼辦？」這是一個相當重要的擔憂，因為我們都知道，在一般典型孩童的遊戲中，大約有一半嘗試加入同儕遊戲的請求都被拒絕了，儘管利用我們在活動中的這個簡單策略可以降低拒絕發生的情形，但是這種策略絕對不會消除這種情形。

活動 131

發現箱

第三級，第十二階段

活動重點

★讓孩童接觸分享觀察的刺激感。

★練習聯合注意力的重要步驟。

摘要

我們都喜歡與朋友們彼此分享驚奇，這項活動是一個很好的方法，可以用來教導分享新發現所帶來的刺激感，這是我們四個分享觀察力活動中的一個，孩童們會學到如何展示物品，以便分享他們感受到的情緒，我們喜歡將這個分享的行動變得相當具有戲劇性，「分享」的同伴要學習如何營造懸疑的氣氛，他要先花幾秒鐘的時間挑選一樣物品，然後要裝出誇張的臉部表情，將緊張氣氛帶到高潮，接著才展示出該物品。在這個活動中，我們會練習聯合注意力的三個重要步驟：「發現」一樣新事物，「展示」給同伴看，「分享」發現的刺激感。我們也在這種基本格式裡加入了「詢問」的變化。

參與者

一開始先用兩位教練以及兩個或四個孩童。經過一段練習時間後，只需要一位教練就夠了。在你們練習過後，而且你也認為他們已經準備好之後，你可以允許他們輪流扮演「展示者」的角色。當參與者在這個活動中學會了聯合注意力的基本框架後，下一個活動僅讓一個教練來教的話，應該也是很簡單的。

準備工作

你所使用的容器，其頂部要夠寬，才能讓你伸手到裡面去拿出一樣小物品出來，一個大型的面紙盒應該足夠。第二個容器要做為「完成」盒，展示過的物品要放在這個地方。你要使用六個適合參與者年紀的物品，這些物品應該要能引起參與者的興趣，像是一塊石英、一隻塑膠蜘蛛、一枚外國硬幣等，但是不可以使用會引起分心的物品，讓孩童偏離活動的主要目標。

教練指導

向別人展示和接受別人展示的過程在一開始應該要先分割成四個一連串的小步驟。教練應該要以謹慎從容的態度進行每一個步驟，並且確定孩童運用合適的情緒表現方式來模仿他們的行動。

步驟一

剛開始的時候，每個教練都要坐在一位孩童的旁邊，兩人之間呈四十五度角，相距大約二至三呎。向孩童解釋這個遊戲的名字是「問問題和展示」，你要為這個活動做示範，然後逐漸引導孩童，一直到他們可以獨自扮演他們的角色，他們必須學會演出「展示」和「問問題」的行動，以及自言自語和情緒表達方式的技巧。

步驟二

一位教練要扮演「展示者」的角色，並且選擇一樣物品向他的同伴展示，另外一位教練則是「問問題者」，他必須要求另外一位教練展示東西給他看。「展示者」的工作是：(1)伸手到盒子裡，挑出一樣自己不知道是什麼的東西，(2)因為這個發現而變得很興奮，(3)與同伴分享這個發現。「展示者」必須靠著觸覺選擇一樣物品，不可以朝盒子裡面看，只有「展示者」可以觸摸這項物品，只有「問問題者」可以讓遊戲開始，要求對方將物品展示給他看。

步驟三

指導孩童說，「展示者」和「問問題者」必須做得跟你們一模一樣。進行每一個步驟的時候，記得要用非常簡單的字詞，大聲敘述出你的每個行動。我們在括弧裡表示的是一些自我敘述的例子：

問問題者：「我想看看你的盒子裡有什麼東西，請展示給我看！」

展示者：用觸覺拿起一樣物品，不可以朝盒子裡看（「我摸到一樣東西了，我不可以看裡面！」），短暫地瞄一下該物品（「哇」或「真酷」），將注意力集中到你對物品的情緒反應，就好像你發現了令人興奮的東西。

展示者：將物品舉起來，與眼睛同高，確定問問題者可以看到這樣物品，接著說：「你看見了嗎？」要是沒有任何反應，要繼續一邊裝出誇大的臉部表情，一邊說著：「哇！你看見了嗎？」

問問題者：要交錯回答下面這兩種答案：「我看見了，這是一個○○○！」以及「我看見了！這是什麼東西？」然後經過幾次的練習之後，他要說：「不，我看不太清楚。」

展示者：為了回答這個新的問題，展示者要說：「那我把它移到離你近一點的地方，你現在看得到嗎？」

問問題者：「我看得到了，謝謝你。」

步驟四

當你認為孩童們已經準備好的時候，將盒子拿給其中一個人，並且說：「現在輪到你當展示者了，你要展示給（另外一個同伴）看。」這時候你就要坐在當展示者的孩童後面，而且你教導該孩童的次數要愈少愈好。當兩個同伴都不需要你的教導就可以進行他們初始的角色，你就可以讓他們交換角色。

變化

有一個簡單的變化，就是去除一開始問問題的部分，直接開始做展示的行動，這樣會在展示者身上加入新的要素，因為他必須先確定問問題者想要分享他所見之物，舉例來說，他可以問：「你要不要看一樣東西？」然後再將東西展示出來。還有另外一種自然的變化型，就是要同伴們製作自己的活動盒子，自己裝東西來讓對方感到驚奇，這種活動可以做為連接早期對話活動的橋樑，像是「問問題和說話」，這時候「問問題者」要練習問一些簡單的問題，例如：「那是什麼東西？」然後「展示者」要練習回答該問題。

難題及良機

你要確定「展示者」的注意力最主要在他的同伴身上，並不是物品，而且當他在溝通的時候，展現出足夠的活力和吸引力。你要確定你們使用的物品夠有趣，可以用來展示和欣賞，但是又不會太引人注目，以致於讓人的注意力偏離了人際關係，物品是用來加強人際關係的，並不是用來與人際關係爭奪孩童注意力的。最後，你還要確定孩童知道，情緒的分享是活動中最重要的部分，順道一提，這個活動對於超級喜歡說話的孩童是個很棒的活動，因為他們會學習如何利用最少的字眼，獲得最大的情緒影響力。

活動 132

你看到什麼？

第三級，第十二階段

活動重點

★練習複雜聯合注意力的所有五個步驟。
★學習用知覺協調的方式監控和補救溝通不良。

摘要

經典活動「看我的窗外」是所有孩童都很喜歡的，本活動是這個經典活動的變化型。事實上當連結中心位於辦公高樓大廈裡時，我們進行這項活動會常常向辦公室窗外看去，下面有一條高速公路。在本活動中，孩童們會輪流指出他們所看到的東西，並且要確定他們的同伴也有看到。這又是一個很棒的活動，可以讓孩童初步學習，我們是如何及為何與我們的社交同伴分享我們所觀察到的事物。

在先前的活動中，參與者練習了真正聯合注意力的前三個步驟，也就是發現、展示、分享，在本活動中，我們將這個技巧擴展，利用一種新的五步驟格式，稱為複雜的聯合注意力，那就是問問題、陳述、確認、補救（若有需要）、分享。我們引進了「確認」這個新概念，你要確認同伴的注意力所在，以便能夠將他的注意力導向跟你相同的地方，要是你觀察到你們兩人所做的觀察不協調的話，你就要進行「補救」的行動。

參與者

教練和一對或兩對孩童。

準備工作

你要確定同伴們已經熟練了聯合注意力的前三個步驟——問問題、展示、分享，你可以使用任何有趣的場合作為觀察的地方，像是一面居高臨下的窗戶，外面有一條高速公路，也可以是一本詳細的圖畫書，像是理查・史蓋瑞（Richard Scarry）的《動物大書》（*Big Book of Animals*）或是《卡車》（*Trucks*）。你要確定不管你用哪一種場合來進行活動，都不會讓孩童過於分心，以致於讓同伴們無法做快速的注意力轉移。

教練指導

這項活動共有兩個步驟：

步驟一

一開始，你要用類似「發現盒」的方式對這個活動做一番解釋，這個活動中有一樣的兩個角色：「展示者」和「問問題者」，不過，這一次我們並不是展示盒子裡的東西，而是向同伴展示我們在窗外看到的東西，或是在書本裡看到的東西。就像你們在發現盒活動中的方法一樣，你們要練習聯合注意力，但是這次要使用你們所選擇的新材料。

步驟二

接下來，向參與者介紹複雜聯合注意力的五個步驟：

問問題：「你看到什麼？」

陳述：「我看到一輛紅卡車。」

問問題：「在哪裡？」

陳述（用手指）：「在那裡。」

確認：「你看到了嗎？」

陳述：「看到了，或沒看到。」

補救：要是答案是「沒看到」，他們就要試著用另外一種方法讓同伴看到。

分享：當答案為「看到了」的時候，兩個同伴都要將視線移開該物體，相互分享興奮感，一起大叫：「我們看到紅卡車了！」

孩童們可能需要大量的練習，才有辦法用流暢的方式將所有五個步驟整合在一起。對於一些孩童來說，你可能需要進行一些先決的步驟，就是先練習問問題、陳述、確認、分享，並且確定他們已經熟練了這些技巧之後，再加入補救聯合注意力的這項技巧需求。

變化

當我們覺得孩童們都已經精通了所有五個步驟之後，我們可以在活動中加入更多的複雜度，我們可以給予同伴們他們各自的感知刺激，並且教導他們輪流分享他們的所見之物，舉例來說，可以安排參與者分別站在不同的窗戶前面，並且讓他們輪流扮演「陳述者」和「問問題者」的角色，或者是，兩個人可以各自擁有一個發現盒，然後輪流分享他們從盒子裡拿出來的物品。你要記得，當他們在分享興奮感的時候，他們的注意力都要從窗戶外或是物品上移開。

難題及良機

我們大多數的孩童，在進行這項活動之前，就知道如何向窗外看並且說出他們所看到的東西，所以說區分這種「觀看並且陳述」的技巧與真正的知覺分享經驗是非常重要的，在知覺分享的方面，活動中最重要的部分是當同伴們分享他們非語言性情緒反應的時候，這時候，他們的目光會從受到注意的物品上移到對方的臉上。

活動 133

第三級，第十二階段
對話相片簿

活動重點

★介紹觀看事物所採取的觀點。
★幫助社交同伴分享觀察之物。
★學習詢問相關的問題。

摘要

這是我們所有活動中，第一次讓孩童學習將社交同伴的視覺觀點納入考量，這也是我們第一次用代表性的形式，讓你們短暫分享生活中具有意義的事物。孩童們要收集一本相片簿，裡面裝的照片都是他生活中重要的人物和地點，他們要學習替相片簿翻頁，並且主動參照同伴以確認他們可以看到照片。他們同時也會練習針對照片問問題及回答問題。

參與者

教練和四個孩童。

準備工作

每個孩童要先集合照片，裝成一本相片簿，一開始先裝五到六張私人的照片，這些照片對孩童來說都是重要的人物和地點，教練也要用相片簿裝一本類似的照片。剛開始的時候，每個參與者所坐的地方要構成足夠的角度和距離，才不會讓大家看到對方的照片，只有當「展示者」轉動相片本的時候，他的同伴才可以看到裡面的照片。

教練指導

這項活動共有六個步驟：

步驟一

打開你的相片簿，翻到第一頁，稍微看了一下就發出表示有興趣的聲音，然後說：「你要不要看我的照片？」在對方做了肯定的答案之後，你要緩慢謹慎地轉動相片簿，以便讓你的同伴可以清楚看到照片，你要用緩慢謹慎的聲音說：「這是我的家，你有沒有看到？」你要用緩慢誇大的方式指了指房子，然後將照片轉回你的方向，你要再次用非常生動誇張的方式，將你的目光移到孩童的臉上，你的聲音要相當快樂興奮，你的臉部表情和手勢都要誇張，你要記得不要說太多的話。當你成功地與孩童分享歡樂之後，你就可以進行下一個步驟。

步驟二

現在你們要交換角色。孩童要打開他的相片簿，挑選一張照片，看了看那張照片，要用誇張的方式表現出自己有興趣而且很興奮。接下來，他要問你想不想看一下照片，他要練習將相片簿轉過來，以便讓你輕易看到照片，他還要用手指出他想讓你看的地方，你要確定孩童有問你是否看得到照片。在這個階段的時候，除非孩童明顯沒有把書轉到你的方向去，要不然你永遠都要聲稱你可以看得到。

步驟三 現在你要在活動中插入「確認」和「補救」的成分。當你的同伴向你展示照片，並且問你看不看得到照片，你要假裝你不能清楚看到，你要確定他將你的答案視為有意義的回應，並且試著調整他展示照片的方式，以便讓你能夠清楚看到照片。

步驟四 現在讓兩個孩童與對方練習「展示」和「觀看」。

步驟五 孩童要練習「確認」和「補救」他們之間的互動。你要分別小聲對孩童說，教他們假裝自己看不清楚照片，並且要求另外一個孩童調整一下他的行動。

步驟六 在這項活動裡加入「問問題和說話」中一個開始對話的結構，在對方展示了照片之後，要針對照片問對方一個相關的問題，你有可能需要先給予孩童顯著的指導，以便決定哪些是重要的問題，而哪些是不重要的問題，舉例來說，詢問照片中次要的細節就不重要。你應該要教他們詢問關於「誰、什麼、何時、哪裡」這些方面的問題，並且讓他們選擇要不要詢問照片中的人是誰（除非照片中的人顯然是另外一個同伴），他們在做什麼，這張照片是什麼時候拍的，這張照片在哪裡拍的等問題。

變化

孩童們應該要持續不斷更新他們的相片簿，他們可以在相片簿中裝入描述他們日常生活和特殊經驗的照片，他們也可以在這個活動中加入一點可笑的成分，他們可以使用根本與他們不相關的照片，像是一張機器人的照片，他們在分享這張照片的時候，可以說這是他們相片簿的意外「旅客」。

難題及良機

挑選照片可以是一項協力合作的工作，照片應該要經常更換，才不會造成無趣感。你要記得，這並不是讓你們進行大量對話的時候，也不是讓你們回顧細節的地方，你們要說愈少話愈好。

活動 134

屏障遊戲

第三級，第十二階段

活動重點

★介紹觀看事物所採取的觀點。

★協調不同的觀察之物。

摘要

這是一個很有趣的活動，可以讓我們開始教導孩童如何將別人的觀點與自己的觀點整合在一起。因為中間有屏障擋著，所以孩童無法相互看到對方，他們看不到對方在做什麼，因此他們必須依靠溝通來調整他們的行動。這項活動很簡單，孩童們要分別待在屏障的兩側，然後他們必須相互協調，將球從一側傳到另一側的籃子裡。

參與者

你可以與兩支隊伍一起進行這個遊戲，其中要有一支隊伍輪流扮演「觀眾」的角色。

準備工作

尋找或購買一塊硬紙板做的屏障，其高度要夠高，才可以讓孩童在坐下的時候，看不到另外一邊，你需要五個柔軟的小球，以及一個中型的籃子，你要確定已先依照參與者的運動能力調整籃子和球的大小，才不會讓遊戲變得過於簡單或令人挫折連連。一開始你還不需要將屏障放到地板，擋在兩個同伴之間，你要先讓兩位同伴坐好，他們就坐的位置如同稍後屏障擋在他們中間時的位置。你要將球交給其中一個孩童，另外一個孩童則拿籃子。

教練指導

這項活動共有三個步驟：

步驟一

向孩童解釋這場遊戲的目標，也就是要一起努力將球投進籃子裡，愈多愈好，不可以掉到地上去。一位同伴要當投擲手，另外一位則當接球手。

步驟二

不要向孩童提到屏障，讓他們練習這個活動。只有當孩童在他們之間沒有障礙物時，才可以協調他們的行動，將球投入籃子中之後，你才可以進入下一個步驟。你也可以用這個步驟來決定孩童之間應該要距離多遠，才能讓遊戲變得更加刺激，但是又不會讓遊戲窒礙難行。

步驟三

現在你要向他們說明，因為他們已經成為這個遊戲的專家了，你要讓他們試試更高級的遊戲版本，這時候你要將硬紙板屏障放在他們中間，你要告訴他們，這場遊戲除了有一項東西不同以外仍然是相同的遊戲，在這個版本中，因為兩人之間隔著屏障，投擲手必須靠著接球手來告訴他要往哪裡丟，因為他再也看不到籃子了。在他們每次丟完球之後，你要確定他們會給予對方回饋，並且做出適當的調整。

變化

這個遊戲有許多種變化型，而且這個遊戲也是合力學習的一個好開始。當孩童熟練了之後，你可以再加入更為複雜的程度，每當孩童們丟完一次球之後，你要將籃子移到另外一個地點，以便讓他們需要額外的溝通，要是同伴們能夠良好管理競爭所帶來的額外壓力，這也是一個可以讓隊伍互相競爭的良好遊戲。

難題及良機

想要贏的慾望，可能會變成一種障礙，進而影響活動樂趣，有情緒控制問題的孩童可能會感到挫折，並且開始責怪自己和別人，要是你懷疑或是注意到這種情形，你要立刻停止遊戲。

活動 135

第三級，第十二階段

我們的東西

活動重點

★利用共同的情緒記憶繫住友情。

摘要

這並不是一個活動，而是用來提醒教練，用孩童共享的記憶把他們初始的友情繫在一起是很重要的，我們經常變得過於重視下一次的挑戰或任務，以致於沒有好好想一下我們首要的成就是什麼。發展共享的情緒記憶是人際關係發展一個重要的部分，在每一個階段，我們用不同的方法練習情緒上的記憶，到了第三級結束的時候，一直與我們一同練習活動的孩童們，會花相當多的時間回顧他們共同的勝利和歡樂時光，我們試著提供他們許多共同時光的回憶，像是照片、錄影帶、日誌等，我們每隔一段時間會小心地讓他們從事回憶的活動，當我們見到孩童們開始自動自發進行這種記憶分享的行為時，我們就會感到非常興奮。

有一項利用物品將孩童情感繫住的方法，就是將他們共同創作的作品保存在一個特別的區域，當一支小隊伍創造了他們自己版本的棋盤遊戲，我們會確保這個遊戲會放在一個特殊的容器或抽屜裡，這些容器或抽屜只能用來存放他們創造的物品，我們也在抽屜裡放置他們的照片、錄影帶，以及其他共同的創作。他們會很快學到，「我們的東西」會放在一個特殊的地方，他們一起擁有這個地方，而且這個地方只會存放他們一起創造的物品，也就是他們「團體意識」的創造品。孩童們會一次又一次到這個特殊地點來，一起回憶這些「我們的東西」。每當他們這麼做的時候，你會注意到，他們之間的聯繫又會更深了一層。

活動 136

俱樂部會所

第三級，第十二階段

活動重點

★ 發展將團體視為自己所有的能力。

★ 增加團體凝聚力。

摘要

不分年齡大小，大家都喜歡有一個他們自己特殊的碰面地點。在我（瑞雪兒）小的時候，我住的區域四周都是凌亂的市立公園、樹木、廢棄物，男孩們會搭蓋一間又一間的俱樂部會所，外面標示著「禁止女孩進入」的牌子，我們會偷取鄰居的番茄，趁那些男孩不在的時候，將番茄往這些俱樂部會所丟，將它們砸爛，但是稍後他們又會再蓋新的。每個孩童都喜歡隱私的感覺，以及建造自己的藏身處所醞釀出的同伴情感。俱樂部會所的建造也連帶產生了一個解決問題的競賽局面：要如何防止俱樂部會所塌下來？要如何避免非請自來的入侵者？

參與者

這是一個團體遊戲，至於團體的大小可以依情況改變。

準備工作

下面簡單列出來的材料適合不同年齡的參與者。年幼的孩童可能需要懶骨頭、一個布製隧道、一張桌子、一條桌巾。年紀較大的參與者可以操作木材碎塊，並且搭配比較耐久的結構，像是桌子或樹木。

教練指導

孩童們大概都不太會事先做計畫，而且結構也不會有什麼建築設計，比較像是「邊學邊做」的方式。在美學方面所欠缺的會透過集體問題解決的方式來補償，孩童要討論所使用的材料，以及耐久度和拆除、建造時間的關聯。標示牌會鞏固自己人對抗外人的心態。拍照和攝影會紀錄下設計的演變過程，以及在俱樂部會所裡發生的一切樂趣。

變化

在一間學校裡，「俱樂部會所」其實是他們全部的校園，不過，有一個特殊的房間叫做「懶骨頭房」因為這個房間裡只有懶骨頭而已，一共超過四十個，這個社區的成員一人一個。

難題及良機

由於參與者要以團體的方式行動，搭蓋出一個能夠支撐入口和出口的結構，所以他們很可能會容易感到挫折、焦慮、喜歡命令他人、或許有人會三種情況都有，你應該替整支隊伍將構思期變得更容易，或是替各個孩童將個別觀察期變得容易一些，將未來的遠景保持在目標上面，也就是與朋友建造一間房子做為一個秘密藏身處，如此通常可以讓孩童有足夠的動機，並且可以好好管理他們的情緒。要是情緒不佳的狀況持續，你要提供情緒不佳的人一點自我冷靜的技巧，然後再讓他重新回到建築的過程。

活動 137

第三級，第十二階段

什麼比較重要？

活動重點

★從朋友的觀點檢測你的行為。
★尋找方法讓拜訪你的朋友覺得受到重視。
★負起責任決定哪一種物品會讓你分心，不再注意朋友。
★利用方法增加對社交場合成功的控制感。

摘要

父母們常常告訴我，他們有多麼努力安排一個「遊戲日」，可是他們邀來的孩童來了之後卻受到冷落，這是因為他們的兒子或女兒過於專注於影片、電腦遊戲，或類似的活動上。在這個活動中，孩童要練習將他們最主要的注意力放在朋友身上，不過同時間還會有一些引人注目的物品或是活動誘惑著他們。

參與者

可以有四個孩童參加這個活動。

準備工作

小心選擇用來當作「誘惑物」的物品和活動，以便將注意力從他們朋友身上拉走。記得要準備好幾個供選擇的選項，以免其中一個的分心效果過於強大，而且你也需要更多的練習才能加強這方面的能力。

教練指導

這項活動共有五個步驟：

步驟一 向孩童解釋，他們要練習如何讓朋友覺得自己受到重視。你還要解釋當被冷落的時候，會有什麼感覺。

步驟二 你要利用自言自語的方式，表現出當你拜訪朋友家時，朋友卻跑去做別的事情或招呼別人而冷落你的時候，會有什麼感覺。

步驟三 讓所有的孩童用角色扮演的方式，演出到朋友家裡被冷落的情節。你要確定每個人都演過這兩種角色。

步驟四 有時候孩童並不會完全忽略他們的朋友，但是他們可能仍然會讓朋友覺得自己相當不受重視。你們要進行一齣角色扮演劇，劇中有一個人並沒有完全被冷落，而只是被認為比某種活動還不重要，舉例來說，他們可以一起看電視，然後當其中一個孩童對電影表達一些意見之後，有人就叫他要安靜一點，接著他們要用角色扮演的方式，演出如何讓那位孩童覺得自己比較受到重視。

步驟五 讓孩童每人各自挑一種活動，這個活動可以讓人很容易或很難將朋友置於比較重要的地位，然後嘗試進行這個遊戲。孩童們應該要實驗好幾種不同的活動，並且要逐漸列出一個活動名單，將活動分成「對朋友和善」的活動和「對朋友不和善」的活動。

變化

這項活動有個自然的延伸，就是要孩童在他們邀請朋友來的時候，對事先所規畫的活動選擇負起更多的責任。如果有個朋友堅持要進行「對朋友不和善」名單中的一個活動，要先確定孩童有個很好的理由來拒絕進行該活動。

難題及良機

這是一個很重要的活動，可以用來教導孩童，讓他們知道他們必須負起部分的責任去管理一些他們自己的問題。我們要他們學習去察覺環境中的困難之處，並且隨時採取行動，以降低環境中的障礙。在訓練「團體所有權」的過程中，有一個重要的步驟就是，要小心考慮哪一個活動會從朋友身上分走過多的注意力。

活動 138

友情地圖

第三級，第十二階段

活動重點

★認識友情的基本定義。
★學習做良好友情的抉擇。
★練習友情初期的技巧。

摘要

許多孩童剛開始對於友情的定義都不甚了解，對於一些孩童來說，只要知道這個人的名字的話，就可以算是朋友，對於另外一些人來說，只要跟他一起玩或一起做事情的人就算朋友。這項活動會向孩童介紹友情最基本層面的概念。

參與者

這項活動適合四個孩童的團體。

準備工作

製作一系列的卡片，在其中一面寫上好朋友好幾種不同的特質，在另外一面寫上缺乏這種特質（負面的特質）。在活動敘述的最後我們提供了一些特質。

教練指導

這項活動共有七個步驟：

步驟一 告訴孩童他們即將學習當一個好朋友的條件。你要叫他們告訴你他們的朋友是誰，以及為什麼他們認為這些人是他們的朋友。在這個階段，對於為什麼某個人會有「朋友」這個稱號，孩童通常無法說出太多的理由。

步驟二 替每個同伴拿出一組朋友卡片，讓他們將卡片放成一堆。接著將這八張卡片一張唸一次，在你唸完一張卡片時，要用角色扮演的方式稍微向他們展示一下這張卡片的意義。

步驟三 現在孩童們應該要參與簡單而且結構完整的角色扮演劇，這些劇要能分別說明這八個正面特質，你要仔細區分你正在練習哪一種特質。繼續進行角色扮演劇，直到你確定每個人都不需要提示，就能表演這八個要素。

步驟四

現在，告訴孩童你們要練習如何才不會被當作朋友。看看這些孩童能不能製作八張「壞朋友」卡片，這些卡片要與先前的朋友卡片相互對應，將每個壞朋友特質放在相對應的正面特質的另一側。現在讓參與者演出這些壞朋友的特質，繼續演出直到你確定他們能完全了解每個特質的意義。

步驟五

當你扮演好朋友或壞朋友的角色時，你要混合正面和反面的特質，一個參與者要在活動中擔任你的朋友，其他人必須仔細做觀察，當他們發現你做出好朋友或壞朋友的特質時，必須叫你把行動停下來，當孩童將你的行動停下來之後，他要舉出他認為與你行為相對應的那張卡片，並且（或者）大聲說出：

1. 你是好朋友還是壞朋友。
2. 他認為哪一種特質與你的行為相對應。

步驟六

當每個人都成功認出這些特質之後，你要逐漸讓參與者取代你的位置，讓他們演出這些不同的特質，而且不能事先告訴彼此他們要做什麼。你要讓每個參與者都演到這個角色。

步驟七

大約七個星期後，你叫孩童再次談論他們的朋友，你要判斷他們是否將本遊戲的概念融會貫通到生活中。要是沒有的話，就需要再惡補一下。

變化

我們希望孩童學習一些結構性的方法，來記得這些特質在真實生活中如何對他們有所助益，每次孩童與同儕相處一段時間後，我們經常會要求他們在日記中寫下他們怎樣做一個好朋友。在他們與同儕的「遊戲日」來臨前，我們也會鼓勵他們重複排練這些特質。

難題及良機

有些在這個階段的孩童可能不知道，到底是什麼讓他們的社交同伴發笑，這些孩童就需要一些額外的指導，觀察一下到底是什麼讓他人發笑，而什麼又不會讓他人發笑，即使這位孩童可能會認為他說的話或做的事很有趣，也是要這麼做，其關鍵就在於要去學習參照同伴的反應，然後將有效的方法紀錄下來。

好朋友特質

好朋友：

1. 見面時會表現出快樂的感覺。
2. 知道如何讓彼此發笑。

3. 想要找相同的東西一起玩。
4. 一起玩的時候，不會愛發號施令。
5. 公平競爭，不會作弊。
6. 經常確認他的朋友也玩得很愉快。
7. 不會在遊戲進行到一半時走掉，把朋友丟下。
8. 表現出朋友比其他東西還重要。
9. 關心朋友比贏得遊戲或堅持己見還來得重要。

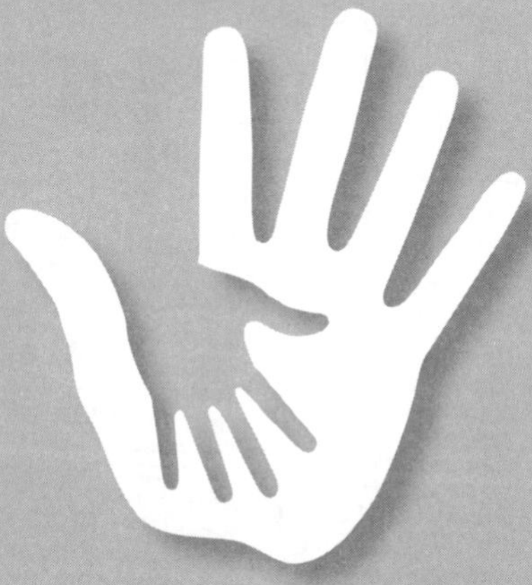

附錄A

進度追蹤表

利用這個表格來設定你剛開始的目標，以及追蹤你的進度。你可以在右邊第一行的格子裡填上「ㄕ」、「ㄐ」、「ㄈ」、「ㄏ」以及日期，以便表明該技巧是否已經熟練了，或是只有該技巧的部分能力而已，或是仍然需要發展該技巧。你要根據你最早填入ㄐ或ㄈ的項目來選擇一開始要進行的活動，每隔幾個星期，你就要回到這張表格來，評量你的進度，並且寫上日期。

評量方法

ㄕ=熟練：(1)進行這項技巧是為了增進協調能力、情感分享，以及社交同伴間的相互樂趣。(2)超過八〇%的時間能夠獨自進行這項技巧，不需要協助、提示、獎賞就可以開始進行這項技巧。(3)進行這項技巧的頻率，與一般典型發展的頻率是一樣的。(4)能夠與不同的成人和（受到指示的）同儕，以及在好幾種不同且妥當的場所進行這項技巧。

ㄐ=進步中：(1)進行這項技巧僅僅是為了增進協調能力、情感分享，以及社交同伴間的相互樂趣。(2)低於八〇%但是超過二〇%的時間能夠獨自進行這項技巧。(3)能夠在大部分合適的場合進行這項技巧，但是比一般典型發展的頻率還低。(4)不常與不同的成人或（受到指示的）同儕進行這項技巧，但是在許多不同的場合裡會進行這項技巧。

ㄈ=發展中：(1)有時候會進行這項技巧，以便達到某種與社交互動毫無相關的目標或獎賞。(2)低於二〇%的時間能夠獨自進行這項技巧。(3)還不能與不同的成人或在不同的場合進行這項技巧。

ㄏ=還不會：不會這項技巧，或者是僅僅為了得到某種獎賞或目標而進行這項技巧，而獎賞和目標則跟增進協調能力和社交同伴的相互樂趣毫無相關（例如：得到糖果、可以看電視）。

（這是完整人際發展介入進度追蹤表的簡化版，你可以到我們的網站www.connectionscenter.com購買完整的表格）

評量間隔：

1. 日期一：__________ 2. 日期二：__________

3. 日期三：__________ 4. 日期四：__________

5. 日期五：__________

用ㄕ、ㄐ、ㄈ、ㄏ來評分

第一級

第一階段		1	2	3	4	5
1	做眼神接觸、對你微笑、邀請你分享刺激和喜悅。					
2	在溝通前獲得你的注意。					
3	當你溝通時，注意你的臉部表情和言語。					
4	在簡單扮演遊戲中，喜歡你所嘗試的行動。					
5	當你表現嬉鬧時，分享刺激感。					
6	用正面的態度做溝通，邀請你參與聯合的活動。					
7	做適當的溝通以停止或暫停聯合的活動。					
8	在共同活動暫停時，表達他興奮的預期感。					
9	在聯合活動中轉移目光，將焦點維持在兩個不同的社交同伴上。					
第二階段		1	2	3	4	5
10	參照你的臉部表情和手勢，以獲得慰藉和再次的確認。					
11	當你做出不贊成的臉部表情時，會停止行動。					
12	觀看你的臉部表情和其他非語言信號以獲得同意。					
13	參照臉部表情和其他非語言信號，以得知要做什麼行動。					
14	跟著你手指的方向，決定要往哪裡看以找到東西。					
15	跟者你的臉部信號，如點頭、搖頭、微笑、皺眉，來決定往哪裡看以找到東西。					
16	在互動時和甚至沒有在互動時，會繼續追查你的動向。					
第三階段		1	2	3	4	5
17	當他以助手的身分服從你的意見時，會表達自豪的感覺。					
18	學習新的技巧或活動時，配合並模仿你的行動。					
19	做觀察以確定行動的速度和謹慎的程度適當。					
20	隨時接受你對行動的指導。					
21	配合你的簡單情緒表情。					
22	接受活動計畫的改變，不會生氣或抗拒這種改變。					
23	能停止活動並且做改變，不會生氣或抗拒這種行為。					

第四階段		1	2	3	4	5
24	在許多不同的簡單協調活動中，能控制時間並且配合你的行動。					
25	與你協調行動之後，會面對面分享樂趣的表情。					
26	在聯合活動中，利用你的臉部表情去協調他與你的行為。					
27	當由成人帶領的時候，能喜歡共同、協調的扮演遊戲和角色扮演。					
28	在許多面對面的協調活動中，與你的行動同步。					
29	在你的指引下協調合作，並快速改變站姿、面對面、背對背、肩並肩的動作。					

第二級

第五階段		1	2	3	4	5
30	將聲音與詞彙配對，創造出嬉鬧、毫無意義的聲音和字詞組合。					
31	當你在熟悉的活動中加入變化時，更加喜歡該活動。					
32	在你加入活動變化之後，改變他的行為以配合你的行動。					
33	當他成功地改變行為以配合你的動作後，分享他享樂的感覺。					
34	如果沒有你的允許，不會在聯合活動中加入任何變化。					
	要是孩童不到三歲的話，評量到這裡就好。					
35	能夠察覺走出另外一個人視線和移動過快對於溝通所造成的影響。					
36	準確察覺並且體會進步的程度。					
第六階段		**1**	**2**	**3**	**4**	**5**
37	喜歡你將熟悉的活動轉化為一個全新活動所做的改變。					
38	透過你引入的一連串變化，享受活動轉化為相反活動的驚奇。					
39	喜歡你在熟悉的活動中出乎意料地改變規則，以及加入其他「驚奇」元素。					
40	喜歡你替新的物品引進新的功用。					
41	準確表達並且分享快樂、憤怒、難過、恐懼的表情。					
42	當同伴表達他的感覺時，能夠辨識他的感覺並且做出感性的回應。					
43	用意思相反或毫無意義的方式使用詞彙，以創造共同的幽默。					
44	欣賞非照稿演出的幽默。					
45	喜歡扮演遊戲，劇情會意料之外地快速轉化，人物的情緒狀況也跟著改變。					

要是孩童不到四歲的話，評量到這裡就好。

第七階段		1	2	3	4	5
46	能夠辨認並且配對六種不同的情緒表情。					
47	進行六種基本情緒表情的溝通。					
48	能察覺情緒是以相對的方式改變，不是非「有」即「無」的方式。					
49	有效率地使用非語言表達方式和言語，告訴你出了什麼問題。					
50	當你們在日常生活中一起走路時，能夠保持在你身旁。					
51	向同儕打信號，表示他已經準備好要進行活動，並且等候回應。					
52	等候同儕伙伴給予信號，表示他已經準備好要進行活動。					
53	在簡單的協調活動中，修改他的行動以便協調與同儕的行動。					
54	偏好的活動都是同儕要不斷改變他們的行為以便保持協調。					
55	對於同儕伙伴在聯合活動中貢獻的新點子表達欣賞。					
56	與同儕一起把時間和角色行動同步化，以便以「笑話小組」的方式行動。					
57	說笑話的時候，注意聽衆的情緒反應。					
58	表達出共同的歡笑是說笑話最主要的重點。					
59	在簡單對話中，對於同儕伙伴的回應保持高度關切。					
60	在簡單對話中，能與同儕談論一個共同的主題三個「回合」。					
61	利用簡單的雙向互動對話框架。					
62	與同儕一起參與對彼此感到好奇的結構性對話。					
第八階段		**1**	**2**	**3**	**4**	**5**
63	利用自言自語的方式將命令和說明轉變為自己的話。					
64	利用自言自語的方式計畫他想要採取的行動。					
65	利用自言自語的方式檢視剛才進行的行動。					
66	能夠了解，擁有某種特殊的感覺不會讓你一定要採取某種行動。					
67	當生氣時或不能成功的時候，不會怪罪別人。					
68	偏好的活動是同儕伙伴們需要輪流加入變化的活動。					
69	能夠預期同儕伙伴的動作（如把球踢到同伴前往的地方，不是目前所在之處）。					
70	即使不需要同伴的時候，也能夠邀請他來參與活動。					
71	互相溝通以決定同儕伙伴們比較喜歡的活動。					
72	與同儕溝通以協調聯合活動的開始和結束。					
73	活動開始前，與同儕做有效率的溝通，決定及計畫活動、規則、角色的選擇。					
74	對於自己在活動中的角色感到困惑時，能夠做溝通以獲得澄清。					

		1	2	3	4	5
75	有同儕感到疑惑、困擾、或無聊的時候，能夠馬上停止或修改行動。					
76	在有結構性的角色扮演遊戲中，扮演一個對等且有樂趣的同伴。					
77	慎重地調適行為，以便試著增加同儕伙伴的樂趣。					
78	頻繁地檢查並確認同儕伙伴對於他的行動感到高興。					

第三級

第九階段		1	2	3	4	5
79	與同儕伙伴一起探索一個未知或是輕微可怕的場所或活動。					
80	在多重步驟的活動中，有效率地使用非語言訊號以便與同儕合作。					
81	享受參與者扮演不同角色的活動（如建造者和設計者），整合行動以達到共同的目標。					
82	在進行動作之前，會先確認同儕夥伴也同意該行動和主意。					
83	與同伴一起將共享的樂趣視為最重要的條件，即使在競爭性的活動也一樣。					
84	當同伴不同意或持不同意見時，使用有效率的方法進行妥協。					
85	當一起進行活動或玩遊戲時，能夠支持同伴，替同伴打氣。					
86	作一個不自私的隊友，以促成團隊目標的達成。					
87	具體計畫行動，並且希望同儕夥伴會同意該計畫。					
第十階段		1	2	3	4	5
88	喜歡與同儕組成隊伍，創造新的活動、歌曲、遊戲，及角色扮演遊戲。					
89	確保隊友為了創造性成果付出平等的貢獻。					
90	對於同儕的創造性意見能夠表達欣賞。					
91	表達他比較喜歡小組行動，而且比獨自行動還有趣。					
92	希望同儕能有所貢獻，不只依靠自己所做的而已。					
93	當進行創造性活動時，會與同儕從事聯合計畫與聯合評估。					
第十一階段		1	2	3	4	5
94	喜歡與同儕即興創作，以便在熟悉的活動中創造預料之外的改變。					
95	喜歡與同儕即興創作，以便替熟悉的歌曲和笑話創造好笑的變化。					
96	喜歡即興角色扮演遊戲，同伴們要在劇中製作意料之外的有趣改變，並且保持協調。					
97	在即興活動中，能夠確認是否大家都了解行動以及喜愛行動。					

98	在即興活動中，當行動與同伴不連貫，或是大家都覺得無趣時，採取補救的行動。					
99	當同儕指出有趣的觀察，並且與他分享物品、照片、景物、聲音時，能真誠地表示好奇和興奮。					
100	與同伴一起注視共同一個物品之後，會面對面分享興奮感。					
101	參照同儕的視線，以便察覺我們故意設下的共同刺激物。					
102	著手與同儕進行聯合注意力。					
103	當同儕向他指出一個有趣的刺激物，會分享聯合的注意力。					
第十二階段		1	2	3	4	5
104	與同儕一起進行複雜的聯合注意力。					
105	確認同儕夥伴是否能準確察覺共同的觀察物。					
106	修正自己的肢體位置，以便更容易看到或聽到同儕試著與你分享的事物。					
107	將情緒與可能引起這些情緒的事件做連結。					
108	試著判定引起感覺的簡單原因。					
109	利用七種不同的情緒，與同儕進行一段簡單的對話。					
110	對同儕或親密成人的感覺表示有興趣和關心。					
111	當同儕表現出疼痛或生氣的反應時，能夠提供幫助和慰藉。					
112	能夠確認聽話者可以準確地了解他在說什麼。					
113	能夠確認他的話題與對話中的另外一個人有關。					
114	利用簡單的策略，有效率地參與同儕的遊戲活動。					
115	基於以下的緣故想要擁有朋友：他們公平待你，與你分享，喜歡你做的事，試著讓你高興，讓你覺得自己很重要。					
116	能帶著快樂興奮的情緒與朋友打招呼，甚至是在意料之外的場合也一樣。					
117	當朋友拜訪他家時，能夠想辦法讓朋友很快地覺得自在。					
118	選擇他認為朋友會感興趣的主題。					
119	根據朋友的喜好，選擇聯合的活動。					
120	能夠平等對待朋友，至少要跟他對待自己的方式一樣。					
121	進行遊戲和競爭性活動時，不會試著作弊或勝過同儕。					
122	在朋友面前不會表現出喜歡命令他人或控制別人的行為。					
123	當朋友在進行某種活動遇到困難時，能夠提供幫助。					
124	不會因為某一個活動而冷落了朋友，將注意力集中在朋友身上，而不是活動上面。					
125	進行遊戲時，能夠當一個優雅的輸家，讓贏家覺得很舒服。					
126	犯錯之後，能夠保持冷靜，重新整裝再繼續進行活動。					
127	當朋友犯錯或遇到意外的時候，能夠表達同情。					

活動主題索引

主題	級數	階段	活動號碼	活動（數字代表孩童的數量）	目標（見附錄A）
學徒	一	三	31	助手遊戲1	17
			32	組合小丑1	17
			33	配合遊戲1	18
			34	引導遊戲1	19, 20
注意力	一	一	1	我的話很重要1	3
			5	出乎意料的稱號1	3
			16	懶骨頭組曲之一1	1, 2, 5, 6, 7, 8
協調	一	一	7	隧道遊戲1	1, 5
			8	攀爬跳躍1	1, 3, 5, 9
			9	情感分享1	1, 2, 3, 5, 6, 9
			11	擺盪飛翔1	1, 2, 3, 5, 9
			13	音效推拉1	1, 2, 5, 6, 7, 8
			14	快速行動1	1, 2, 5, 6, 7, 8
			17	簡單的參與遊戲1	1, 2, 5, 6, 7, 8
			18	懶骨頭組曲之二1	1, 2, 5, 6, 7, 8
			15	彈跳玩偶箱1	1, 2, 5, 6, 7, 8
合作	二	八	86	同伴扮演遊戲2	76, 77, 78
			87	同伴角色扮演遊戲2	76, 77, 78
	三	九	97	音樂變化遊戲4	82, 83, 84, 87
		十	109	角色扮演創造遊戲4	88-93
			110	笑話工廠4	88-93
			111	建築物創造遊戲4	88-93
			112	雕塑創造遊戲4	88-93
		十一	113	即興創造的活動4	94, 95, 97, 98
			114	即興創造的建築4	94, 95, 97, 98
			115	即興創作的規則4	94, 95, 97, 98
			116	即興創作的韻律4	94, 95, 97, 98
			117	即興創造的音樂4	94, 95, 97, 98
			118	即興創造的歌曲4	94, 95, 97, 98
			119	即興創造的動作4	94, 95, 97, 98
			120	即興創造的角色扮演4	94-98
			121	即興創造的笑話4	94-98
	一	四	40	運送蔬果1	24, 25, 26, 28
			41	商店遊戲1	27
			46	汽車和坡道1	24, 25, 26, 29

主題	級數	階段	活動號碼	活動（數字代表孩童的數量）	目標（見附錄A）
合作	二	八	82	來找我2	68, 69, 75
			83	擊鼓二重奏2	68, 69, 70, 72, 74, 75, 77, 78
	三	九	93	停車場4	81, 82, 83, 84
			94	外環快速道遊戲4	81, 82, 83, 84, 87
協力	三	九	98	協力走路遊戲2	80, 82, 83, 84, 85
溝通	一	一	3	突如其來的聲音、預料之外的舉動1	1, 3
			4	歌唱1	1, 2, 5
		四	54	押韻遊戲1	30
	二	五	61	太遠或太近1	35
	三	十二	124	你現在聽得到我的聲音嗎？6	112
			125	傳話遊戲6	112
對話	二	七	79	對話框架2	59, 60, 61
		八	84	我們有連結嗎？2	80
			88	好奇的對話2	62
	三	十二	127	連貫的對話遊戲6	113
協力	三	九	102	地圖偵察遊戲4	80-87
		十	103	韻律創作4	88-93
			104	花車遊戲4	88-93
			105	歌曲創造遊戲4	88-93
			107	句子創造遊戲4	88-93
			108	遊戲創造遊戲4	88-93
協調合作	一	四	38	懶骨頭山脈1	24, 5, 26
			39	鎖鍊斷了1	24, 25, 26, 28
			42	停下來、走1	24, 25, 26, 29
			43	開始和停止1	24, 25, 26, 29
			47	撞車遊戲1	24, 25, 26, 29
			48	滾球遊戲1	24, 25, 26, 29
			49	繩子遊戲1	24, 25, 26
			50	擊鼓遊戲1	24, 25, 26
			51	型態遊戲1	24, 25, 26
			52	位置遊戲1	24, 25, 29
			53	連結遊戲1	24

主題	級數	階段	活動號碼	活動（數字代表孩童的數量）	目標（見附錄A）
協調合作	二	五	55	改變的程度1	31, 32, 33, 34
			56	撞車遊戲變奏曲1	31, 32, 33, 34
			57	數字撞擊1	31, 32, 33, 34
			58	滾球遊戲變奏曲1	31, 32, 33, 34
			59	變換鼓聲遊戲1	31, 32, 33, 34
			60	行走變速遊戲1	31, 32, 33, 34
		六	72	韻律轉換遊戲1	37
		七	73	準備好了嗎？1	51, 52
			75	同步韻律遊戲2	51, 52, 53, 55
			76	狡猾的同伴2	51, 52, 53, 54, 55
	一	一	13	音效推拉1	1, 2, 5, 6, 7, 8
			14	快速行動1	1, 2, 5, 6, 7, 8
			17	簡單的參與遊戲1	1, 2, 5, 6, 7, 8
			18	懶骨頭組曲之二1	1, 2, 5, 6, 7, 8
	二	七	80	預期遊戲2	69
		八	81	複習雙人遊戲2	51, 52, 53, 54, 55
創造力	三	十	103	韻律創作4	88-93
			104	花車遊戲4	88-93
			105	歌曲創造遊戲4	88-93
			107	句子創造遊戲4	88-93
			108	遊戲創造活動4	88-93
			109	角色扮演創造遊戲4	88-93
			111	建築物創造遊戲4	88-93
			112	雕塑創造遊戲4	88-93
		十一	113	即興創造的活動4	94, 95, 97, 98
好奇心	一	一	15	彈跳玩偶箱1	1, 2, 5, 6, 7, 8
情緒	一	三	37	表達遊戲1	21
	二	五	62	快樂程度的遊戲1	48
			63	興奮的聲音1	48
		六	70	變形情緒1	45
	三	十二	122	情緒遊戲6	107, 108, 109
執行功能	二	五	64	進步遊戲1	36
		七	74	自言自語遊戲1	63
	三	九	95	自我指導遊戲4	63, 64
			96	重播遊戲4	65
適應性	一	四	54	押韻遊戲1	30

主題	級數	階段	活動號碼	活動（數字代表孩童的數量）	目標（見附錄A）
適應性	二	五	55	改變的程度1	31, 32, 33, 34
			56	撞車遊戲變奏曲1	31, 32, 33, 34
			57	數字撞擊1	31, 32, 33, 34
			59	變換鼓聲遊戲1	31, 32, 33, 34
			60	行走變速遊戲1	31, 32, 33, 34
		六	65	活動轉化遊戲1	37
			66	功能轉化遊戲1	40
			67	規則改變遊戲1	39
			68	相反世界1	38
			69	出乎意料的笑話1	43, 44
			70	變形情緒1	45
			71	角色逆轉遊戲1	45
			72	韻律轉化遊戲1	37
		七	75	同步韻律遊戲2	51, 52, 53, 55
			76	狡猾的同伴2	51, 52, 53, 54, 55
	三	十	111	建築物創造遊戲4	88-93
			112	雕塑創造遊戲4	88-93
		十一	113	即興創造的活動4	94, 95, 97, 98
	二	五	58	滾球遊戲變奏曲1	31, 32, 33, 34
靈活思考	一	一	5	出乎意料的稱號1	5
	三	十一	114	即興創造的建築4	94, 95, 97, 98
			115	即興創作的規則4	94, 95, 97, 98
			116	即興創作的韻律4	94, 95, 97, 98
			117	即興創造的音樂4	94, 95, 97, 98
			118	即興創造的歌曲4	94, 95, 97, 98
			119	即興創造的動作4	94, 95, 97, 98
			120	即興創造的角色扮演4	94-98
			121	即興創造的笑話4	94-98
友誼	三	十	106	我們的歌4	88-93
		十二	128	學習如何失敗6	125
			129	衆志成城4	115
			130	參與遊戲4	114
			137	什麼比較重要6	115-124
			138	友情地圖6	115-124
			135	我們的東西6	115
			136	俱樂部會所6	91-93
目光轉移	一	一	6	雙教練法1	5, 9

主題	級數	階段	活動號碼	活動（數字代表孩童的數量）	目標（見附錄A）
幽默	二	六	69	出乎意料的笑話1	43, 44
		七	78	同步幽默遊戲2	55, 56, 57, 58
	三	十	110	笑話工廠4	88-93
		十一	121	即興創造的笑話4	94-98
相互注意力	一	二	25	我的目光有獎品1	13, 14, 15
	三	十二	131	發現箱4	99-106
			132	你看到什麼4	99-106
			133	對話相片簿4	99-106
			134	屏障遊戲4	99-106
非語言傳播	一	一	2	我失去聲音了1	3
			9	情感分享1	1, 2, 3, 5, 6
		二	24	非語言式造塔1	13
			26	交換位置1	12, 13
			27	媽媽，我可不可以？1	12, 13
			28	無聲紙牌遊戲1	12, 13, 15
	二	八	85	拼圖大雜燴2	80
	三	十二	123	無言的對話6	109
			126	無言圖畫遊戲6	97, 98, 105, 106
扮演遊戲	一	四	45	平行扮演遊戲1	27
	二	八	86	同伴扮演遊戲2	76, 77, 78
參照力	一	一	10	看到我、看不到我1	1, 2, 3, 5
			12	戴面具、脫面具1	1, 4, 5, 8
			19	障礙跑道1	1, 2, 5, 6, 7, 8
		二	20	鬼鬼祟祟的同伴1	16
			21	偷襲鬼1	16
			22	消失的教練1	16
			23	救我1	4, 8, 9, 10
			29	無聲紙牌遊戲1	13
			30	別轉台1	13
角色扮演	一	四	44	角色扮演1	27
	二	六	71	角色逆轉遊戲1	45
		七	77	同步角色扮演遊戲2	51, 52, 53, 54
		八	87	同伴角色扮演遊戲2	76, 77, 78
	三	十	109	角色扮演創造遊戲4	88-93

主題	級數	階段	活動號碼	活動（數字代表孩童的數量）	目標（見附錄A）
團隊合作	三	九	99	接力賽遊戲4	83, 85, 86
			100	鯊魚和漁夫4	80, 83, 84, 85, 86
			101	怪獸又來了4	80-87
			89	球和網子2	80
			90	抬起來搬2	80, 82
			91	真暗！2	79
			92	棒球遊戲4	83, 85
變遷	一	三	35	變遷遊戲1	22, 23
			36	未完的完結篇1	22, 23

完整人際發展介入課程級數與階段

第一級到第三級收錄在本書中，適合年幼的孩童；第二本書則是針對較年長的孩童和成人所設計，包含了第四級到第六級。

第一級：新手

第一階段：專心
第二階段：參照力
第三階段：調控能力
第四階段：協調合作

第二級：學徒

第五階段：變化
第六階段：轉化
第七階段：同步化
第八階段：雙人遊戲

第三級：挑戰者

第九階段：協力合作
第十階段：共同創作
第十一階段：即興創作
第十二階段：同夥

第四級：旅行者

第十三階段：觀點
第十四階段：想像力
第十五階段：團體創作
第十六階段：情緒控制

第五級：探險家

第十七階段：意見
第十八階段：裡面有什麼？
第十九階段：對話
第二十階段：同盟

第六級：伙伴

第二十一階段：共同的自我
第二十二階段：家庭根源
第二十三階段：團隊連結
第二十四階段：親密關係

兒童人際發展活動手冊

以遊戲帶動亞斯伯格症、自閉症、PDD及NLD孩童的社交與情緒成長

Relationship Development Intervention with Young Children

國家圖書館出版品預行編目（CIP）資料

兒童人際發展活動手冊：以遊戲帶動亞斯伯格症、自閉症、PDD及NLD孩童的社交與情緒成長／史提芬．葛斯丁（Steven E. Gutstenin）、瑞雪兒．雪利（Rachelle K. Sheely）著；林嘉倫譯. -- 二版. -- 臺北市：健行文化出版事業有限公司出版：九歌出版社有限公司發行，2021.05
544面；14.8×21公分. --（I健康；54）

譯自：Relationship development intervention with young children

ISBN 978-986-99870-6-6（平裝）

1. 自閉症 2. 亞斯伯格症 3. 特殊兒童教育 4. 兒童發展

415.988 110004262

作 者——史提芬．葛斯丁（Steven E. Gutstein）
瑞雪兒．雪利（Rachelle K. Sheely）

譯 者——林嘉倫
責任編輯——曾敏英
發 行 人——蔡澤蘋
出 版——健行文化出版事業有限公司
臺北市105八德路3段12巷57弄40號
電話／02-25776564．傳真／02-25789205
郵政劃撥／0112263-4

九歌文學網 www.chiuko.com.tw

印 刷——晨捷印製股份有限公司
法律顧問——龍躍天律師．蕭雄淋律師．董安丹律師
發 行——九歌出版社有限公司
初 版——2015年12月
增訂新版——2021年5月
定 價——580元
書 號——0208054
I S B N——978-986-99870-6-6